救命饮食 ②

著　[美] T. 柯林·坎贝尔（T. Colin Campbell）

　　[美] 霍华德·雅各布森（Howard Jacobson）

译　赵若曦　谭永乐

全营养与全健康从哪里来？（全新修订版）

Whole: Rethinking the Science of Nutrition

中信出版集团 | 北京

图书在版编目（CIP）数据

救命饮食 . 2，全营养与全健康从哪里来？ /（美）
T. 柯林·坎贝尔，（美）霍华德·雅各布森著；赵若曦，
谭永乐译 . -- 2 版 . -- 北京：中信出版社，2022.12 (2024.9重印)
书名原文：Whole: Rethinking the Science of
Nutrition
　　ISBN 978-7-5217-4720-1

　　Ⅰ . ①救… Ⅱ . ① T… ②霍… ③赵… ④谭… Ⅲ . ①
饮食－关系－疾病－调查报告－中国 Ⅳ . ① R195.4
② R151.4

　　中国版本图书馆 CIP 数据核字（2022）第 163689 号

救命饮食 2——全营养与全健康从哪里来？

著者：　　[美] T. 柯林·坎贝尔　　[美] 霍华德·雅各布森
译者：　　赵若曦　谭永乐
出版发行：中信出版集团股份有限公司
　　　　　（北京市朝阳区东三环北路 27 号嘉铭中心　邮编　100020）
承印者：　北京通州皇家印刷厂

开本：787mm×1092mm　1/16　　　印张：23　　　字数：320 千字
版次：2022 年 12 月第 2 版　　　　印次：2024 年 9 月第 3 次印刷
京权图字：01-2013-5950　　　　　　书号：ISBN 978-7-5217-4720-1
　　　　　　　　　　　定价：69.00 元

版权所有·侵权必究
如有印刷、装订问题，本公司负责调换。
服务热线：400-600-8099
投稿邮箱：author@citicpub.com

本书献给所有医疗卫生体系的无辜受害者，
包括我的岳母玛丽和我的父亲汤姆。

一如既往地献给我的妻子凯伦、
孩子们及他们的配偶，还有我们的孙子孙女。

目 录

3 第三部分

微妙的权力及其操控者

前　言

　　1965 年，我的学术生涯看似一片光明。在麻省理工学院做了 4 年的研究助理后，我来到了弗吉尼亚理工大学生物化学与营养学系。我终于成了一名真正的教授！我的研究主题特别高端，即通过发掘提高贫困国家营养不良儿童饮食中优质蛋白质水平的途径，来改善这些国家儿童营养不良的状况。我的主战场在菲律宾。我非常感谢美国国际开发署对我的研究给予的慷慨资助。

　　我的第一大挑战是发现菲律宾本地生产的、价格低廉的蛋白质来源（虽然说营养不良是人体内热量不足最重要的原因，但 20 世纪 60 年代中期，我们发现从蛋白质中获取的热量在某种程度上有些特别）。第二大挑战是要在菲律宾建立一系列的自助中心，我们可以在那里教给当地的母亲如何利用蛋白质来源抚养孩子，避免孩子营养不良。我们的团队选择了花生作为蛋白质来源。这种食物富含蛋白质，并且可以在很多不同的环境里种植。

　　与此同时，我的系主任——查理·恩格尔（Charlie Engel）院长让我加入了另一个项目。查理从美国农业部得到了一笔资金，用来进行黄曲霉毒素的研究。黄曲霉毒素是一种由名为"黄曲霉"的霉菌产生的致癌化学物，我的工作就是尽一切手段来了解这种霉菌的生长方式，这样我们就可以阻止它在各种食物来源里面生长。毫无疑问，这是一个非常重要的项目，大量证据表明，黄曲霉能诱发实验室老鼠患上肝癌（时至今日，主流的猜测依然是，任何导致实验室老鼠或白鼠患上癌症的病原，都会导致人类癌症的产生）。

黄曲霉毒素的一大主要食物源是花生。一年后，算得上宇宙巧合的事情发生了，我发现自己对花生的研究在同时朝着两个完全不同的方向进行着。这两个问题（菲律宾贫困儿童的蛋白质缺乏和黄曲霉生长的条件）看似毫不相关，然而在更进一步研究中的发现却撼动了我的世界观，甚至让我开始质疑很多基础性的假设，而这些假设是我和其他营养学方面的科学家从事研究的理论基础。

以下就是撼动我的世界观，甚至让我的整个世界观土崩瓦解的主要发现：在饮食中摄入最多蛋白质的菲律宾儿童最有可能患上肝癌——虽然蛋白质摄入量最高的儿童家庭条件非常富裕，具备在我们这些营养学家眼中有利于儿童健康的一切条件，比如药物和纯净水。

我选择从这一发现入手进一步进行研究。结果是，我的事业朝着我自己从来未曾预料的方向发生了大逆转，我在自己的第一本书《救命饮食》（*The China Study*）中详细记录了自己研究生涯的诸多转变。最终，我认清了两件事：第一，营养学是解决人类健康问题的万能钥匙；第二，我们大多数人眼中的营养，实际上根本就不是营养。

如果你想终身摆脱癌症、心脏病及糖尿病的困扰，力量就掌握在你自己的手中（你手中的餐具）。不幸的是，医学院校、医院及政府性的医疗机构一直未对营养学给予足够的重视，好像营养在健康中只是扮演着一个非常次要的角色。也难怪，标准的西式饮食，以及"低碳低脂"的饮食趋势，实际上是我们患上大多数疾病的原因，而非治疗手段。总而言之，在过去的半个世纪里发展迅速的"奇迹疗效"科学的结果，并不是实验室人员用数十载才智与汗水换来的新型药物，也不是一种尖端的外科手术工具或使用激光及纳米技术的医疗方法，更不是能让我们化身成永恒的阿波罗和维纳斯的 DNA（脱氧核糖核酸）转化。健康的秘密始终在我们面前，不过它一直藏在一个简单，甚至可能有点儿无聊的词下面：营养。当我们开始关注自身的健康时，我们手里的第一张王牌就是每天吃进嘴里的食物。在了解这一点的过程中，我还意识到另外一个重要的问题：为什么大多数人之前认识不到这一点？

医学及科学研究成果并没有接受这些发现，与之相反，它们一直在系统性地消解，甚至是压制这些发现。

几乎没有医学专家认识到，我们的食物选择能够比任何处方药物更有效地对抗疾病。

几乎没有健康栏目的记者对通过调整饮食方式改善健康、避免疾病这样的利好消息进行过报道。

几乎没有科学家进行过有关"大视角"方面的训练，与此相反，他们专注于从每一个数据入手进行严苛筛查，完全忽略了更有意义的智慧之川。

躲在这些人背后发号施令、承担一切责任的实际上是制药产业和食品产业，它们竭尽全力地说服我们，一个药片可以拯救我们，以植物和人工添加剂为原料制成的食品更能够为我们的健康加分。

真相是什么？它如何做到一直不被你察觉？为什么会这样？这就是本书要探究的全部内容。

我为什么要写这本书？

如果你之前读过《救命饮食》，你就会对我们要探讨的问题有所了解。你知道营养学的真相，也多少听说过关于我和其他一些科学家试图将这个真相公之于众时所面对的重重困难。

《救命饮食》于2005年出版以来，数百万读者与他们的朋友、邻居、同事及爱人分享了该书的观点。每一天，我都能听到关于天然的、以植物为本的饮食（"天然蔬食"）治疗作用的赞誉。读者反馈的每一个故事可能都很有趣，但如果将这些故事的力量全部集合，关于"天然蔬食"的证据就足够有说服力了。每一个证据都是对我的研究道路上所遭遇的各种困难和障碍的大量补偿，这些困难和障碍来自权力机构的利益，它们利用公众集体性的无知来牟取暴利。

我的一些同事自 2005 年开始进行的各类研究表明：良好的饮食方式会对人体各系统产生非常大的作用。从这一点来看，任何否定或是将"天然蔬食"对个人和整个社会的重要性最小化的科学家、医生、记者及政策制定者，都没有看清这个事实。

但从目前来看，在诸多层面上，改变并没有发生。大多数人至今仍然不知道开启健康和长寿的钥匙就在自己手中。也许是心怀不轨，或者在大多数情况下，由于人们的愚昧，西方的主流文化一直充斥着无知、怀疑，甚至在有些情况下，它歪曲了"我们到底应该吃些什么"的事实，以至于我们很难相信自己这些年来一直生活在谎言之中。我们在通常情况下很容易接受别人告诉我们的事情，而不会考虑控制、沉默、虚假信息联合起来欺骗我们的可能性。对抗这种观念的唯一途径就是告诉你们发生了什么，以及为什么会发生这样的事。

这就是我写这本新书的原因。《救命饮食》主要集中于那些表明"天然蔬食"是人类最健康的饮食方式的证据，而本书则侧重于解释为什么这些证据一直以来很难被接受，以及什么是一直需要的真正的变革。

整体：各部分之和

本书由四部分组成。

第一部分主要涵盖三方面的内容：第一，介绍了我本人及其他人员关于"天然蔬食"方面的一些研究；第二，《救命饮食》出版以来，我收到了关于"天然蔬食"研究的各种评价，该部分同时也记录了我对这些评价的反思；第三，是我自身的背景及研究生涯，它们可以帮助读者更好地了解本书所立足的哲学框架。

第二部分主要解释为什么如此多的人都难以接受，甚至都没有留意过，心理桎梏，或者说心理范式对健康的作用。西方科学及医学都是在心理桎梏中运转的，这就使得桎梏内的人看不到桎梏外面的明显事实。基于种种原因，我们这些生活在"范式"中的人只能看到很小的一部分关于真相的细节，却完全忽略了"大视角"的存在。俗话说得好，"只见树木，不见森林"。现代科学完全沉迷在细节的世界里，以致我们根本看不到维管形成层、次生韧皮部等"森林"。研究细节本身没有错（我的大部分工作都是在研究细节），问题在于，当我们开始拒绝承认"大视角"时，我们还固执地抱着自己所看到的"狭窄"的真相不肯放手，而它在很大程度上来自我们自身的偏见和经验。

这种沉醉于细枝末节的现象有一个新奇的词：简化主义。简化主义有自身充满独特魅力的逻辑，因此受其魔咒蛊惑的人，根本无法从另外的角度观察世界。对简化主义者而言，其他所有的世界观都是不科学的，是迷信的、草率的、不值得关注的。通过非简化主义手段搜集的所有证据——首先假设这个研究得到了资金扶持——要么被忽略，要么被打压。

第三部分讨论了这个复杂问题的另一边：经济力量。受经济利益驱使，部分人从自身利益出发，强化甚至利用"范式"。这些力量完全操控着公众关于健康和营养方面的对话，使其在自身的底线之内。在这一部分，我们将看到金钱影响众多细小决定的不同手段，这些细小的决定加起来，会对你本人，以及公众耳中（当然也有可能听不到）甚至是大脑中的健康和营养观念产生巨大的冲击。

在第四部分，我们将一起了解：当前最亟待解决的问题到底是什么？我们如果想要改变现状，又需要做些什么？

真相属于所有人

我之所以给大家讲这个故事，是因为这是我欠大家的。如果你是美国纳税人，你就要为我的研究、教学，甚至政策制定缴纳税款。我知道太多的人，包括我的家人和朋友，正在经受疾病的折磨，仅仅是因为他们不知道我已经了解的东西——当然，他们也是纳税人。你有权利知道你缴纳的税费都花到了哪里，你有权利知道这些研究到底会带来什么样的好处。

我的免责声明：不管你信不信我，我都不会得到任何经济方面的好处。我不兜售保健品、健康会议，甚至是健康培训。我已经79岁高龄了，我的研究生涯漫长却也算小有建树，我写这本书不是为了赚钱。当你开始跟自己的朋友分享从这本书中学到的东西的时候，你会遇到一些人，他们非常鄙视我和我的动机。这时候，想一想这些鄙视我的话语到底从何而来。问一问你自己：他们的经济利益是什么？阻止我分享的知识传播，会让他们得到些什么？

一直以来，告诉你们这个故事对我来说都是一个挑战。我深知，全部由植物构成的饮食在大多数人看来就如同痴人说梦。然而，这就是改变的开始。随着时间的推移，这种观点变得越来越鲜明。当前的体系具有不可持续性。唯一的问题在于，在它打败我们之前，我们能从中逃出去吗？或者说，我们是否会用这个体系的毒素继续污染我们的身体、我们的灵魂及我们的星球，直到整个体系在自身的经济重担和生物力量下彻底瓦解？

对上一代人而言，"怎么吃"是一个非常个人的问题。从某个方面来讲，我们的食物选择对其他人生活的好坏并不会有多大的影响，更不会对动物、植物，以及我们赖以生存的整个星球的容纳能力有什么影响。但是即便以前真的没有什么影响，那也已经成为过去时。我们吃了些什么，不管是个人还是集体，可不仅会对我们的腰围和血压造成影响。它甚至影响人类——作为一个物种，未来究竟去向何处。

选择权在我们手中。我希望本书能让大家做出更加明智的选择——为了你的健康，为了你的下一代，为了整个地球。

T. 柯林·坎贝尔

2012 年 11 月

第一部分

被系统奴役

第 1 章

现代医疗保健神话

一个可以治愈疾病的人或许技艺精湛，

但能够预防疾病的人才算得上可靠的医生。

——托马斯·富勒

我们生存在一个多么伟大的时代！自古以来，人类饱受疾病折磨，而现代医药将我们从灾难中拯救出来。得益于技术、基因、制药及食品科学等方面的突破，疾病、体弱、老龄化等问题将很快被人类根除。人类即将攻克癌症这一难题。DNA剪接技术将会利用健康的基因替代人体自我破坏或受损的基因。每周都会有新型药品问世。在不久的将来，利用先进的加工技术，食物转基因将可以把一个番茄、一根胡萝卜或是一块饼干变成一整顿饭。哎呀！或许以后我们根本就不用吃饭了——仅仅吞下一个小药片，就可以获得我们所需的所有营养。

这幅美好的愿景图只存在一个问题——它完全是错误的。这些美好的愿景都不可能实现。我们为健康而打拼，将大量的金钱浪费在危险及无效的治疗上面。我们探索新型基因，就好像我们经历几百万年进化而来的基因根本无法满足现在的需求。我们自己吃下各种有毒的混合物，其中只有一小部分能够治疗疾病，剩下的大部分都在抵抗基础药物的有害性副作用。

我们在这里讨论美国的医疗保健体系或许有些用词不当，因为我们真正关注的应该是疾病保健体系。

值得庆幸的是，我们有一种更好、更安全、更经济的方法去实现健康，它只有积极的作用。这种方法还能够预防大多数困扰我们的疾病和症状，因此我们不需要首先利用疾病保健体系。

疾病保健体系

美国在医疗保健上的人均花费比世界上任何一个国家都要多。但相比于其他工业化国家，从医疗保健的质量而言，美国几乎是垫底的。

作为一个国家，美国已病入膏肓。尽管美国人在健康方面的开支非常大，但人们却没有因此变得更健康。事实上，一些慢性病的发病率一直在上升，基于肥胖、糖尿病、高血压等健康类生物指标，慢性病的发病率还会进一步上升。肥胖病席卷全美，1962 年，美国肥胖人口占总人口的 13%，到 2008 年，这一数字已飙升至 34%。[1] 美国疾病控制与预防中心（CDC）的报告显示：1980—2010 年，美国成年人 2 型糖尿病的发病率翻了一番还多，从总人口的 2.5% 上升至总人口的 6.9%。[2] 1997—2009 年，美国成年人高血压的发病率上升了 30%。[3]

尽管风险因素不断上升，但药物及外科技术方面的发展在一定程度上稳定了死亡率水平，防止其进一步增长（其中不包括糖尿病，2007—2010 年，整个北美地区糖尿病病人的死亡率上涨了 29%）。[4] 然而，数据显示，这些医药方面的发展并非针对疾病的初级预防，这些进步都不能让人们从根本上变得更加健康。它们并没有降低死亡率。与此同时，人们为这些先进的技术花费的金钱反而与日俱增。

多年来，比通货膨胀率上升得更快的，是处方药的价格。大家想一下，究竟把钱花在哪方面更值得？再好好想一想。

这些处方药所带来的副作用是致死的第三大元凶，前两大元凶分别是心脏病和癌症。没错！相比交通事故，处方药害死了更多的人。正如芭芭拉·斯塔菲尔德博士（Dr. Barbara Starfield）于 2000 年在《美国医学会杂志》上发表的文章所说，每年，"药物的不良作用"（来自人们摄入的处方药）导致 106 000 人死亡[5]，其中不包括意外性的用药过量。

美国每年有 7 000 人死于医院的药物误用。另外，有 20 000 人死于医院的非药物失误（如手术失误、医疗器械操作及显示器发现的错误），有 80 000 人死于院内感染，还有 2 000 人死于不必要的手术。在整个就医过程中，待在发出刺耳声音的急救车里的那段时间似乎是最为安全的了。[6]

当你去美国政府询问这一切时，回应你的肯定是一个斩钉截铁的"拒绝回答"。以下为 CDC 在其网站上发布的"主要致死原因"的数据。[7]

主要致死原因的死亡人口数量

主要死亡原因（以下数据来自 2009 年美国死亡人口最终统计数据，最新初步统计数据请看《死亡：2010 年初步统计数据》）

- 心脏病：599 413

- 癌症：567 628

- 慢性下呼吸道疾病：137 353

- 中风（脑血管疾病）：128 842

- 意外事故（意外伤害）：118 021

- 阿尔茨海默病：79 003

- 糖尿病：68 705

- 流感和急性肺炎：53 692

- 肾炎、肾病综合征以及肾脏病：48 935

- 故意性自我伤害（自杀）：36 909

注意到有什么奇怪的地方了吗？医疗体系是美国的第三大致死元凶，人们却对此毫无察觉。这个世界为商业利益所驱使，已经变得丑恶不堪，如果问美国政府，它对此唯一关心的是什么，答案是医疗机构的经济利益。

假若有一天，医疗保健摆脱杀手之名，情况又会如何？毫无疑问，惠及百万人的福祉肯定会盖过每年十余万的死亡人数。

你可以到疗养院或是养老院亲自感受一下医疗体系到底是在怎样的程度上为需要它的人民提供服务的。你会体会到那些生命曾危在旦夕的人在身心两方面所承受的无尽痛苦，而这种痛苦大部分来自他们摄入的混合药物所引发的症状及疾病。谁能指责他们呢？医生对此了解得最多，不是吗？有多少的日间电视广告向我们不断推销可以降低血清胆固醇、血糖，同时可以提高性能力的药物？

此类例子不胜枚举，但是我想奉劝你一句话：在疾病保健方面花费的金钱越多，你就会变得越发不健康和痛苦。

好消息

美国在医疗保健方面投入的数万亿美元并未提高美国人的健康水平。那些曾经许诺的突破发展与美国人之间总是有 10 年的距离，我们越是努力追逐，它们反而后退得越远。基因研究导致出现今日如梦魇般的反隐私境况，以及种种带来不幸结果的误解。比如，一些母亲让她们正值芳龄的女儿切掉乳房，仅仅是因为一些基因学家刺破了女孩子的手指，检测了她们的 DNA，并以未来患上乳腺癌的可怕预言来恐吓她们。

我承认，这的确让人心情沮丧。

好消息是，我们其实并不需要这些医学上的突破或改变基因就可以实现、保持，甚至是恢复健康。我本人及其他人员半个世纪以来的研究表明：

• 相比于你的 DNA，或是大多数潜伏在你的生活环境中的化学制品，你每天所摄入的食物对健康起着更具决定性的作用。

- 相比于价格昂贵的处方药，甚至是痛苦的外科手术，你所摄入的食物能更快、更彻底、更有效地治疗疾病。

- 正确的食物选择能有效地预防癌症、2 型糖尿病、中风、黄斑变性、偏头疼、勃起功能障碍及关节炎等疾病。

- 合理饮食，从现在做起。一餐合理的饮食能够逆转上述许多健康问题。

简言之，改变饮食方式，你的健康状况就会好转。

理想饮食

出于某些原因，"健康饮食"常让人联想到"食之无味、味同嚼蜡"。你或许会想到，有利于人类健康的饮食一定是我们想象得到的最难以下咽的东西。值得庆幸的是，事实并不然。感谢进化论，它让我们有能力找到，并且能够享受那些可以促进我们健康的食物。我们要做的便是回溯饮食的本源——没有什么困难，也不会让人觉得痛苦。

理想饮食应该是这样的：尽可能地食用最贴近其自然状态的植物性食物（天然食物）。我们的饮食中应当包括蔬菜、水果、生坚果和种子、豆类，以及天然谷物。尽可能少地摄入精加工食物及动物制品。尽量远离过量的盐、油和糖。你摄入的卡路里有 80% 来自碳水化合物、10% 来自脂肪，还有10% 来自蛋白质。

这便是理想饮食。本书中，我给这种理想饮食起了一个新名字——天然蔬食（天然的以植物为本的饮食，英文为 whole food, plant-based，即WFPB），有时我会称其为"天然蔬食"式生活（我个人并不是很爱用"节食"一词，它会让人想到一种英雄式的短暂努力，而非一种可持续性强且充满乐趣的饮食方式）。

假如"天然蔬食"是一颗小药丸

"天然蔬食"作为一种饮食方式，究竟有多健康？假设我们可以通过一种药物发现"天然蔬食"的所有功效，会有这样一幅画面：一家大型制药公司正在举行一种名为"欧纽崔亚"的新药的发布会。该公司向公众说明了这种名为"欧纽崔亚"的药物已被科学证实的几大作用：

- 能预防95%的癌症，其中包括环境中的有毒物质所引发的癌症。
- 对心脏病和中风的预防率接近100%。
- 能有效逆转危重的心脏病。
- 能快速、有效预防并逆转2型糖尿病的发生，病人服用此药3天后，如继续使用胰岛素，反而可能存在一定危险。

你可能要问，这种药物有何副作用？副作用一定会有。它包括：

- 以一种可持续且健康的方式保持你的理想体重。
- 根治偏头疼、粉刺、感冒和流感、慢性疼痛，以及肠道不适。
- 增强体能。
- 治疗性功能障碍。

上述仅是服用该药物对人体的副作用。该药物同时对环境也有一定影响：

- 减缓甚至可能逆转全球变暖。
- 减轻地下水污染程度。
- 终结对森林采伐的需要。
- 关闭工业化农场。

• 降低世界最贫困人口的营养不良水平，减少脱臼的发生。

　　"天然蔬食"有多健康？谈及我们最大的健康问题，很难想到有什么东西更健康，或是更为有效。"天然蔬食"是目前研究所证明的最为健康的一种饮食方式，并且相比于处方药、外科手术、维生素、中草药补充剂，甚至是基因控制，"天然蔬食"能更有效地促进人体健康且预防疾病。

　　假如说"天然蔬食"是一颗药丸，那么它的发明者一定会成为地球上最富有的人。但因为它并不是药物，所以没有市场力量愿意千方百计地对其进行宣传，没有大众媒体愿意营销它，更没有一类保险会将其囊括在内。因为它不是药物，所以至今还没有人能够说明，如何通过向人们介绍它的"食用"方法来获得巨大利润。真理湮没在片面真相、未被证实的言论及彻头彻尾的谎言之下。旨在忽视、歪曲，甚至是掩盖真相的强大的各类利益群体的协同，至今仍发挥着作用。

"天然蔬食"为何有效？

　　几十年来，我一直致力于研究"天然蔬食"的功效，从我个人的角度说，仅从数据结果来看，这种饮食的功效已非常具有说服力。但是，探寻数字背后的原因则更有帮助。为什么"天然蔬食"是人类最健康的饮食方式？基于我在生物化学方面的知识，我的各种猜想可以用一个概念来总结概括：氧化作用出错了。

　　氧化作用是原子和分子在与其他原子和分子接触时失去电子的过程，它是整个宇宙中最基本的化学反应。当你切下一块苹果时，暴露在空气中的截面会变成棕色，还有汽车的挡泥板生锈，这些都是氧化作用的结果。氧化作用也在我们体内发生。其中一些氧化作用是自然发生的，对身体有益：加速人体内的能量转移；将人体内潜在的有害物质通过生成水溶液的形式排出身体（许多有害物质通过尿液排出身体）。然而，正如剧烈的氧化作用能够将一辆新车化为废铁，将苹果片变成堆肥一样，剧烈的、不可控制的氧化作用亦是人类健康和长寿的大敌。氧化作用会产生一种名为自由基的物质，而自由基正是加速人体老化、诱发癌症、造成血小板破裂而引发中风及心脏病的罪魁祸首，其他的副作用包括影响人体的自身免疫、诱发神经系统的疾病等。

以植物性食物为主的饮食究竟如何保护我们，让我们免受自由基所引发的疾病的侵袭呢？举个例子来说，有证据表明，高蛋白质的饮食会增加人体内自由基的数量，由此会产生不利于人体的组织损伤。如果你的饮食基本上由天然的植物性食物构成，那么你的饮食就不可能含高蛋白质。即便你每天大量摄入豆类和坚果，你从蛋白质中获得的卡路里也不会超过15%。

天然的植物性食物在很大程度上可以替代高蛋白的动物性食物。虽然研究证明，植物性食物也会产生有害的自由基，这种情况就是光合作用。为了对抗自由基的产生，植物逐渐进化出自己的一套防御机制：一套完整的化合物储备库，它可以通过黏附及中和自由基来预防自由基对人体的伤害。这些化合物（可能并不完全准确地）被称为抗氧化物。

我们及其他的哺乳动物在食用植物的同时，也摄入了这些植物中的抗氧化物。这些抗氧化物能够对人体产生和对植物一样的作用，保护我们远离自由基，同时减缓人体细胞的老化速度。如我之前所说，抗氧化物并不能阻止氧化进程，它们只能中和剧烈的氧化过程中所产生的有害物质。

假设一下，我们的身体从来都不会在制造抗氧化物上出现问题，这一假设看似合理——纵观人类历史，在绝大多数时间里，植物一直都是人类的主要食物来源。只有当我们开始大量食用动物性食物及精细加工的食物时，例外才会发生——我们的饮食天平开始大大地向氧化的方向倾斜。人们日常饮食中的大量蛋白质造成了人体内的剧烈氧化，这就意味着我们不能摄入足够多的由植物产生的抗氧化物来抑制和中和氧化过程造成的伤害。

请大家谨记，这仅仅是一个理论。为什么植物性蔬食会对人体产生如此显著的作用？这个答案对我们来说其实不重要。无论是何种具体的原因，植物性蔬食的有效性已显而易见。

常被问及的问题

在我的公开演讲中，常被问及的话题大多围绕着数字。很多人想要拿到准确的公式和规则。我每天应该吃多少盎司①的绿叶蔬菜？我饮食中的脂肪、蛋白质或碳水化合物应该占怎样的比例？我需要多少维生素 C 和镁？某些食材是否应该与其他的一些食物搭配？如果可以搭配在一起，应该是怎样的比例呢？我最常被问到的一个问题是："我是否需要吃 100% 的植物性食物，从而获得你所说的健康？"

如果你现在问我上面的这些问题，我的答案是：放松。每当被问及数字时，我通常都不愿意把它说得太精确。原因在于：① 我们没有得到能够全面回答这些问题的科学证据；② 生物学的所有知识都不如我们想象的那么精确；③ 根据目前的研究证据，"天然蔬食"这种饮食方法消除了人们在这些问题上的隐忧。尽可能地吃更多种类的植物性食物，你的身体会自觉地为你做好所有的运算。

我们到底是要追求 100% 的植物性食物，还是允许这个比例小一点儿？比方说，95%~98%。我的答案是：我没有发现值得信赖的科学证据来证明100% 这样的数字是必需的，至少在大多数情况下不是必需的（例外包括：癌症、心脏病，以及其他一些高致死率的疾病患者，对他们而言，任何偏差都有可能导致他们疾病恶化或复发）。我深信，离"天然蔬食"的距离越近，我们就会越健康。我这么说并不是因为我有十分确凿的科学证据来证明这一点，而是这种自信来自我们的味蕾。自从我们踏上天然之路，我们的味蕾就开始发生变化，我们开始获得更有益于健康的新的味蕾，并且这种变化

---

① 1 盎司约为 28.3 克。——编者注

会一直持续下去。我不建议想要戒烟的深度烟瘾者继续每天吸一支烟。做到100%比做到99%容易得多，从长远来看，能做到100%的人成功戒烟的可能性更大。

我还经常被问到另外一个问题："天然蔬食"是否等于素食或纯素食？如何形容"天然蔬食"呢？我个人不太喜欢用"V"字开头的单词①。大多数的素食主义者仍然食用奶制品、鸡蛋、油、精制碳水化合物及精加工食物。纯素食者虽然不食用所有的动物性食物，但是他们会食用脂肪（包括所有的烹饪用油）、精制碳水化合物（糖及精制面粉）、盐，以及精加工食物。"天然蔬食"一词是我在1978—1980年担任美国国立卫生研究院（NIH）癌症研究基金专家组成员时介绍给我的同事的。我的这些同事跟我一样，不愿意使用"素食者"或"纯素食者"这样的词，或是为素食者们践行的理论添砖加瓦。我不愿谈论个人和哲学的意识形态——纵然它可能很伟大——而是喜欢用科学证据来说明"天然蔬食"的健康效用。

为什么你应该听我的？

稍后，我将会在本书中跟大家分享更多的个人经历和职业轨迹。但我着实想先在此简要地概括一下我的研究，这样你可以自己来判定，我所从事的研究可信与否。

在过去的50余年中，我曾针对食品的复合效应及健康营养方面做专题演讲及实验性研究。在其中大约40年的时间里，我一直和我的学生以及同事在实验室从事相关研究。我曾任职于某专家团20年，该专家团负责评估并拟定国家及世界食品和健康方面的政策，并决定科研基金的立项（通常，我的观点都存在于少数派中，所以我认可的政策并不会最终通过——事实上，这就是我离开学术圈，转型成畅销书作者的原因之一）。我发表过350

---

① "V"字开头的单词有 vegetarian，意为"素食者"，还有 vegan，意为"纯素食者"。——译者注

余篇研究性论文，其中大部分文章都得到了圈内人士的认可，并被刊登在最好的科研杂志上。我本人也曾是多家核心期刊的编委会成员。简而言之，在过去的 50 多年里，我扎根在科技发展的最前沿——从实验性开端到课堂内的结果呈现，从食品和健康政策的专家组到大众领域。

"天然蔬食"：时之将至

我的上一部作品《救命饮食》是我与儿子汤姆合著的。在那本书中，我同大家分享了一些有关"天然蔬食"的研究（包括我自己及他人的研究），正是出于这些研究，我才有胆量将"天然蔬食"冠以"人类最佳饮食方式"之名。当然，我必须承认，2005 年年初该书出版时，里面的一些内容在现在看来的确不够成熟。我满怀希望，期盼着那本书中无可争议的证据能够给美国人敲响警钟，提醒他们注意自己的饮食方式。我天真地认为，这些无可争辩的真理可以引导政府政策、成就商业决策并扭转公众在食品方面的争执。

在有限的范围内，改变已经发生。不少强势的政府官员（包括美国前总统比尔·克林顿）力捧《救命饮食》，并推广以植物为基础的营养学。谷歌、脸书等前沿且具有影响力的公司正在其餐厅里推广多种"天然蔬食"的餐品。相比过去，大众可以非常便捷地从商店、餐馆及线上门店买到"天然蔬食"。新兴的"无麦麸"饮食法（关于此种饮食科学性的争论至今不绝于耳）让众多人远离了精制面包、曲奇饼干、意大利面，更多的人开始选择更加天然的食物。

然而，主流文化并没有全盘接纳以植物性食材为基础的饮食。政府依旧在教授谬误，并为这些错误提供资金援助。商业领域还在迎合着"美国标准饮食"，而它的主要构成成分为：精制面粉、白糖、含有激素和抗生素的肉类与奶制品、人工色素、香精、防腐剂。"低碳"饮食拥护者所宣扬的饮食实际上就是过度地控制动物蛋白和脂肪的摄入量。在本书中，我尝试着回答这个难题：虽然支持"天然蔬食"的证据已足够令人信服，但是为什么至今对它的实践仍在原地踏步？为什么人们对它知之甚少？

基于我在营养学领域数十年来的研究，我将在本书中同大家分享我的饮食信仰，以此作为对上述问题的回答。这个回答不仅涉及我们的食物选择和医疗卫生体系，更关乎民主的多样性及人类的未来。我希望大家可以借此书明白"天然蔬食"作为一种生活方式的意义所在。在下一章里，我将同大家一起分享支持"天然蔬食"的证据，并且向大家解释，如何评估"健康干预"的有效性。

第 2 章

真相背后

历史是教育和灾难之间的一场博弈。

——赫伯特·乔治·威尔斯[1]

---

① 赫伯特·乔治·威尔斯（H. G. Wells），英国著名小说家，尤以科幻小说创作闻名于世。——译者注

在上一章，我曾给大家传递一个理念：相比于其他任何物质或方法，我们吃进肚子里的食物对我们的健康会产生更大的影响。从我和我的同事多年间搜集的证据来看，"天然蔬食"这种饮食方式无疑是最佳方案。我给大家介绍过我的上一部作品《救命饮食》，那本书从更加深入的角度证明了我的这种观点。

当然，尽管各种证据都摆在我们面前，但在这个世界上，并不是所有人都相信，以植物为本的饮食方式是对人体最健康，甚至对地球也是最有益的。与我唱反调的专家声音充斥媒体，这些声音言之凿凿，且极具娱乐价值。事实上，批评家们能轻而易举地找出一些个人的数据，并误用这些数据来驳斥我的结论。问题是，除了生物化学、心脏病学或流行病学的专家，其他人怎样才能对这些证据进行评估呢？他们又如何理解涉及专业学科的知识呢？

在开始讨论是否要进一步推广"天然蔬食"之前，我想先同大家分享一下我自己关于评估饮食及相关健康研究的模型，并借此回应所有批评的声音。我希望，这个模型能够帮助大家认清什么是一派胡言，什么是半真相。这两类声音不仅存在于有关"天然蔬食"立法的讨论上，更充斥了媒体对健康的报道。从你开始对关于时装周的报道产生免疫的那一刻起，你将会带着更强的自信、更睿智的头脑去看待健康问题——甚至，你将全副武装，去评估支持和批评"天然蔬食"的证据。

评估健康研究

你每周都会看到电视新闻里有大量的关于很有前景的新药、新型基因疗法、新型高科技机器，以及其他关于食品、维生素、酶、微量营养素的发布信息。然而，这些"突破性发现"没有一项跟"天然蔬食"有类似之处，但你无法从以这些发现为基础的大肆宣传、扭曲事实的研究报告中得知这一点。

在我举证驳斥他人的理论之前，我们先来看一下，怎样从总体上评估一项研究。掌握不了这一点，我们就会陷入"他说，她说"的嗓门大赛中，谁喊得最响（或者，谁获得的资助最多），谁就是最后的赢家。当你听到一个健康方面的理论时，先问自己三个问题：这是真的吗？这是全部的事实，还是事实的一部分？它重要吗？

这是真的吗？这是评估一个健康理论的第一步，它考量的是有关这一理论的研究是否都落到了实处，换句话说，与其相关的研究是否结构完整，相关操作专业合理，并且准确无误地揭示了部分事实。可惜的是，许多研究的结构和实验都做得一塌糊涂，以至于最后的结论完全讲不通。尤其当一些资助研究的机构发现这样的研究结果有利可图时，这类垃圾研究的数量便开始激增。在理想的状况下，那些在多次实验中不断被复制，最好是由不同的研究者进行实验，并有不同的资助单位进行担保的研究结果最具可信度。

这是全部的事实，还是事实的一部分？了解他人没有告知你的可能存在的副作用，以及某一特定的活动可能造成的意外后果亦十分重要。在大自然中（我们的身体也是大自然的产物），万事万物都彼此相连。如果你头疼，然后吃了一片药，可以确定的是，这片药除了缓解头疼，还会对你的身体产生其他的一些作用。同样地，如果你想用"天然蔬食"来预防心脏疾病，那么它的作用可远不止针对动脉。当你听到一则消息，有一种神奇的药片能够降血压时，你心里肯定会怀疑这种药片额外的作用（副作用）。事实上，根本没有什么所谓的副作用，只有作用。除了它所谓的目标，这种健康干预正在做些什么呢？

它重要吗？综览全书，你会发现，所有所谓针对治疗心脏疾病的大突破，都不过是市场手段在虚张声势。编造数字来提高销量可能是一种好的商业手段，但不是真正的科学。提高销量的一种手段（不使用谎言）是精选细节、断章取义后进行报道，并夸大实际效果。举例来说，一种药物声称可以降低胆固醇，但对心脏病和中风的发病率绝无任何影响。考虑到公众大多认为，降低胆固醇，身体就能够更加健康，因此广告商就会声称某种药物能够明显降低胆固醇，他们甚至言之凿凿地指出，降低胆固醇与降低心血管疾病的发病风险有着密切的关联。这种说法显然忽略了一个事实：这种药物似乎无法降低心血管疾病的发病风险。至少在我们讨论它对服药者寿命和生活质量方面的影响时，该药物降低胆固醇的作用其实无关紧要。

实事求是地讲，根据前两项测试（"这是真的吗？"和"这是全部的事实，还是事实的一部分？"），我们需要具备一些科学知识来评价健康方面的说法，并且深入细节去挖掘某一理论是如何构建的。即使你不是科学家，也不要绝望。如果你正在看杂志上的一则药物广告，那上面肯定清清楚楚地印着该药物的副作用和警告说明。或者你可以咨询进行"同行评议"的刊物。"同行评议"指的是研究结果在发布之前由专家进行评估和修改的过程。通过这一措施，研究结果将不再局限于科学圈，它们将接受专家和公众的审查——人们有机会去复制并证实研究观察或是指出错误的研究结果。这或许不是一个完美的体系，但据我所知，没有更好的体系可以取代它。至少，它鼓励客观性和完整性。它使得"同行评议"刊物的读者对发布在上面的研究内容多了信心。

回到第三个问题——一个新的健康主张带来的结果是否重要，关于这件事，每个人都能够自行评价。它需要的仅仅是一些常识。

如何分辨一项健康干预措施的重要性

当我在考虑一项健康干预措施是否真的重要——换句话说，个人、商人或研究者是否值得为之付出努力——时，我就会使用三大基本准则，按其重要性排列如下：

- 它能够多快起效？（速度）
- 它能帮助解决多少问题？（广度）
- 通过这种干预措施，我们的健康状况将会有多大程度的改善？（深度）

让我们依次了解一下这三大基本准则。

速度

营养品、药物、转基因或其他物质，在身体内多久会起效？我并不是在讨论一种物质需要多长时间可以在血管中被吸收且被运送到组织细胞中。与此相反，我在问大家："真正有重大意义的作用，例如能量增加或是疾病症状减轻，要花多长时间才会发生？"

当我们切换到"天然蔬食"饮食法的时候，最有营养的物质会加速对人体健康的促进作用。糖尿病患者从采纳"天然蔬食"的第一天起，病情就可以得到控制。随着这种饮食方式逐渐起作用，患者服用药品的剂量也在逐渐减少。要不然，他们就真的会因为血糖值降得过低而有低血糖危险了。

没有营养的食物在体内的工作也是非常迅速的，不过是朝着相反的方向。比如，一顿脂肪超高的麦当劳套餐（鸡蛋麦满分、猪柳麦满分、两个薯饼、不含咖啡因的饮料）经过 1~4 个小时的消化，会使人体内的血清甘油三酯显著升高（增加患心脏病和糖尿病等其他一些疾病的风险），同时动脉硬化（血压升高）。我们的身体几个小时之后才会恢复到正常的水平。但如果你吃的是由麦片和水果组成的一顿饭，这一切就不会发生。[1]

1985 年，我的朋友兼同事小卡德维尔·埃塞斯廷医生着手进行一项用"天然蔬食"治疗晚期心脏病的研究，他发现慢性胸痛（也叫作心绞痛）的症状通常在一两个星期内就消失了。他把这一方法与一种治疗心绞痛的药物雷诺嗪做了比较，这种药物在 2006 年通过了美国食品药品监督管理局（FDA）的审查。[2]埃塞斯廷随机选取了 565 名病人作为雷诺嗪组或对照组进行了临床试验。在大约 6 周的时间里，雷诺嗪组心绞痛发作的次数的确明显减少了。听起来很不错吧？这意味着雷诺嗪组每周心绞痛发作的次数从 4.5 下降到了 3.5。这其实并不是任何人都想要的快速解决方法，对吧？再加上厂家描述的一些常见的副作用，如"头晕、头痛、便秘和呕吐"（这一研究并没有指明这些症状发生的频率），而且你有反对"天然蔬食"的西医的最佳答案：治疗费用昂贵，效果有限，存在多种潜在副作用。

有些人可能会认为将药物与"天然蔬食"做比较是不公平的，因为药物是用来治疗某些症状的，而不是疾病的根源。但是如果说这些处方药有一个优点，那应该就是见效快。的确，对部分病人而言，生活方式和饮食干预可能为时已晚，而这些药物的一个有用的功能就是可以"争取时间"。当有人因心脏病发作被推进急诊室的时候，用溶栓药物来溶解血凝块比静脉注射甘蓝奶昔有用得多。但是除了真正的紧急情况，"天然蔬食"的快速反应能力优于任何药物，且没有任何副作用。

广度

对人体来说，这一干预所起的作用范围有多广呢？它是能够大范围地提高人体机能，还是仅仅影响某一项特定的生理功能，如血压或血脂？你也许认为一刀切的方法——一种方法可以解决各种身体问题——可能正是医生开出的处方，但是医学科学领域却对这种所谓的"万能药"深表怀疑。

最受推崇的中药却恰恰与此相反，它能够治疗各种疾病。在 20 世纪 80 年代早期，中国的一些资深医学工作者向我介绍了一项在中国历史非常悠久的传统——用草药治病。这些草药往往是整体被拿来使用，一般是用来煮水，而且是和其他草药混合起来使用的。人参被誉为"中药之王"，也是处方中最常见、消耗量最大的一味中药。卡尔·林奈倡导为植物和动物建立科学的命名体系。他认识到人参在传统中医领域的多种用途，于是他将这一植物命名为 Panax①。

记得美国著名的拓荒者丹尼尔·布恩吗？你知道他当时在荒野中用浣熊皮和来复枪做什么吗？打猎和设陷阱，对吗？当然，布恩的确是完成了捕获猎物的部分任务。但是 18 世纪 80 年代，当面对着由于一些糟糕的房地产交易造成的经济损失时，他找到了一种可以生钱的东西：美国人参（学名为西洋参，英文名为 Panax quinquefolius）。布恩花钱雇用印第安人采收西洋参，然后用船运到中国去赚钱。他不是唯一一个通过草药赚钱的人，我们知道约翰·雅各布·阿斯特第一次将人参引入中国就赚了 5.5 万美元，这相当于现在的 100 多万美元。

为什么中国人愿意花大价钱购买人参，而印第安人又确切地知道去哪里采收它们呢？这是因为这一植物在很多方面有助于促进健康。彻罗基族人（北美印第安人之一族）用人参来缓解疝气、痉挛、痢疾和头痛。其他一些印第安人部落则发现人参可以治疗消化不良、食欲不振，还可以缓解疲劳、

---

① 万能药一词的英文为 panacea，其中 pan 在希腊语中是"全部"的意思。——编者注

治疗咽喉炎、舒缓痛经和治疗休克。³ 这就是广度！

"天然蔬食"能够处理如此多的疾病和病症，导致你开始怀疑在诸多不同的症状中是否只有一个基本的病因——营养不良。西医并不是关注致病的根本原因，而是选择致力于个体症状，并把每一个症状都称为一种疾病。诚然，辨别数以千计的不同种类疾病，并针对每一种疾病研制和出售不同的疗法，而不是仅从全局出发，开出能够治疗全部疾病的一种干预处方，是一笔不错的生意。但这不是一剂良药。

如果人参起作用的范围给你留下了深刻的印象，那么"天然蔬食"的效用广度将会深深震撼你。人参能够缓解很多症状，而良好的营养则可以从根本上应对疾病，包括各种不同的疾病：癌症、心脑血管疾病（如心脏停搏、中风、动脉粥样硬化）、肥胖症、神经性紊乱、糖尿病，以及各类自身免疫性疾病和骨科疾病。《救命饮食》出版以来，我收到很多读者的来信。他们在信中提到，其他一些疾病（大部分是非致命的疾病）也能通过纯天然植物性饮食得到缓解或治愈——比如头痛（包括偏头痛）、肠道疾病、眼科疾病、耳科疾病、应激障碍、感冒与流感、粉刺、勃起功能障碍及慢性疼痛等。尽管其中的每一种疾病或疾病类别需要更多的专业研究来证明"天然蔬食"起作用的机制，但是通过营养控制能够治疗的疾病范围真的非常广泛。在我看来，"天然蔬食"对其中一些疾病（例如感冒和流感、头痛、各种疼痛和慢性疼痛症）的影响，更多的是基于事实证据而不是基于实验性的、同行评议中已发表的证据。每当我听到个人和医生说坚持"天然蔬食"饮食法能同时解决这些健康问题时，我开始相信这一饮食法在多数情况下对大多数人都是有效的。早些年，我也患有偏头痛和关节炎型疼痛。当我完全采用"天然蔬食"饮食法以后，我的这些症状都消失了。

让我们尝试做一个思维实验。你所关心的一个人告诉你他患有慢性疾病（从上面的疾病中选一个），医生提供了两种治疗方法。第一种疗法是略微减轻这一疾病的某一症状的严重程度，但是不会提高被治愈（或延长寿命）的可能性，还可能会带来大量严重的副作用（当然，医生会开另外一些处方药来应对这些副作用，然后需要更多的药物来应对这些新加药物产生的副作用，不断循环）。

第二种疗法通常是相当迅速地找到致病根源，消除所有症状，甚至延长寿命，提高生活质量。这种疗法的副作用包括达到理想体重，精力更加旺盛，看起来气色不错，感觉更精神，甚至保护环境，减缓全球变暖的速度。

你会建议他们采取哪种治疗方法？

对医疗机构来说，这种思维实验完全没有意义。绝大多数医学实验只关注某个因素（无论是一种药品、维生素、矿物质，还是一些程序，例如一种手术）针对某一症状或系统非常特定的影响。其他任何因素——例如留意生活方式和饮食这些宏观层面的区别——则被认为太杂乱而不足信。

深度

好吧，到现在为止，让我们看一下营养如何快速影响身体机能（速度）和它会影响多少系统（广度）。最后有一个重要的健康干预力量的评估因素：影响的范围，或者重要性。形容它的另一个词是深度。所有的东西都是一样的，你更愿意接受一种稍微促进健康的治疗，还是一种进展巨大的治疗？

植物性营养会产生巨大的影响范围。我第一次发现这个现象是了解到在印度进行的一系列实验时，后来我在康奈尔大学和我的研究生们重复做了这些实验。在实验中，研究员将实验动物（老鼠）暴露在一种强烈的致癌物（引发癌症的物质）中，然后给一组老鼠喂含 20% 动物蛋白的食物，给另一组喂含 5% 动物蛋白的食物。前一组的每只老鼠都患了癌症或者表现出癌前病变，而后一组无一患病。100∶0。这种结果在含有多种相互作用变量的生物学研究中很难见到。我们用几种不同的方法重复这个实验，是因为结果在一开始令人难以置信，但是经过一次又一次的实验，结果已然很肯定。你得不到比这更有意义的结果了。

你可能在想："等一下。只是因为食物对鼠类患癌有这种影响并不意味着它能在同等程度上提高人类的健康水平。"动物实验只是其一。那么看一看彻底改变人类患者饮食的研究是什么样的吧。营养干预可以产生同样重大的影响吗？

两位心脏病学家，莱斯特·莫里森（Lester Morrison）和约翰·高夫曼（John Gofman），在 20 世纪 40 年代和 50 年代进行了研究，来判定饮食对心脏病患者病情的影响。[4] 医生们给这些患者提供含较少脂肪、胆固醇和动物性食品的食物——一种显著减少心脏病反复发作的养生法。内森·普里特金（Nathan Pritikin）在 20 世纪 60 年代和 70 年代也做过同样的实验。[5] 20 世纪 80 年代和 90 年代，埃塞斯廷医生[6] 和迪安·奥尼什[7] 也开始着手研究，以加深他们对此的了解。虽然他们的研究是独立进行的，但结果都表明植物性的高碳水化合物饮食能够控制甚至逆转晚期心脏病。我们在前面的关于速度的那一部分提及埃塞斯廷的重大研究，你可以在《救命饮食》上读到更多的他和其他研究者的相关研究。现在让我们来稍微回顾一下埃塞斯廷在影响的深度方面的发现。

埃塞斯廷的心脏病逆向研究

1985 年，埃塞斯廷利用那些患有晚期心脏病但不至于有生命危险的病人做了一项临床研究，以探究是否可以通过饮食来逆转心脏病。[8] 他用血管造影技术检查了病患冠状动脉疾病的严重程度，以确定他们的病程已经进展到晚期了。进行这项研究唯一的另外一个条件就是：患者同意尝试埃塞斯廷所提出的饮食改变措施，实际上，也就是"天然蔬食"饮食法。

埃塞斯廷医生在第 5 年和第 12 年正式地发表了他的研究发现。[9] 在开展这项研究之前的 8 年里，他的 18 名患者出现了 49 次冠状动脉血栓（例如心脏病发作，做血管成形术、心脏搭桥手术），但是自采用了"天然蔬食"饮食法之后的 12 年，只出现过一次此类症状，这一次涉及的还是一个偏离了该饮食法的患者。自那以后，埃塞斯廷不定期地关注他的患者。26 年后，除了 5 个人去世，其他人依然健在。那 5 个去世的患者并不是死于心脏病，而是其他的一些原因（1985 年，他的患者的平均年龄是 56 岁，2012 年，他们的平均年龄已经是 83 岁，去世并不是那么意外）。而这些还活着的患者已经没有心脏病症状了。在这个措施实行之前的 96 个月中，这些病患有过 49 次心血管疾病发作的经历，而在这个措施实行大约 312 个月之内，他们的心血管疾病一次也没发作过。这个生死攸关的研究发现与我所知道的任何健康益处都一样影响深远。在医学领域，没有比它更重要的了。

我们可以把这些发现与本章的前面部分提到的雷诺嗪在减少心脏病和其他病因导致的死亡相比。一项关于后续 6 500 名服用雷诺嗪的患者的研究反映了一小部分患者有微小改善，但是从整体的结论来看，就如《美国医学会杂志》报道的那样：与对照组相比，在总体死亡率上，雷诺嗪组产生的影响并无不同。[10]

数据意义和作用意义

效果的深度不仅对体验这种效果的人来说非常重要。你在实验中所期待看到的效果的深度，决定了你在该实验中所需要的实验对象的数量，从而使我们有信心评估实验结果到底是真实的，还是仅为一个无意义的光点。换句话说，两种情况之间的差异越小（比如，实验组和控制组，A 治疗方案和 B 治疗方案），你所需要的实验对象就越多，就越能显示这种差异是真实的，而不是一种简单的偶然。像雷诺嗪这种情况，即心绞痛的发作从一周 4.5 次减少到 3.5 次，你就需要用上百个实验对象来证明这个实验结果不可能是随机的，或者用科学术语说，它不可能只是具有数据意义。

你可能会怀疑埃塞斯廷的实验规模，因为他的实验组规模非常小。18 是一个用来证明数据意义足够大的实验规模吗？为了回答这个问题，让我们来想象一下这个实验截然不同的结果。比如实验组 B，也就是控制组，依然平均每周有 4.5 个发病情况出现。实验组 A，也就是进行新治疗的实验组，根本就没有发病情况。没有。零。当影响力如此大的时候，已经不再需要成百上千个数据点了。这些影响如此深远而一致的实验结果是：偶然产生的可能性几乎为零。[11]

当你花费时间进行科学研究的时候，你经常会遇到数据意义这个概念。这个概念很有用，它能防止人们根据不充分的数据得出结论。如果你掷一次硬币，并且硬币是人头朝上，那你不能宣布说硬币总是人头朝上这一现象是固定不变的。你不能把一条规律从一次，甚至是五六次硬币投掷本身固有的随机性中总结出来。问题是，有些研究者崇尚数据意义，而牺牲了某些同样重要的东西：真正的意义。正如在"谁关心啊？为什么这个结果很重要呢？"这样的情况中，对于把心绞痛从一周发作 4.5 次减少到 3.5 次，我们是真的很激动吗？难道我们不应该花费时间和金钱去寻找和评估那些能够显著拯救生命的治疗方法，而不是仅仅维持和控制疾病的状态，置正在经受痛苦折磨的心脏病患者于不顾吗？

不断优化的健康解决方案

考虑到我在本章与你们分享的证据，大家可能会想到美国顶尖的医学院应该让植物性营养成为未来"第一医学"。大多数医学院的培训和 NIH 的资助应当在营养学领域展开，这样可以发现建议病人改善饮食习惯的最佳方式，并且创造环境，让人们可以更加方便地接触优良的饮食。然而，上述情况目前还未实现。

当然，健康饮食（一个目的模糊的术语，在公共讨论中没有任何意义）是医疗机构给出的口惠。这些机构并没有严肃地将饮食视为治疗和预防疾病的首要方法。"天然蔬食"的重要性只被层出不穷、预防性的医学组织接受，而在医疗机构里，人们觉得，"营养可能会影响癌症等重症疾病"的说法非常古怪——尽管事实是，那些系统性地反对营养的潜能的专家几乎没在此领域接受过培训。

研究表明，这种饮食方式事实上是我们治疗疾病的最佳方式——好过开药，强于做手术，甚至比当前医疗机构武器库中所有应对癌症、中风、心脏病、多发性硬化症等各种"战争"的武器都更具威力。也许我们该停止通过使用毒性药品和危险的手术来向自己宣战了，而应该更仁慈地对待自己，选择那些可以促进和维持健康、让整个人甚至是文化都充满活力的食物。

我们需要一种新方式与健康和医学等词语关联。健康不仅仅是一些肤浅的表达，如"好好吃饭"、"适度饮酒"或者"走楼梯而不是坐电梯"。当然，这些表述有好处，但它们大多没有考虑真正的改变的可能性。它们是表面上正确的陈述，但却缺乏特征和实质。

除了那些"感觉不错"但却没有任何效果的精神食粮，我们还需要让营养成为我们健康保健体系的核心成分。此外，我们必须摆脱"节食"心态——鼓吹英雄主义式、不可持续的"健康饮食法"。我们必须改变生活方式，以摄入能够促进健康的食物，而不是"节食"。采取"天然蔬食"饮食法的人们发现，自身大多数的健康问题是由旧的饮食习惯造成或者明显加重的，身体一旦开始获得合适的能量，很快就自然恢复了。就像有人每天用锤子敲打自己的头3次，但发现不能治愈他们的头痛——只有放下锤子才有用！

我天真地认为，一旦看到我的发现，研究和医疗团体中的每个人就都能发现这种方法之中的常识智慧。但当我开始陈述我的观点，即营养应该成为医疗体系的核心时，我才发现自己错得有多离谱。最令人目瞪口呆的现象之一是我因分享我的研究结果及其影响而被攻讦——有时甚至被同类医疗实践和研究的专业人员攻讦。

在我看来，正如现在一样地傻，当我刚踏上这条道路时，我不知道本章的观点会给我打上"异教徒"的标签，并威胁我获得的资助和职业生涯。对我来说幸运的是，那些影响被证明并不成功。但在我们了解引起那些攻讦的重要问题之前，我愿意与你分享我的"异教徒"之路。毕竟，其中的一些想法已在我脑中50余年了。在我们陷入争论之前，让我告诉你一些最新消息。

第 3 章

我的邪佞之说

我们生活在一个系统中，在这个系统中汲取，

也在这个系统中思考。

——詹姆斯·道格拉斯

当我开始营养学研究生涯时，我很傻、很天真。干草场、挤奶棚，儿时的这些成长环境让我在面对目前科学界的阴暗面时有些措手不及。一些科学工作者贪婪、狭隘、极端不诚实、愤世嫉俗，更别谈某些官员因一些重大发现会妨碍他们的仕途而对此视而不见这样惊人的事例了。

我进入研究院，渴望从事我理想中的科学研究。我想不到还有什么能比下列事情更好的了：学习新的知识，选择想要研究的课题，然后与学生和同事分享、讨论一些想法。我欣赏科学方法的透明性和完善性：在真实权威的科学依据面前，个人的意见和偏见都消失不见；一个严谨的科学实验像精美地布置好餐桌，邀请真理来进餐一样；真诚的提问能驱赶无知，创造一个更好的世界。

我发现科学以前是，现在是，并且可能就是那样的——它只要研究人员小心翼翼，不在"正常"科学的界限之外追求政治上错误的想法。你可以怀疑、询问和研究你喜欢的任何事情，直到你越过由偏见定义，并由扶持了几乎所有科学的金钱利益强化的边界。

常态科学。这难道不是一个奇怪的词吗？常态科学意味着任何事情都不能挑战主流范式——被普遍认同的世界的情形。"正常"无论如何都不意味着"好"或"更好"，它只意味着研究员被限制而不能询问那些被认为答案已知、不再作为讨论对象的问题。在我大部分的职业生涯中，我发现自己触碰了科学范式的无形边界。在过去的几十年中，我最终决定完全冲破它。这就是我如何得知这么多关于无形边界的情况：有时你不得不跨过界线，才找得到它在哪儿。

范式可怕的地方之一在于：你几乎不可能从内部感知它。一个范式可以是包罗万象的，以至于它看起来好像包含了一切。让我们来看一个盛行了千百年、现在已作废的范式，那就是太阳绕着地球旋转，而不是地球绕着太阳旋转这一理论。你不能抱怨当时的人们相信地球是宇宙的中心，因为当人们走出门的时候，他们看到地球纹丝不动，而天上的太阳、月亮、行星和其他星星都在移动。哥白尼于1543年发表《天体运行论》，声称地球围绕太阳旋转。他的这一行为是在挑战人们的常识，挑战一个持续了数千年的科学认知，以及怒火中烧的宗教信仰团体。实际上，哥白尼的理论解释了当时流行的地心说无法解释的一些现象。然而，即便他有科学依据，这一事实也没能改变他最终的命运。正如哲学家般的作曲家保罗·西蒙所说：人们只会听他们想听的东西，而忽略不想听的。

我不是想把自己比喻成哥白尼，只不过他的故事是一个广为人知的、陈腐范式阻碍科学进步和发现真理的例子。在一个完美的世界（我在开始研究生涯时就信奉的完美世界）中，当不完善的范式显示其局限性时，科学方法就会马上去完善它。但是那些因提出这些范式而功成名就的人，这时则表现得像受到威胁的独裁者一样。他们会不计一切代价地集结权力，越受到挑战，就变得越卑鄙和越危险（当这些范式涉及一些权贵的金钱利益时，这个现象则更加明显——我们稍后再做讨论）。

有一次，我在摆脱一个盛行的营养学范式时发现了令人振奋的一点：你可以从一个范式的外面去了解其内部的许多东西。设想有一条对其他环境一无所知、一直快乐地生活在海里的鱼，它叫多丽。有一天，它被一张渔网捕获，然后被打捞起来，最后被扔在一艘船的甲板上。这时它不得不承认，它原来那种以为全世界都是水的想法是不正确的。假如它能成功挣脱渔网，扑通一声跃回海里，它会怎样对它的同伴描述它所看到的景象呢？如果它们能像人类一样做出反应，它们又会做何反应呢？"可怜的多丽疯了，它是在吹牛和撒谎呢。"实际发生的事不过是，多丽现在清楚地认识了海洋——许多生存环境中的一个。它现在认识到，海洋是有边界的。它对水这种元素的性质也多了一些理解。因为在经历过干燥的空气后，它现在能感知水的湿润和清冽了。它现在也知道，水也有某种知觉，会对尾巴和鳍的摆动做出某种特殊的反应。宇宙中还有许多其他的事物真相，现在多丽能够把大海列为这些浩瀚的事物真相之一了。

我的"出水之旅"让我被同事们冠上了"异端者"的名号。但是我和多丽不一样，我不是被扔出范式的。我只是朝着一个离岸边越来越近的方向游啊游，直到最后抵达陆地。我在研究界里的奇异之旅源于我对"离群值观察"的盎然兴趣和不懈追求。离群值是不符合既得观察结果的其余部分的一种数据。它是一个奇怪的闪光点，是一种反常结果，是一种不同寻常的东西。如果我们坦然面对这种不同寻常的东西，就能质疑我们现有理解的完善性。

离群值观察的结果经常是错误的，比如天平坏了，或者两根试验管被意外地调换了，而导致观察结果错误。而有时候，离群值观察是有人故意为之所形成的错误观察结果，因为有一些研究者想要出名（或者发财）。所以，人们对那些与普遍认知冲突的科学数据持怀疑的态度也是正确的。毕竟，我们不希望我们对整个宇宙的理解会随着那些随意的测量结果变来变去。

处于最佳状态的科学方法会看着离群值说:"证明给我们看啊,证明那并不是一个意外、一个错误或一个谎言。"换句话说,就是在实验室条件下再现实验结果,十分详细地描述实验过程,以便于他人可以重复实验,然后看他们能否得到同样的实验结果。如果一个离群值实验结果能够经受各种考验,那它就该被纳入我们的知识库并改变我们已有的范式。

不幸的是,科学家也是人,他们并非总能呈现科学方法的最佳部分。当一些研究发现威胁他们毕生的研究成果的正确性时,他们就会变得十分不理性且极度有戒备心。当一些证据会威胁他们获得的资助时,他们就会变得极其卑鄙。你能察觉到他们的这些变化,因为当这种事情发生时,他们会停止对证据的争论,而开始出言不逊。

当我发现了一个离群值观察的时候,我就踏上了这条奇异的道路。我当时的观察结果对动物蛋白有益于人体这一深入人心的营养学观点提出了疑问。

奶牛与我

因为我来自乳牛场,所以我想我对人类健康的贡献将会是:想出一个方法从家畜身上得到更多的蛋白质。毕竟,世界上有数百万人因为营养不良而饱受折磨,而营养不良的主要原因之一就是缺乏蛋白质。如果我们能提供充足的价格实惠的牛奶和肉类,我们就能减少数不清的病痛折磨。正如一首创作于1947年的流行乡村歌曲里唱的:如果每个儿童每天能喝上鲜奶,如果每个工人都有充裕的时间娱乐,如果每个无家可归者都能住进舒适的房间,这世界就会变成一个美好的世界。不再无家可归,每周都有人性化的工作,还能享受牛奶,还有什么比这更美好吗?

这个研究课题对我来说十分完美。我的整个童年就是在挤牛奶和与我们的顾客分享这种美味中度过的。我的兽医学、生物化学及营养学学术背景让我能够理解和使用这些知识去操控动物饲养,为人类增加食品供应量。一些牛肉和炼乳企业一直以来也非常乐意对我们在这方面的进一步研究提供资金。所以当我发现动物蛋白对人体有害的证据时，我比任何人都难以抛弃之前拥有的一切想法。

回顾过去，我发现使我筋疲力尽的是，当涉及离群值观察时，我那永不满足的好奇心。我相信，我的工作就是发现真相，无论随之而来的是什么结果。我对蛋白质的研究让我逐渐发现，整个现代科学界的范式有一个巨大的缺陷。

蛋白质——几乎完美的营养物质

我在 20 世纪 70 年代末期做了一项令人感到困惑甚至恐惧的观察，从此以后，我便踏上了这条"离经叛道"之路。我已在本书的前言中提及我当时的观察：在菲律宾，蛋白质摄入量最多的孩子最有可能患上肝癌。这个发现如此怪异，它与我所了解，以及我自认为掌握的知识如此背道而驰，所以我当即决定查找一下科学文献，了解一下是否有人曾发现蛋白质与癌症的这种联系。

一群印度研究者有过这样的发现。他们做过一个名为"黄金标准"的临床试验，即控制一个变量来进行实验。[1]实验者们给两组老鼠喂食一种叫作黄曲霉毒素的致癌物。他们在一组老鼠的食物中加入 20% 的动物蛋白（酪蛋白），另一组老鼠的日常食物中不含蛋白质，只是让它们从酪蛋白中获取自身需要的能量的 5%。实验结果是什么呢？在食物中加入了 20% 的蛋白质的第一组中，老鼠要么患上了肝癌，要么就是出现了癌症的前期机能障碍症状。而第二组中没有一只老鼠出现癌症症状（你可以在第 2 章讨论关于影响深度的那部分去追溯这个实验）。

回忆过去，也许工作中明智的做法应该是：喝两口酒，然后上床睡觉，再也不想工作的事儿。在我职业生涯的早期就去做这样具有争议性的课题其实比我当时想象的还要危险。虽然我当时逐渐意识到，科学研究不完全是一个不计个人利益的、发现真相的过程，但我天真地以为，这个世界会欣赏（和回报）那些能够消除癌症折磨的发现。

我当时确实是在一丝不苟地工作，而且我成功地在潜在批判者的雷达下飞行了好多年。我先后在弗吉尼亚理工大学和康奈尔大学建立了研究实验室，来研究营养物质在致癌和抗癌方面的作用。我们进行了非常保守的实验，来观察蛋白质、酶和癌细胞的生物化学特性。在烧杯、试管及高倍显微镜这些科学设备面前，任何批评家和期刊编辑都是一样的，除了我们这群疯狂的科学家还在不顾一切怀疑地慢慢证明：不仅过量食用蛋白质会促进癌症的生成和发展，过量食用某一种蛋白质也会如此。人口与疾病控制的研究显示，食用动物蛋白与癌症有着惊人的内在联系。该研究结果与我们的老鼠实验结果一致。

当我说蛋白质的时候，你会想到什么食物呢？可能不是菠菜和甘蓝，虽然这些植物每一卡路里所含的蛋白质是一小块牛肉的两倍。对大多数美国人来说，蛋白质意味着肉、牛奶和鸡蛋。我们对蛋白质的喜爱由来已久。我们可以从"蛋白质"这个词了解我们有多推崇这种营养物质：蛋白质（protein）的词根 proteios 是个希腊词，意为"意义重大"。我们长期以来都认为最优质的蛋白质源于动物。1839 年，杰勒杜斯·穆尔德（Gerardus Mulder）发现了蛋白质这种营养物质。[2] 不久之后，著名的化学家尤斯图斯·冯·李比希紧接着宣称动物蛋白（高质量蛋白质）就是代表生命本身的一种物质。这种认为动物蛋白就是高质量蛋白质的说法还可以从生物化学的角度来解释——比起植物蛋白，人类身体由动物蛋白构成，也更容易吸收动物蛋白。

所以想一想，当我们在研究中发现动物蛋白是引发癌症的罪魁祸首，而不是植物蛋白时，我们有多惊讶。最显著的致癌物是酪蛋白或牛奶蛋白，当这种致癌物质以 20% 的量被加入实验老鼠的食物时，它几乎毫无例外地导致了老鼠得癌症。植物蛋白，例如源于小麦和大豆的蛋白质，就算被大量食用，也不会产生引发癌症的作用。[3]

事实上，1983年，我在康奈尔大学的研究小组发现，我们可以简单地通过改变蛋白质的摄入量来实现促进或者抑制老鼠早期的癌症恶化。令人惊异的是，当人们长期摄入微量的蛋白质时，癌症会被抑制；如果转而食用大量蛋白质，癌症就会恶化。[4]这种效果是十分显著的。当癌症被激活时，它会迅速地扩散；当癌症被抑制时，它则完全不扩散。改变蛋白质的摄入量就能够引起癌症发展的重大变化，无论是好的变化还是坏的变化。

是的，我们最近确实在进行离群值观察。我们发现了一个较低的会引发癌症的蛋白质摄入量。在大多数致癌物研究（例如食用色素中的致癌物、热狗中的硝酸盐，以及二噁英之类的环境毒素的研究）中，实验室动物被喂食的毒素，是它们在自然界中会遇到的毒素数量的成百上千倍，我们经观察发现：人类的日常蛋白质摄入量，或者说推荐的蛋白质摄入量，会产生最显著的致癌效果。

这个时候我知道，我们手头的这个实验发现是非常有争议的。我们需要设计更加无懈可击的实验方案，严格地记录实验结果，并且在证明癌症与蛋白质的联系时要尽可能地坦诚。我们从不同的角度来探讨我们长期以来的研究，并且在十分严谨且有"同行评议"的科研期刊上发表了我们的研究成果。为了把我们的研究进行下去，为了得到十分必要但角逐激烈的资助，我们必须根据公认的研究标准，一丝不苟地进行研究。

由于我们严格地遵循了研究标准，所以即使这个研究课题本身充满争议，我们还是得到了资助。连续27年，我们都从NIH得到了资金支持，这些资金让我们能够去了解动物蛋白的许多属性和它在人体内的生物化学作用。我们也了解到，蛋白质被摄入后是如何在细胞内起作用，进而诱发癌症的。和印度科学家对老鼠的研究结果一样，我们的研究也是有人相信、有人质疑的。一些激动人心又颇具争议性的事情正在发生。

在我们研究的早期，我被彼得·马吉（Peter Magee）邀请到坦普尔大学医学院的菲尔斯研究所去做一个报告。彼得·马吉是肿瘤学领域主流期刊《癌症研究》（Cancer Research）的主编。报告结束后，我和彼得一同进餐，其间，我跟他讲起一个我们最近正在进行的新实验。这个实验可能颇具争议性。我想要把蛋白质引发癌症的显著效果与强有力的化学致癌物所产生的广为人知的明显效果做比较。我告诉彼得，我猜想动物蛋白的致癌效果可能更令人担忧。他对此相当怀疑，就像一个顶尖期刊的主编应该怀疑的那样。当一个科学范式受到攻击时，攻击者就得义不容辞地担负起寻找攻击证据的任务。

我们目前的范式包括：环境中的一些有害物质会导致癌症，在与癌症抗衡的战争中，更多的物质会被发现，从而帮助我们减少暴露在这些有害物质之中的机会。然而目前的范式却不包括以下内容：在致癌这个方面，比起环境中的有害物质，我们所吃的食物起了更强有力的决定性作用。我曾表明，与摄入强效致癌物相比，我们食用的营养物质的细微变化与癌症发展的态势更加相关。我问彼得，如果我们真的得到了这样的实验结果，他是否会考虑把我们的研究发现发表在他们久负盛名的期刊中，并让它出现在封面上。要感谢他的是，虽然他对我们的研究抱有根深蒂固的怀疑态度，但他还是同意了我的请求。与当时大多数癌症专家一样，他也认为是化学致癌物、病毒，以及基因问题导致了癌症，而不是我们食用的营养物质的细微改变。但是，如果我能够证明我奇异的观点并让他认可，他就会接受我们的研究发现，并发表我们的研究结果。

实际上，我们进行的新实验的效果比我预期的还要好，实验再一次有力地证明了我们之前的发现[5]：与化学致癌物的剂量相比，动物蛋白的摄入量对癌症的发展起着更具决定性的作用。然而，我想让我们激动人心的实验发现作为专题出现在《癌症研究》封面上的希望却破灭了。彼得退休了，而继任主编和编审委员会正在进行改革。他们想取消有关营养物质对癌症的影响这一方面的栏目，决定把有关营养学和癌症关系方面的稿件交由《癌症流行病学、生物指标和预防》（*Cancer Epidemiology, Biomarkers & Prevention*）来处理，这样一来，他们就成功地把营养学方面的研究降至二等地位。他们想要一些更能引发读者思考的文章——尤其是研究结果与化学、病毒和基因有关的，致力于找出癌症在分子水平上如何作用的文章。他们认为，像我们当时做的那种营养学对癌症发展的影响的研究，几乎算不上科学研究。

与此同时，当我们取得了蛋白质是如何显著地影响癌症的更多的有力证据后，我在韩国首尔的国际营养学大会上做了一场专题报告。许多研究者都聆听了这场报告。我之前的同事也在听众席中，他是一个非常有名的提倡多食用蛋白质，而不是少量食用蛋白质的研究者。在问答环节，他站起来感叹道："柯林，你正在谈论的都是些美味的食物啊！不要把它们从我们的生活中带走！"他并不质疑我们的研究结果，他所关心的只是我正在试图破坏他对动物蛋白的个人喜爱。

从那时起，我就知道了，人们对自己的饮食习惯有强烈的感情，我们的研究对他们来说正变得像一根避雷针一样。即使像科学家这种理性又重视数据的人发现证据，证明了自己所喜欢的食物也许会给他们带来致命的伤害后，他们也会陷入一种长期的歇斯底里状态。这还真是一个触及人们敏感神经的话题啊！这个故事最悲伤的部分在于，我的提问者在那以后就葬身于一片绿油油的草地了。他死于一种由动物蛋白引起的心脏疾病，去世时还非常年轻。

我们的研究陆续提出了许多非常具有争议性的奇异想法，这些想法主要是说，所谓高质量蛋白质也许并没有我们想象中的那么高质量。将蛋白质这种我们重视的营养物质与癌症——一种让人不寒而栗的疾病的发展联系起来，真是太诡异了！我们最推崇的营养物质导致了我们最畏惧的疾病。（未来还会有什么样的奇异之事发生呢？）

癌症雷区

蒙特利尔的麦吉尔医学院是加拿大首屈一指的医学教育机构，20 世纪80 年代末，我应邀到该校做一场病例研讨报告。因为当时我们正要发表在中国做的全国性调研的结果（我已经在《救命饮食》里对此次调研结果做了详细说明），所以，我就根据我们对蛋白质的研究发现及其他研究小组的观察结果，简单地谈了一下癌症与不均衡营养之间的关系。我向他们详细地展示了一个惊人的发现——当蛋白质的摄入量减少时，癌症就会发生逆转。而后，我推测，未来我们可以用营养学的方法来治疗身患癌症的人们。然而除了这个推测，我在这方面不能说得太多，因为我当时并不知道到底能用什么具体的营养学方法来治疗癌症。

那天晚上晚些时候，我被外科学系、化疗系和放疗系这三大系的系主任邀请共进晚餐，这三大系都涉及癌症的治疗。外科学系主任问我，我说的这句话是什么意思：当人们得知自己得了癌症之后，用营养学疗法有可能会影响癌症的发展。我指出，我们有充足的基本证据来证明这个猜想。比起商业性极强但是风险却极高的疗法，如一些新式化学疗法和放射疗法，我们能得到更多的证据。真的，它们之间是没有可比性的。营养学疗法的潜在好处是：它能够完全抑制癌症的进一步发展。根据实验数据，这种可能性非常高。从保健的角度来说，营养学疗法没有弊端。我们都了解化学疗法和放射疗法的副作用，也知道这些疗法看起来比遥远的星星还小的成功率。因此，我们当然有理由给营养学疗法一个机会。

外科学系主任听完马上说，他决不允许他的病人尝试营养学疗法，来代替他所熟知的外科手术疗法治疗癌症。接下来，他给大家举了一个例子，那就是外科手术治疗乳腺癌的巨大优势。但是化疗系主任则认为，外科学系主任的说法有争议性，并且认为化疗比外科手术更有效果。正当坐在我左边的外科学系主任与坐在我右边的化疗系主任争辩时，坐在我对面的放疗系主任说，他们两位的观点都有一些问题。我因为不知道谁的论说更有道理，所以只是坐在那里听。现在我回忆起这件事，还觉得当时的场面挺有趣的，不过当你考虑到这些人的意见会导致病人死亡和饱受折磨时，你就不会觉得有趣了。

那时，我记录了三件有趣的事。第一件事是，对于外科手术疗法、化学疗法和放射疗法这三种治疗癌症的方法，优秀的医疗工作者不能就哪一种方法最好达成一致的意见。第二件事是，他们很难接受营养学疗法。因为他们觉得，至今都没有发现一些例子表明它的确对人类起作用。我也没有发现。第三件也是更重要的一件事，很明显，他们对营养学疗法一点儿都不感兴趣，甚至不想讨论该方法，而这些方法探索了营养学作为一种癌症治疗方法的可能性。20多年后，讨论结果没有变化。很显然，当一些证据浮出水面，表明营养物质对癌症的影响时，我和这些先生之间存在严重的分歧。大多数肿瘤学家还是推崇用传统的三大疗法之一来治疗癌症，他们对营养学疗法没什么了解，也没什么耐心。

在那之后，我做过两次演讲。其中一次是由两所久负盛名的医学院资助的，观众主要是癌症研究人员和癌症治疗专家。另一次是在位于加利福尼亚州萨克拉门托市的美国国家癌症研究所，在这次演讲中，我简单地回忆了20多年前发生的这个故事，目的是让大家明白，虽然时钟依然嘀嘀嗒嗒地走着，但是我们的行为却没发生变化。因为只要不是一种新的外科手术疗法、一种化学混合物或者一种放射性治疗方案，治疗癌症这一领域就不会接受。

邪佞之说及其他

我的意思并不是说，所有和我意见不一致的人都是某种武断的、心胸狭隘的野蛮人。我是一个科学家，我期待（并且希望）其他研究员能来挑战我的发现。鉴于我相信我和其他人所获得的研究结果的重要性，我们有必要使这些结果接受检验，以确保结论准确，并证明它们不是粗心、简陋的研究结果。我欢迎那些批评我的统计方法的人。当有人试图重复试验我的某项发现时，即使他们的目的是证明我是错误的，我也会感到兴奋。在过去的这些年中，我的一些批评者一直帮我指出我的下一步研究，或者帮助我加强某项研究设计，抑或是帮助我想出新方法来解决一个棘手的问题。这是科学方法发挥的最大效用：我们不是为了个人荣耀和财富而竞争，而是为最高的真理和幸福服务。

然而，攻击和反驳我的发现不仅仅是正常的科学探索过程。在很多情况下，真正的问题是：我提出的问题威胁了权威的研究和医学范式。在过去的这些年里，我和他人不断提问，得到的答案超出了狭隘科学所强加的严格的心理界限。

我们已经发现，牛奶蛋白的摄入量达到一定水平，会显著提高实验性癌症的增长率，这不在营养范式的范围内。

我们已经发现，通过改变实际的营养物摄入量，可以引发或终止实验性癌症的发展，但这不在癌症治疗范式的范围内。

我们已经观察到，这些影响是由多重机制共同作用导致的，这也不在医疗范式的范围内。

我们已经发现，癌症增长率与其说是由基因控制的，倒不如说是由营养控制的，而这不在科学范式的范围内。

我们已经表明，相比化学致癌物，食物中的营养成分是诱发癌症的决定性因素，但这不在癌症治疗和管理机构范式的范围内。

我们已经发现饱和脂肪（就此而言，还有脂肪总量、胆固醇）不是心脏病的主要诱因（也有动物蛋白），而这不在心脏病学范式的范围内。

我可以继续列举。我只是感激没生活在过去的年代里，那时"异教徒"会被软禁，或者因为他们的观点而遭受火刑。

科学研究领域之外的读者可能不会对这些发现感到震惊，但可以肯定的是，对真正在医学研究团体内部的所有人来说，它们完全是意料之外的，甚至是难以想象的现象（邪说）。这些发现中的大多数——我可以列举更多——部分地归因于运气，但在进行了第一次令人难以置信的观察（高含量酪蛋白导致癌症发展）之后，我逐渐意识到我已经偏离了常态科学的范式。

刚刚尝到禁果的滋味，我就被它迷住了。在意外地偏离了狭窄且笔直的道路之后，我对现存范式外的平原景色中可能隐藏着的其他东西越发好奇。然后，我通过公共政策工作，开始了解范式为什么会存在，以及它们是如何起作用的。我发现，范式之内的观点通常和之外的观点截然相反，因此使得范式的界限更加清晰。

你可能在想，这些关于范式之内和范式之外的讨论看起来抽象，甚至学术性很强。这个论证为什么非常重要呢？事实上，决定一种观察是不是异端邪说非常重要。在医学研究领域，意料之外的发现常常被忽视。研究员不理会它们，说类似这样的话，"这不可能是正确的"，因此这些发现可能将永不见天日（或出现在专业出版物中）。实际上，它们可能是珍宝，或能指出我们视之如常的认知中的错误之处，或能启示一个新的思考维度。

古往今来，大多数哲学书都是关于探索难以捉摸的真理的研究的。我们制定规则引导思维，但我们却忽略了这些规则，尽管它们对于我们表达、共享当前对世界——在科学和其他领域中——的认识有利，也可能限制了我们。我们提出假说，然后创造或者寻找证据去"证明"它们。

另一种追求真理的方法，由著名的科学哲学家卡尔·波普尔提出，这种方法试图证明我们的假说是错误的——实际上，是去找寻我们精神范式的边界并加以拓展，看它们能否经受审查。我们能否找到证据证明我们的假说是错误的？我们能够认真地对待这些证据吗？有时，我情不自禁地想，我们的规则和策略是在何种程度上、以何种频率使我们偏离了现状的？

我一直喜欢在我的研究中探索离群观察值，它们促使我思考。在我的职业生涯中，我得到的（或至少是注意到的）观察结果多数被认为是不正常的，远远多过已被分享的结果。然而，在搜集了足够多的这种"邪说"之后，我慢慢发现它们的新兴模式暗示着一种完全不同的世界观——从这种观点出发，称它们为"原理"比"邪说"更有意义。案例如下。

在对中国进行的研究中，我们发现，生活在农村的中年人的血清胆固醇平均值为每分升 127 毫克，而每个村庄成年人的血清胆固醇平均值为每分升 88~165 毫克。[6] 那时（20 世纪 80 年代中期），每分升 127 毫克这个数值会因为过低而被认为有危险。当时美国"正常的"血清胆固醇含量范围是每分升 155~274 毫克（平均每分升 212 毫克），而且在西方的研究对象中有一些令人惊奇的证据显示，当总胆固醇水平低于每分升 160 毫克时，自杀、车祸、暴力事件[7]和结肠癌[8]的发生率更高。那么我是否可以假定几乎所有的中国农村居民都属于自杀、遭遇车祸、遭遇暴力事件和患结肠癌的高危人群呢？当然，我们没有发现这种情况。相反，我们发现，胆固醇平均含量为每分升 127 毫克的中国农村居民，事实上比自认为胆固醇含量处在正常水平的美国人健康得多。

我的第一个想法是，可能我们的胆固醇测量方法（我们如何收集并分析血样）存在缺陷。为了遵循波普尔原理来试图否定自己的假设，我采用其他测量方法并针对 3 个不同地方（康奈尔、北京和伦敦）的人重复这些分析，以此竭力否定自己的发现。所有的分析结果反映了相同的低胆固醇水平。现在我们不得不弄清这个显而易见的矛盾：最健康的中国人的胆固醇水平在美国被认为太低而存在危险。

进一步的检查表明，对中国人来说，每分升 88~165 毫克的范围，相当于美国人每分升 155~274 毫克的范围，这种较低的胆固醇水平对多种癌症和相关的严重疾病有着较强的预防作用。在美国人口中，我们并没有观察到中国人口所显示的低胆固醇和健康之间的关联，这是因为美国人几乎不可能有那么低的胆固醇水平。对中国人展开的观察研究显示，每分升 88 毫克的胆固醇水平比每分升 155 毫克更健康，我们简直不可能从对美国人口的研究中获得这样的发现。

另一个令我偏离"常识"的离群值的例子是我们有关酪蛋白的发现。几十年来，酪蛋白一直是一种备受赞美和尊崇的蛋白质，可是它居然能够诱发癌症，并且这一研究结果可信度很高。奇怪的是，即使在今天，也没有人想要说出这个显而易见的事实——酪蛋白是迄今为止人们认定的与癌症关系最密切的化学致癌物。异端发现的影响，就像中国农村居民极低的血清胆固醇水平，一直处在许多铰链之中，在此基础上，我们打开了对营养和健康关系认知的新大门。

有趣的是，酪蛋白对癌症的影响被证明太过离谱，以至于首次发现这一影响的印度研究员都不想承认自己的发现。[9] 他们的研究比我们的有限得多。他们不愿意关注酪蛋白诱发癌症的长期影响，而是关注酪蛋白在快速缓解大量单剂量致癌物毒性作用方面的效果——这两种作用截然相反[10]（我们将在本书第二部分深入剖析这两种作用）。换句话说，他们通过关注一个不重要的细节，远远避开了研究的重大影响。

我很高兴我没有偏离正轨，因为我注意到关注那些可能被忽视或被丢弃的意料之外的观察结果通常会有回报，特别是当这些观察亟待解释的时候。当我随着一些离群值观察进入模糊领域时，我在童年和早期研究生涯支持动物蛋白的信仰（并最终与之背道而驰）开始慢慢动摇——我的学术生涯开始了。当这些"异端邪说"累积得足够多的时候，它们之中相互关联的部分就开始浮现。这些相互关联的部分变成原理，然后成为成熟的理论，替换了范式，从而改变了我的世界观。研究"异端邪说"的回报或许会令人振奋，或许值得我付出被认作"异教徒"的代价。

事实上，当我开始讲述我那些超越常规的研究发现时，我的社交圈和职场同时发生了改变。委婉地说，怀疑论和沉默变得更加常见。但回报一直是丰厚的，我毫不犹豫地鼓励年轻人追随我的脚步。（他们问我，正如很多人曾做的那样，他们怎样才能做到我所做到的事情，我告诉他们：非常简单，不要害怕提出问题，即使所有人告诉你这是个非常愚蠢的问题。当需要捍卫自己的观点时，做好准备运用最棒的科学和逻辑。）

当被认定处在日常生活的背景下的时候，超越范式的看法可能会让人获益良多，而且具有一定的意义。随着时间的流逝，那些奇怪的意料之外的研究结果联系在一起，开始为我塑造一个新的世界观。它们看起来联系得越来越紧密。如果这个世界观触及生死问题，个人热情就会出现，无论是赞同还是反对。那时，这些范式的界限将变得清晰，并且进入我们的视野。

最终（范式）前沿：简化主义

既然你已经了解了我与僵化范式的邂逅，那么现在是时候与大家分享我从这些问题中所学到的东西了。它们与盛行的科学和医学范式有关。

这些最初的偏离值变成"异端"的问题，我们从这些问题出发，又得到了"异端"的答案，一系列"异端"的原理就这么产生了。在很长一段时间里，我曾试图将这些原理应用到一个范式中，但是这个范式太大，以至于我没能发现它。只有当我开始质疑科学方法机制本身时，我才跳出这个最大的、限制力最强的、最为狡猾的范式：简化主义。

2

第二部分
范式桎梏

在第一部分，我向大家介绍了一种观点：一些关于健康的重要知识没有如实传达给我们，公众在健康知识上的欠缺反而成就了我们代价昂贵却十分低效的医疗卫生体系。在第二部分，我们将一起来探讨造成这样后果的两大因素中的一种：当下的简化主义范式。

在第 4 章，我将从哲学和历史两方面向大家介绍简化主义及它的对立面——整体主义。从某种程度上说，相比于现代社会的其他意识形态，这两种理论更能代表我们意识的两大基本问题，并且与政治、社会和宗教有着千丝万缕的联系。

从第 5 章到第 12 章，我们将深入研究：简化主义如何影响我们对营养和健康的认知。它不仅关系到我们对研究结果的阐释，甚至还能从一开始就影响研究的类型。我们将会从科学角度来探讨简化主义在优势基因中所起的作用，基因在处理疾病上的局限性，以及我们所关心的自然环境中的有毒物质和癌症之间的联系。我们将会了解到，简化主义如何影响研究最基本的原则，以及健康产品、健康服务的开发。简化主义将权力机构打回其"僵尸"的原形：看似生机勃勃，实际上却无半点儿恻隐之心，更别指望它为大家造福。最后，我们将打开视野，看一看简化主义对我们饮食习惯的影响。这种影响远大于它在个人和群体健康上起的作用，它包罗万象，甚至关系到人类贫困、动物的残酷性及环境恶化。

当这些问题得到解决后，我们会发现：人们所支持的范式不同，他们手中的"确凿证据"就会大相径庭。你会发现，绝大多数关于饮食和健康的研究相互矛盾，令人费解。人们长期以来将营养学归入科学或社会政治学的浑浊的死水，直到现在，人们才意识到，将营养学从这潭死水中拯救出来是何等重要。

第 4 章

简化主义的胜利

我们看到的不是事物的本质，

而是我们自己的样子。

——《塔木德》

有这样一则寓言：人们叫 6 个盲人来形容大象。每个盲人都要去触摸大象身体的一部分：象腿、象牙、象鼻、象尾、象耳，以及大象的肚子。之后，这些盲人要形容自己摸到的东西。他们的回答分别是：柱子、烟管、树枝、粗绳、扇子和墙。6 个盲人争论不休，每个人都坚信自己的答案是正确的。

　　没有任何一则寓言能够比"盲人摸象"更形象地说明科学领域的研究现状。只不过现代科学领域的"摸象"任务不是给 6 个盲人，而是给 6 万名研究者，每个研究者的视角都不同。

　　这个任务本身并无不妥。你可以说，每个盲人的关注点都是自己所触摸的那部分，如果将他们各自的那部分结合起来，那么得出的结果肯定是一个比路人眼中的生物更加具体形象的关于大象的描述。同样地，如果将 6 万名科学家分配出去，让每个人专注于一个微小的部分，我们得到的解释将是多么具体翔实。

正如"盲人摸象"这则寓言，问题只会在一种可能中产生：个人的观点被错误地用来描述完整的事实。比如，如激光般集中的焦点却被误读为全球化的视角。如果这 6 个盲人或这 6 万名研究者相互之间不沟通交流，或者我们并不提前告知他们，进行这场测试的目的是感知整头大象，他们就会用一己之见覆盖整个事实。他们还可能会认为，任何质疑自己观点的意见都是错误的。

在本章，我们将会了解到科学界和医学界这两方相互争辩的声音：简化主义和整体主义。大家将看到，在过去几百年的对抗中，简化主义所取得的压倒性的胜利——简化主义早已不再是用来理解整体主义的一种工具——已经严重削弱了我们对整个世界的认识能力。

范式的局限性

2005 年，美国小说家大卫·福斯特·华莱士在受邀出席某大学毕业典礼时讲了一则故事，该故事直切范式的核心思想：有两条幼小的鱼游来游去，它们碰巧遇见一条年长的鱼从另一边游过来，它向它们点头示意并说道："孩子们，早上好！水怎么样？"这两条小鱼继续游了一会儿，随后其中一条终于看着另一条，问："究竟什么是水啊？"[1]

我的许多同事惊讶于我们对动物蛋白和"天然蔬食"饮食法在健康方面益处的研究结果。在第 3 章，我们所讨论的范式恰恰解释了他们的这种反应。我将我自身的经历比作一条刚离开水并在第一时间接触空气的鱼：我发觉自己身处科学范式的优势位置之外，因此我能够比其他人更了解这个范式的局限性。

在第 3 章，我们无法洞悉的是范式建立的目的，以及它的优势和劣势。该范式最早是一种梳理知识和测试原理的有效方法。事实上，我认为大家没有必要去争辩为什么我们不能离它生活。当然，我们也不能让自己对宇宙的认识脱离任何范式而不断向前发展。

从更长远的角度来看，范式这种东西是一种情感的过滤器，它无时无刻不在控制着我们能够看到的东西。情感过滤器是很重要的。如果没有结构错综复杂的大脑系统，你将成为各种刺激的俘虏，因此无法对更重要的刺激物产生反应。如果你不具备专注于一件事情的能力，总是容易分神，那么很多事情你都做不好。在科学领域，倘若没有显微镜和放大镜的层层过滤，我们或许无法洞悉微观世界及宏观世界的精妙神奇。

只有当我们在情感及文字层面忘记过滤器的存在，开始思考究竟什么东西能代表事实的完整性，而不仅仅是事实的一个局部碎片时，它们才会产生问题。只有当我们停止视范式为其本身时，范式才是桎梏——水，我们想到它，便是全部，你绝对不会想给它取一个其他名字。在由水的范式形成的世界里，任何提出"非水"之存在的人都会被自动归入异教徒、疯子、傻瓜的行列。

首先，让我们跳入哲学潭池，弄清我之前所提的两个相互博弈的概念：简化主义和整体主义。

简化主义与整体主义

如果你是一名简化主义者，你就会相信，这个世界上的所有事物都能够被理解，只要你能够理解其中的每一个组成部分。整体主义者则相信整体大于各组成部分相加之和。简而言之，这便是简化主义和整体主义之间的主要矛盾。自远古以来，哲学家、神学家和科学家已经开始针对这一问题展开激烈的争论。这仅仅是学术哲学吗？或是可以被视为"针尖上能够容纳多少天使跳舞"的另一版本[①]？答案恐怕是否定的。正如我们所看到的，选择不同的范式会在科学、医学、商业、政治，甚至我们生命本身等领域产生不同的

---

① "针尖上的天使"是西方经院宗教的一个哲学争论，为了宣扬上帝的威力，宗教告知人类，天使无处不在，倾听着人类的心声。因此人间有许多天使在游荡，多到即使一根针落下都会砸到天使。后来说天使有大有小，小到有很多天使都站在针尖上跳舞。该说法引申为纠缠于研究细小奇怪却没多大实用意义的事情。——译者注

结果。

在第 5 章，我将向大家解释，不同派别的理论对我们理解营养学所产生的不同影响。让我们先来简要回顾一下简化主义和整体主义激烈斗争的历史，并一起来探究为何简化主义能够占上风。

在开启我们的探究之路之前，我必须先说明，这两种理论之间的斗争实际上并非必然，简化主义在科学领域的技术与整体主义全局性的观点其实并不存在内部的冲突。简化主义，就其自身来说，并非恶类。事实上，在过去几百年里，简化主义者在研究领域取得的几个重大突破是世人有目共睹的。从解剖学、物理学，到天文学、生物学、地理学等领域，通过目标明确、具有可控性的试验，简化主义者完成了科学上的重大突破。正是借助科学领域的卓越成就，我们对宇宙了解得更加透彻，并得以同宇宙进行更直接的交互活动。

整体主义并非简化主义的反义词。与之相反，就像整体包含着各部分一样，整体主义亦包含着简化主义。我认为，我们不需要倒转科技领域两千多年的前进车轮，返回人类盲目崇拜自然的时代。对我们来说，盲人摸象是一个极具意义的故事。我真心希望，有一个人能够站出来，给盲人一点儿关于一头完整大象的提示。

你或许会问我，为什么我会在"整体主义"（holism）这个词前面加上字母"w"（wholism）？我们通常都用"holism"一词来指代整体主义。而这正是问题之一。Holism 一词总是让科学家们联想到"神圣"（holy）一词，这样看来，"整体主义"一词怎么都带有一点儿宗教主义的色彩。同宗教激进主义者反对科学的态度一样，一些科学家对宗教也秉持敌对的态度。当遇到"整体"一词时，他们联想到的是自由散漫、空中楼阁式的信仰体系，而这种信仰体系却从未留出丝毫的空间来探索"真实的世界"。具有讽刺意味的是，在科学界，对整体主义抱持的反对声音在教条主义里却成为权威之声，除了认同简化主义对真理的认识，宗教激进主义反对所有关于真理的可能性。在不了解宗教激进主义为何物时，或许我们本身就是宗教激进主义者。面对这种说法，我猜想，我的许多同事都已面露怯色。

简化主义的历史

早在人类文明之始，我们就已经开始对世界和人类本身产生无止境的欲望。我们从哪里来？人类的情感究竟为何物？我们如何控制自己的感情？我们将去向何处？生命的意义究竟是什么？

在古希腊——绝大部分西方思想的发源地，科学和神学中的哲学思想因其背景相似而紧密地结合。这两个领域中的哲学家所研究的都是关于人类存在的意义及大自然的奥秘等永恒的问题。他们携手并肩，运用的是科学提供的最原始的材料——观察法，以及神学用这些原始的材料提炼的关于宇宙的首要理论或启蒙故事。

科学和神学如同透镜，比如显微镜或双筒望远镜，我们可以通过它们阐释现实，并与现实进行互动。显微镜和双筒望远镜给我们展示了一个我们所观察不到的世界，但是每个人通过它们所得到的信息却各有不同。古希腊科学家与神学家，如毕达哥拉斯、苏格拉底、亚里士多德、柏拉图，彼此之间或许会因究竟选择哪种仪器、放弃另外的仪器而争论不休。这些哲学家在食品与健康、正义、妇女权益、文学及神学方面敢说敢言，信笔由缰，对于地质学、物理及数学等学科，他们亦满怀激情，肆意挥洒。

我不认为自己是历史学家，所以我将把更多的细节工作留给历史学家。寻路而上，我们到达科学和神学的分岔口，之后这两者都开始走下坡路。教会人员将一些顽固刻板的教义与关于宇宙的认识绑定，结果是，对此持怀疑者逐渐演变为异教徒。在西方世界，科学步步后退。基于观察事实、拥有完美逻辑的科学假设（比如托勒密天文学中的地心说）已被扭曲为不可改变的信仰准则。对现实世界的第一手观察被视作"危险活动"——如果你所观察到的东西与当时的神学相悖，那可怎么办？

直到 13 世纪左右，科学才开始迎来第二春，人们将这一新纪元命名为文艺复兴，而它则成为理性主义观点和宗教本位观点决裂的导火线。学者们开始重新发掘古希腊经典著作的价值，并从中获得灵感，研究观察之道，以此消解各自思想中诸多宗教本位的结论。哥白尼用日心说挑战神学的教义。伽利略用其发明的天文望远镜证明了哥白尼日心说的正确性。

接下来的 300 年里涌现了一大批成就卓著、敢想敢为的学者和科学家。在他们的努力下，观察法逐步战胜宗教信仰，进而为以科学事实为尊的思想奠定基础——至少改变了一部分人的观念。以人为本、具有理性的观察和思考特点的人文主义繁荣滋长，时间证明了人文主义思想的启蒙性和有效性。

相比于传统的古希腊祖先，这种新人文主义与神学越发难以相容，新人文主义竭尽全力塑造自己，以此来对抗教条主义的教会。科学家尽可能地与神学家保持一定的距离，而非与其通力合作。他们尽全力不让"迷信"在可以被观察的事实中落脚。这些事实不但包括宗教，还涵盖了所有反对科学观的声音。在科学观中，只有彻底粉碎可被观察的世界，才有可能建立真理。这就是简化主义。虽然人类观察到的世界会随着时间的推移而不断变化，但关于真理最根本的信仰却不会改变。技术领域每一项新的突破仅仅是让我们将世界粉碎得更加彻底。

过去的 200 年是简化主义发动的一场无休止的战役，它涉及我们生活的方方面面，从科学到营养学、教育（"学科"一词就是将一类知识同另一类进行区分）、经济（比如宏观经济学和微观经济学），甚至蔓延到人类的心灵（试想一下，人类的心智活动是如何被简化成为神经和大脑的网状结构图的）。

简化主义无法解释的事

我们回顾当下对简化主义的认识，就会发现，它披着科学的外衣，已经占据了我们对世界的认知，然而代价不菲。我们反对宗教控制科学，也在反对神学提出的一些有价值的观点：将世界看作一个紧密联系在一起的整体。我们要乐于接受：在这个世界上，很多事情是我们不可能完全了解的，我们能做的只有观察它们。

在我们经历人生中的一些特殊时刻，或是面对世界伟大奇观时，我们复杂却又极其重要的情感体系里任何一个极其微小的组成部分，单靠"科学"事实恐怕不能获得全面的解释。你在听到伟大的音乐，探索宇宙的起源和结束或是羡慕他人的才华和情感时油然而生的灵感与敬畏之情，能靠事实给我们全面的解释吗？酶的活动、神经传导或是生理激素爆发真的能够用来描述爱慕或其他感情流露时人们的感受吗？人们难以想象这些物质的复杂程度，因此客观存在的物质工具很难破解其中的奥秘。奥地利数学家库尔特·哥德尔阐明可以运用他的不完全性定理（于1931年发表）来证明：将简化主义方法运用到建立复杂系统模型中是无效的。他运用数学来证明，人们不可能完整地了解任何一个复杂的系统，任何一个我们认为已经了如指掌的系统都不过是一个更大集合的组成部分。换句话说，科学绝对不可能全面地描述宇宙。不管计算机、透镜发展到多么强大的程度，我们都不能百分之百准确地模拟日常生活中日升日落这种最基本的活动。这不仅仅是一个比较哪种工具更先进、哪台计算机更强大的技术问题。似乎是现实本身让这一想法落空了。

与此同时，哥德尔发现了数学在描述数字事实上的局限性，粒子物理学家也认识到，他们平时所使用的工具并不能完全发掘物理领域的事实。根据观察手段的不同，光可被视为粒子，也可被看作波纹。量子物理学已经将客观性抛在了一边，它从概率而非真实性的角度来描述亚原子粒子。沃纳·海森堡[1]告诉大家，我们可以在任何时刻观察到电子的位置，或是知道它的速度，但我们却无法在同一时刻获知这两点。

---

[1]　沃纳·海森堡（Werner Heisenberg），德国物理学家，量子力学的主要创始人，"哥本哈根学派"的代表人物，1932年诺贝尔物理学奖获得者。——译者注

简化主义——事实上是关于全面曝光的探求——极其有用。然而，随着我们知识水平的不断提高，我们越发清楚地认识到，它实际上根本不足以充当我们探索宇宙奥秘的工具。

达·芬奇的模式

我们当下践行的科技之路，实际上是以一种后文艺复兴的方式，反对从整体角度看世界及宗教，进而得出的结果。时光回溯到文艺复兴之前，那时对科学家和神学家的划分，根本无法回答为什么我们不能从整体角度看世界。为了找到一个对我们来说更加有用的模型——科学家在整体主义的框架内运用简化主义方法的模型，我们必须了解一下什么是文艺复兴。

除了文艺复兴时期的巨擘列奥纳多·达·芬奇，其他人都无法代表整体主义和科学的完美结合。达·芬奇的杰出成就和盛名，不仅来自他在艺术方面的天赋（例如名作《蒙娜丽莎》《最后的晚餐》），更因为他是一位伟大的科学家。达·芬奇在科学方面的兴趣爱好极为广泛，涉及生物学（解剖学、动物学及植物学）和物理学（地质学、光学、空气动力学及流体动力学）。即便用现代的仪器来评估测量，他的成就也堪称卓越，你可别忘了，这些成就可都发生在 500 多年前！

达·芬奇对现实和自然界有着极其浓厚的兴趣，他将大自然看作一个博大、动态的整体。至少在我眼中，达·芬奇的传世画作比现实更加精彩，画作背后传达的是他对人生意义的理解，而在他的眼中，人类亦是一个博大、动态的整体。达·芬奇不会放过任何一个微小的细节，这或许可以解释他的画作所展现的令人叹为观止的人物塑造力。达·芬奇将画作中的人物形象塑造得惟妙惟肖，可以被看作生物学上的结构解剖图，他设计的机械图更可以被视为物理学机械结构的上乘之作。他的很多作品都细致入微地描绘了人体的结构，正如一位生物学家所言："他（达·芬奇）甚至注意到了每个微小器官，连毛细血管和骨骼中隐藏着的部分都不放过。"达·芬奇被誉为向现代世界引入"对照实验"——科学的核心概念——的第一人，正因如此，一些作家将他视为"科学之父"。相比于同时期其他的杰出学者，达·芬奇的卓越之处在于，他捕捉到了整体及其组成部分之间的关系。

达·芬奇诠释了我们对"博学家"的定义——他在艺术、人文、科学方面表现了非凡的才能。我们在这里强调达·芬奇的卓越成就的原因在于，他的学识恰恰契合本书的主题。达·芬奇提出并证明了一个在当时看来十分超前的思维方式：整体和部分的结合。一方面，他专注于用科学挖掘事实和细节，另一方面，他捕捉到了另一个现象——当人类情感的每一部分，已知或是未知的，以一种协调的方式合成一体时，人类所释放的欣喜之情。达·芬奇的思想因此在深度和广度上都更上了一层楼。

达·芬奇在人类认识宇宙这一问题上影响最为深远、最受后人称赞的贡献，正是他的"整合"思想。他深知，整体主义需要简化主义为先导，简化主义需要整体主义做支撑。他意识到，当你为了更加细致、更加准确地了解一个事物而将它从整体中分离时，你丢掉的知识比你得到的多得多。

整体主义中的"整体"

人们认为，南非政治家、哲学家扬·史末资创造了"整体主义"一词。他曾写道，现实是由"伟大的整体"组成的，而"整体"却由"细微的天然中心"构成。在我的研究中，身体被看作一个整体，而人体消化食物的过程则被看作身体内一个更小的、整体的天然中心（营养学是一种关于人体整体性的观点）。你可以将这种观点移植到人类自身，个人亦是庞大的地球个体中渺小的整体存在。人体内任意一个细胞都是一个完整的个体，在这个细胞中，线粒体、DNA，以及其他一些你在中学生物课本中学到的名词都是组成整体的微小的天然中心，而它们本身也是完整的个体。无论是从宏观到微观，还是从微观到宏观，只要你还看得到，你就能够继续看。之后，你的想象力会带着你继续前进。大到宏观宇宙，小到微观个体，从哲学上讲，都存在一个关于整体的等级体系，每一个整体都是其他事物的组成部分，而每一个部分本身也是一个整体。

　　在本书中，我将从生物学中选取几个部分同大家一起探讨整体和部分，其中包括：基因表达、细胞内的新陈代谢、营养学。而其中的每一部分本身都是令人难以理解的复杂系统。我本人其实并不太愿意将生物学划分为几大体系，事实上，用来划分它们的界限的方法是很主观且不准确的。虽然人体内的每一个器官都有其外部的划分，但是人体内的器官却可以通过神经传输和激素传递，或是其他的手段，同其他器官进行交流。人体内的每一个个体——实体的或是代谢方面的——本身既是整体也是部分。我们在这里不得不将整体划分成一个个组成部分，这样一来，我们便可以有效地向大家诠释其中的道理。然而，即便如此，我们仍需谨记，这样的划分方式是主观且武断的。

　　诚然，认为我们的分类体系是现实的完美映射这一观点存在局限性和潜在的危险。比如，西医将人体划分为区域内的个体，药物对应着病灶部位的脏器，如肝脏、肾脏、心脏、左髋骨等。而中医则将人体视为一个内部充满能量的网络。西医中的肝癌在中医这里则被称为"三焦①经内阳气重"——能量失衡影响了人体内所谓的"三大火炉"的功能：上焦、中焦和下焦。西医第一次听说中医的"三焦"论时，他们中的大多数人都将中医的"经络"及"阴阳"概念视为迷信。然而，关于中医针灸疗法有效性的文字记录，即运用人体经络内的能量转移来治疗疾病，则证明了中医模式的可行性。

　　有些读者或许会辩驳，我们对生物学了解有限是技术不足的问题，而非

---

① 三焦，即中医对人体上中下部位的划分。三焦包括上焦、中焦和下焦。上焦一般指膈以上的胸部，包括心、肺两脏，以及头面部。中焦是指膈以下、脐以上的上腹部，包括脾胃和肝胆等脏器。下焦一般是指脐以下的部位，包括小肠、大肠、肾等脏器及下肢。——译者注

模式的失败——诚然，整个生物体系的复杂性远远超过了人类当下的认知能力，但从另外的角度看，即使组成这个体系的每一部分都非常复杂，我们也仍有非常强大的简化主义利器来破解其中的奥秘。我们再回到盲人摸象的故事。我们可以将盲人的数量扩大到几百万，每个人都负责弄清楚大象身上极其微小的一部分，而后，我们利用先进的计算方法及超级计算机将得到的信息整合。事实上，这是著名的未来主义者、谷歌的工程总监——雷·库兹韦尔的一篇论文的主题。我们对每一个组成部分都了如指掌，并且发明了功能十分强大的超级计算机，库兹韦尔借此想象，人类可以从零开始创造人体。

在我看来，他的这种观点太过理想化——至少从生物学的角度来看太过理想，比如从人体这个角度来看。举例来说，酶这种蛋白质在各类化学反应中起催化作用，没有它的参与，人体将无法维持正常的运转，比如消化食物或形成细胞。通过实验和观察，我们可以掌握酶的化学结构、大小、形态及功能。这些内容就是我们对酶做的一个总结吗？现代科学给出的答案是肯定的。现代科学将酶看作离散的个体，每个个体都有自身的特点，因此我们的任务就是发掘这些特点。

如果这个世界真的就是各部分的相加之和，每一个部分都因其区别他者的特点被界定，或许我未来便可以借助超级计算机、复杂的计算模型及其他一些简化主义工具来破解人体的奥秘。可惜，这个世界远不是两两相加这么简单。事实上，酶并不是一个个孤立的个体，它是其上层体系中所必需的组成部分。酶的存在即是为体系服务，就像组成这个系统的其他部分一样。如果体系中的一个组成部分无法为整个系统服务了，比方说，它无法控制癌症的发展，那么整个系统就会出现故障，甚至陷入瘫痪。每一部分在整个系统中都是不可或缺的一分子，它们不会孤立存在，反而与其他部分相互关联。因此，每一个部分都会影响其他部分，同时也受其他部分的影响。我们从整体中拿走或修正其中的任意一个部分都会改变整体的功能，就像我们改变整体——我们在之后的章节会对此进行详细讨论——会影响其各个组成部分一样。当整体中的一部分发生变化时，其余部分也会被迫进行改变，以此来适应并维持整个系统的正常运行。

在这种情况下，我们用来区分个体的离散的界限消失不见了。通俗一点儿说，人体中根本没有固定的"边界"来对各个部分加以划分。人体内的各个部分都是与其他部分密切联系并不断发生变化的。正是在这种因果无限叠加的环境中，人们发现，简化主义者的假设是无效的。

缺少"边界"这一点非常重要，原因在于，它意味着我们所观察到的整体中的每一个个体都要比被孤立看待——简化主义的方法——时信息更丰富。酶是由什么组成的？它的形态是什么样子的？它有什么作用？为什么它会产生这样的作用？这些都是人体作为一个更大系统拥有的功能。值得庆幸的是，强大的技术并没有改变这个最基本的事实。不管你让多少个盲人去摸大象，也不管你有多么先进的技术手段作为支持，只要彼此孤立，任何人都不可能了解大象的全貌。

在我为"部分孤立于整体"——不管被孤立的这部分是一种营养物、一类生物机制，还是其他什么——这一观点扼腕叹息之时，我发觉，真正让我感到遗憾的是，在层层孤立的环境中，在整体主义的观点及关乎生命的健康理念面前，我们就这样闭上了双眼。

简化主义胜利付出的智力代价

我希望大家能够明白，我并不是主张回到古代，让大家都教条地接受那些以宗教信仰为本的权威者对现实的观点。恰恰相反，我希望科学人士不要那么墨守成规，在观察和描述这个世界时，心态可以更加开放。科学有一条核心原则，即可证伪性，这也是它有别于其他世界观的关键之处。简言之，如果一个理论可被证伪，那就意味着可以用证据来反驳它。相反的立场——教条，从其本义来看，意味着任何事情都是不可被证伪的。

我们先假设，你相信从纽约出发到伊萨卡的公共汽车总是很准时。但是如果一辆公共汽车在某一天迟到了 20 分钟，这就证明了你的观点是错误的。可能你之后会提出"95% 的公共汽车都是准点的"这一理论，或是"在原定的到达时间上浮动半个小时"的理论，我们或许也会承认各种支持或反对这些新理论的观察和实验。关键一点在于，你必须提前接受，观察到的事实可能会部分甚至全盘推翻你的理论。

很多人相信行善者来世有善报，行恶者来世有恶报。与此相反，如果你问那些相信"灵魂转世"的人，什么样的证据才会让他们质疑这种信仰，他们中的大多数人都会满脸疑惑地盯着你。这种信仰接受不了事实性的矛盾。就算你不相信"灵魂转世"，那你可以想到任何一个事实反驳它吗？我并不评论这种信仰的是非，它不属于科学，因为我们不能用实验或观察法来证明它是错误的或虚假的。

简化主义的模型是教条主义，是宗教的宣言，它提前就摆明了姿态，如果不能总是将其看作理解和衡量现实的最佳或唯一途径，它就会反对。现代科学（特别是生物学和健康科学）支持简化主义的教条，甚至排斥常识和公平。在我们的社会中，最值得尊敬、最富学识的个人被训练得只能在教条主义的条框里孤立运转。让我们再次回到盲人摸象的故事：摸象的盲人花了大量时间来研究并描述各自摸到部分的细节，但没有一个人认识到他们所触摸的是头大象。悲剧是，我们将探寻真理的伟大事业托付给这样的一个体系，它的发现决定了我们的公共政策，并影响了个人的选择。

第 5 章

简化主义入侵营养学

对于所有的人来说，无论是男人还是女人，

首要的问题不是学习，而是抛弃谬误。

——格洛丽亚·斯泰纳姆（美国女权主义运动先锋）

现在我们已经基本了解了简化主义模型存在的最根本问题。接下来我们要弄清楚，这种模型是如何歪曲甚至贬低营养学和人类健康的。

我心里清楚，在自我的小小世界之外，很少有人重视食物和营养。我阅读的报纸可以被分为以下几个板块：政治、商业、体育、娱乐，没有一份报纸开辟了关于食品政策的每日板块。撰写饮食方面文章的作者通常都是美食撰稿人或菜谱供应商，他们的文章只能和发型、潮流及室内装修挤在一个版面里。食品对我们人类来说极为重要。没有食物，就没有人类文明。农作物歉收、疯牛病、受污染的农产品会让社会步步跌入堕落的深渊。我们甚至认为自己已经对诸如此类的大灾难产生了免疫力——提到食品，大多数人想到的都只是超市里能买到的东西。每次我们步入超市，猜猜都发生了什么？各类食品像潮水一样将我们包围。我们并没有吃不饱，因此所有的食品都应该是健康的。

虽然我们没有时时刻刻将食品问题挂在心间，但这并不意味着它不重要。大多数人并不关注氧气供应问题，但是对于那些潜水的人，或是被困在一座烟雾弥漫的建筑内的人来说，他们满脑子想的只有氧气。没有氧气，我们就无法生存，食品对我们来说就像氧气一样重要。虽然我们呼吸着同样的空气，但是我们每个人却有各自不同的食物选择，这些选择不仅决定了我们的饮食方式，更决定着我们如何使用农业用地、政府资金去向，我们教育下一代的内容，甚至关乎我们的社会形态。

在同一家超市里，我们购物车里的商品大多来自乳制品区、冷鲜肉区、罐装食品区或袋装食品区。我们还可以从当地农民或南美的大型农场种植基地买到食物。我们可以去快餐店解决一顿饭，也可以选择在自家厨房里烹饪。如果我们的饮食选择导致体重激增，那么我们可以从一千种不同的饮食计划中进行挑选：阿特金斯减肥法（低碳饮食法）、原始人饮食法（以肉食为主，不吃粮食，不喝牛奶）、减肥中心、粗茶淡饭素食法等。这些选择累加起来，就会影响美国的食品体系，正如食品体系本身会对我们个人的选择产生巨大的影响一样。然而，不管是食品体系还是我们的个人选择，其内在的驱动力是我们对营养学的信念。

倘若情况并非如此，那么食品的包装袋上还会出现营养成分标签吗？美国联邦政府将大量的时间和金钱花费在普及食物群组、膳食金字塔、每日营养摄入推荐量、每日最低要求（饮食和营养）等方面上，其用意何在？为什么 FDA 建立并实施了针对食品、药品及供应商的各类规章制度，并对它们的产品所宣称的健康功效进行评定？

虽然营养这一话题不常出现在新闻中，但是食品及营养方面的国家政策却在很大程度上决定了我们的社会形态。在我们的社会里，几乎所有人都认为营养学领域留有不少简化主义的印迹。在本章，我们将一起来探讨，简化主义的模型究竟以何种方式导向不良的营养政策出台，并且迷惑了消费者，以及营养学反对社会竭力构建的简化主义模式的原因和途径。

简化主义的营养科学

关于"营养"一词的定义，我个人有很多想法：在我 50 多年的学术生涯中，我们在营养学方面的研究人员时常退避不前，他们将大量的时间投入探寻该词语真正的意义上。他们在这方面的成果并不丰硕，因为在每一次的退避面前，一场内容不变的讨论就会出现。

每次，我们都会用几条默认的定义来进行总结，这些定义与标准词典上给出的定义非常相似，比如，"为健康和生长提供或获取必需的食物的过程"（来自《牛津英语词典》），"提供营养或获得营养的活动或过程，尤指动物或植物摄入、利用食物等各个过程的总和"（出自《韦氏词典》）。

我个人对这两个定义都不满意。从我们的专业角度来看，《韦氏词典》给出的定义是不恰当的，因为它误用了"nourish"（意为"给……提供营养"）一词，而"nourish"这个词本身就是"nutrition"（营养）的派生词。你不能用一个词的自身来解释自己！《韦氏词典》耍的这个小把戏恰恰说明了"营养"这个词有多么难搞定！

比误用"nourish"更严重的一个问题是，《韦氏词典》在解释"营养"这个词条时竟然使用了"sum"（意为"总和、加法"）一词。在我的印象里，"sum"这个词来自小学数学。两个数值相加得出第三个数值（这就是我们说的加法），将前两个数字加在一起得出的结果只有一个。这种相加的概念正是简化主义的精髓：如果你已了解了每个部分，那么它们相加的总和就是可知的。

《韦氏词典》和《牛津英语词典》都使用了"process"（意为"过程"）一词，虽然"过程"一词指出了"营养"方面的重要内容，但在我个人看来，它还是不够明确。《牛津英语词典》给出的定义着重强调营养的过程性，并将其比作体外发生的食物供给或获得。这种解释丝毫没有考虑到"营养"是一个内部的、复杂的生物学过程。对简化主义者而言，"营养"一词不过是各类营养物效果的相加之和。这两本最受欢迎、被最频繁使用的英语词典给出的关于"营养"的定义竟如此误导读者，这足以说明简化主义的观念已经深深根植于我们的文化之中。

"钙元素能够强健骨骼""维生素 A 对视力大有好处""维生素 E 作为一种抗氧化剂，可以抗癌"——当有人这样教育你时，你同时也学到了营养方面的一些知识。当然，如果你在日常饮食中注意计算卡路里的摄入量，留心食物外包装袋上的营养成分表，关注自己是否摄入了足够的蛋白质，抑或是在薯条上涂上厚厚的一层番茄酱——因为你听说番茄是番茄红素的优质来源——这些行动都在说明你已经开始关注营养了。

只有在简化主义的模式中，上述这些营养方面的说法才具有合理性。在简化主义模式中，食物的每一个组成部分，即每一种营养素，都会被确认，它们在人体内的作用及我们的需求量也被逐一标注出来。一批批科学家就是这样被训练出来的。我从前就是以这种方式学习营养学，并且以同样的方式教我的学生的。我曾在弗吉尼亚理工大学教授生物化学的高级课程，在康奈尔大学教授营养生物化学的高级课程、生物化学毒理学的研究生课程、分子毒理学的研究生课程。与我们圈子里的其他老师一样，我上课也是以演讲的方式来讲解课本上的内容的。我们在课堂里的大多数时间都是给学生逐一讲解每一种营养素、有毒的化学物质、各种作用机制（特别是在生物化学方面的讲解），以及各类生化反应，就好像对于每种营养素或化学物质来说，都有一种主要的机制可以解释或者控制因果之间的关系。

以下是我用传统的、简化主义的方式讲授营养学课程内容的方法：我们首先要学习每种营养素的化学结构。接下来我们要一起探讨这种营养素在人体内是如何发挥作用的——它如何穿过肠壁进入血液被吸收，它在人体内是如何运输、贮存，以及被排泄出体外的。除此之外，我们还要学习人体对该种物质的需求量。我们将一起研究这种营养素，就好像这种物质是以一种机械的方式独立发生反应的一样。换句话说，教授营养学意味着为了应对考试而让学生记住大量的事实、物质特性及化学反应方式，而学生们则完全不需要思考这些支离破碎的信息有怎样的背景。

　　我们在研究上也遵循着同样的模式。营养学研究的黄金准则——能够优先获得研究经费并在一流期刊上发表——主攻某一种营养素并对它的作用做出一种解释。我的实验性研究项目着重讨论了互不相关的原因、反应、酶，以及结果所带来的各种作用。多数情况下，我并没有将研究设定在将人体看作一个整体的前提下，部分原因在于我依然沿用简化主义方式进行教学。[1]另外，考虑到研究基金，我们这些科学家也不得不将我们的假设和实验目的设定在可量化的结果上。

　　下面我将给大家展示一个案例——我本人对黄曲霉毒素导致癌症形成的初期研究。黄曲霉毒素是诱发肝癌的一种化学物质（大家在前言中见到过这个名词，我在菲律宾时曾见到一种花生真菌，黄曲霉毒素就是花生真菌所产生的致癌物），图 5-1 总结了我们当时研究的步骤（以一餐含有 20% 的酪蛋白或牛奶蛋白的饮食为例）。

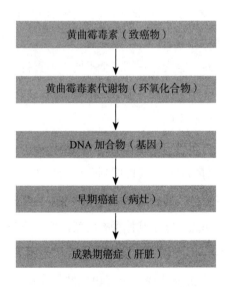

图 5-1　黄曲霉毒素致癌的线性模式图

我的实验室团队在研究初期完全按照简化主义的方法进行操作。我们专注于研究导致某种癌症（肝细胞性肝癌）发生的某种特定致癌物（黄曲霉毒素）。这种癌症依赖于某种酶（混合功能氧化酶），它将黄曲霉毒素代谢成一种高活性的物质（黄曲霉毒素的环氧化合物），并产生某种生化效应（环氧化合物与 DNA 之间非常紧密的化学键导致基因受损）。由此看来，在每一个阶段，它们内部之间都相互关联，并且从生物化学的角度来看，这种说法言之有理。我们发现，依附在 DNA 上的致癌物越多，癌症发生的概率就越大。[2]这就是整个机制，它"解释"了蛋白质对癌症的发生起的作用。

综合上述段落，我有几点想说明。第一，我并不指望你们能看懂我写的所有内容。我是在用科学家所使用的专业、精准的语言来描述非常复杂的生物和化学反应。我希望大家明白的是，从这张模式图来看，A 导致 B，B 诱发 C，而 C 又造成了 D。因此，最开始的时候 A（致癌的化学物质）的数量越多，到最后 D（恶性肿瘤）发生的概率就越大。

第二，可能你并没有完全弄懂这张模式图，但它看起来似乎非常具有说服力。诸如此类的研究看似无懈可击，因为它们的研究对象是客观事实——反应、基因变异、癌变，它们完全不同于人类行为、生活方式这样难以搞定的问题。只有排除既主观又复杂的事实，我们才有可能完成关于生物连环反应线性的、因果的说明。

在很多年里，我们的科学团队在研究方面从未止步，大家取得了不少令人瞩目的成绩，权威期刊上也经常能听到我们的声音。然而，许多问题依然悬而未决：在老鼠实验中，我们发现，日常饮食中较高的酪蛋白摄入量会引发更多的恶性肿瘤，那么，除了其他种类的蛋白质、化学致癌物、癌症、疾病、物种（比如人类），这个发现是不是还向我们传递了其他一些信息？

换言之，根据日常蛋白质摄入量得出如此异样的数字结果，是否在暗示我们，人们对动物蛋白的偏爱是非常错误且危险的？难道说，每日摄入一定量的牛奶会导致癌症的发生？其他动物蛋白是否也会产生相同的作

营养成分表	
分量：2 盎司（约为 60 毫升）	
分量可用次数：约为 13	

每份营养值

卡路里 45　　　　　　　　　　　　　来自脂肪的热量 10

	每日需求量 *
总脂肪 1 克	2%
钠 30 毫克	1%
钾 110 毫克	3%
总碳水化合物 8 克	3%
膳食纤维 2 克	8%
糖 7 克	
蛋白质 < 1 克	

维生素 A 10%	维生素 C 50%
铁 2%	维生素 E 50%
维生素 K 10%	烟酸 20%
维生素 B$_6$ 20%	维生素 B$_{12}$ 20%
泛酸 20%	

该食品并非饱和脂肪、反式脂肪、胆固醇或钙的主要来源。
* 每日需求量假定为 2 000 卡路里的饮食。

图 5-2　营养成分表的典型例子[4]

用？过去数十载的岁月里，我不断尝试着用简化主义的方法来解释这些问题，我也渐渐明白，一直以来困扰着我的这些问题，根本无法用简化主义的科学来进行回答。这并不是因为你无法建立实验，来对高动物蛋白的饮食和"天然蔬食"中其他一些关键性因素的作用进行比较。诸如此类的实验早已完成，得出的结果令人瞠目结舌［尤其是在埃塞斯廷、约翰·麦克杜格尔（John McDougall）、艾伦·戈德哈默（Alan Goldhamer）、巴纳德（Barnard）、奥尼什等人的研究和临床试验中，我还会在其他章节提到其中部分人物］。

　　简化主义的研究问题在于，展示相反效果的实验太过简单，比如牛奶可以预防癌症，鱼油可以保护大脑，等等。很多种动物蛋白和脂肪可以稳定血糖，预防肥胖症和糖尿病。在显微镜下，你不可能看到一个更大的世界。你所看到的仅仅是从事实中割裂出来的、十分微小的一部分。手拿声音最大的扩音器的人——大声疾呼牛奶和肉类是提高人体健康水平所必需的食物，而他（她）手里的"大喇叭"由肉类和乳品行业特别提供——影响力最大。

我十分确信，如果时间和金钱允许，我也可以运用简化主义的实验方法来证明可乐、油炸士力架（一种在北卡罗来纳州的集市上非常流行的小吃），甚至黄曲霉毒素（实际上，我们曾在实验室里发现了它对健康的好处[3]）在健康方面的益处。我必须控制样本（比如，研究可乐对撒哈拉沙漠里极度缺水的人的作用，或是油炸士力架对凌晨 2 点时疲惫驾驶员的死亡率的影响）。我可能还要评估数百个能够支持我的观点的生物指标及报告。或者是，如第 4 章摸象的盲人一样，我可以老老实实地进行研究，但是由于视角十分有限，最后得出的结论可能仍是不完整或有误导性的。

这就是我们总是能在媒体上看到相互矛盾的研究结果的原因：学术研究的基本框架实际上是在鼓励诸如此类的矛盾对立。为什么我们社会的营养学——不管是在教科书、食品外包装上，还是政府信息——总是充满争议，让人看不透也猜不明？答案仍旧是简化主义的研究框架。

超市及家庭中的简化主义营养学

简化主义源于实验室，但它却蔓延到公众思想领域，其威力不亚于它对学术思想的影响。我们的科学家和研究者自诩为"专家"，我们的世界观在各个层面都影响了我们的文化对营养学的理解。

随手翻翻小学或高中营养学的课本，你就会发现营养成分表。它涵盖十几种维生素和矿物质，可能还包括 20 种或 22 种氨基酸、3 种能量元素（脂肪、碳水化合物及蛋白质）。这些化学物质和它们的作用被视为营养学的核心：适量摄入每种物质（不能过量），你的身体状况就不会很差。人们过去一直用此方法衡量自身是否摄入了足够的营养。我们会从"它是否为人类所需的营养元素"的角度来评价食品。我们吃胡萝卜是为了获得维生素 A，吃橙子是为了获得维生素 C，喝牛奶则是为了获得钙质和维生素 D。

如果我们爱吃某种食物，我们便乐于获取这种食物中的营养。但是，如果我们不喜欢吃某种食物——菠菜、球芽甘蓝或甘薯，我们就会理所当然地认为可以忽略它，因为我们可以用含有同等数量营养素的其他食物来替代它。但最近几年里，即便是采用简化主义方法的研究，也表明在食物营养上的等量替代是无效的。简化主义的研究表明：吃一个苹果对人体的好处，远远多于我们所知道的一个削了皮的苹果的营养。一个完整的苹果所提供的营养远大于其各个部分的营养之和。感谢简化主义的世界观，然而，我们并不十分相信食物本身是重要的。在我们的眼里，食物中的营养素才是关键。

每一次我们阅读食品外包装上的营养成分标签时，这种想法就会进一步得到强化。有的营养成分表真是长长的一大串，但一般情况下，食品外包装上的营养成分标签都包括几种营养素，每一种都会给出具体的含量（见图 5–2）。

我曾是 1990 年美国国家科学院（NAS）专家组的成员，该专家组由FDA 成立，负责对食品外包装上的营养成分标签进行标准化和简化。我们专家组里的成员分为两派。一派主张利用营养成分表来告诉消费者食品中含有的每一类营养素的重量。而另一派，也就是我所支持的一方，则主张将营养成分表上的量化信息最少化。我相信，我们服务大众最好的方式是为大众提供一些基本的信息，比如食品的原料说明，至于更加详细的信息，我则不希望大众深入地了解（我方的建议最终失败，虽然在我方的努力下，营养成分表相比原版更加简化、更具概括性）。

原料非常重要，不仅仅因为你能够通过"原料说明"避免摄入可能引起过敏的食物。你或许不愿意吃那些外包装上列着长长一串根本读不懂的单词的食物。我猜，你想要了解的无非就是你的早餐麦片是否含有大量的玉米糖浆。然而，食品外包装袋上极为详细的成分说明，比如烟酸的微克数量，会对大众产生不利的影响，进而导致大众较单一的饮食选择。首先，消费者被这些专业词语弄得不知所措，最终大多数人完全忽略了营养成分标签。其次，营养成分标签似乎是在暗示消费者，只有标注在成分栏上的营养物质才是重要的（它们只占所有已知的营养素中极微小的一部分）。或许，在消费者眼里，只有这几种营养物质才是真正存在的。

这并不是美国政府支持并不断深化简化主义"营养哲学"的唯一路数。最为大众所熟知的例子是，美国政府花费多年建立了一个涵盖所有已知食品营养成分的数据库。自 20 世纪 60 年代初开始，美国农业部便致力于建立一个庞大的数据库，在这个数据库里，每一种食物后面都尾随着一长串它所包含的营养成分及其含量的信息。该数据库目前已对公众开放，网址为 http://ndb.nal.usda.gov。

受雇于政府的科学家亦通过他们的营养建议书推广简化主义的营养政策。该营养政策着重强调那些在人们看来对健康十分重要的营养素的数量——相比于政府的数据库，这类营养建议书对大众的影响更为深刻。每 5 年，NAS 的食品和营养委员会就要根据最新的科学资料来更新营养建议书的内容。最广为人知的版本是"每日膳食营养素供给量"（RDAs），2002 年的一项报告对其进行了修正，它不再仅仅提供数值，而是为大家提供了将健康最大化、将疾病最小化的营养素摄入量的区间〔现在，我们称其为"每日膳食营养素摄入量"（RDIs）〕。问题在于，RDIs 仍侧重于单一的营养素。在诸如此类的建议书中，所有的营养素都是以数字的形式呈现的，而它们现在则被我们用作公共营养倡议——如学校午餐、医院食品指南，以及其他一些政府资助的食品服务项目的质量控制标准。

装备有政府建议书和营养数据库两大武器，消费者现在可以查询 RDIs，接着在数据库上交叉检验，以此来确定自己的饮食中到底需要添加或减少何种食物，以此来实现合理的营养摄入水平。RDIs 的发明者一定非常好奇，我们的祖先根本不可能接触计算机，他们是怎样做到可以通过饮食来生存，并且不断繁衍的？

　　当然，人们不会根据数据库的信息和 RDIs 来选择他们的饮食。但是，量化食物这种方式强化了人们将其作为了解营养学的最佳方式的观念，同时，简化主义的工具所制造的疑虑，让许多人担心自己的饮食没有达到 RDIs 的要求。美国人每年（截至 2007 年）在营养补充品上的花费为 250 亿~300 亿美元。[5] 很多人认为服用这些产品是现代营养学之本。同样，由于世界上特定地区或群体的人缺乏某些营养素，人们就会往食品中添加特定的营养素，如铁、硒、钙、维生素 D、碘等来强化食物中的营养。比如，19 世纪英国的海员由于缺乏维生素 C 而患上了坏血病，第三世界一些贫困国家的人民死于蛋白质缺乏，由此看来，每种营养素各有其用。从短期来看，营养不良的人服用营养补充品就能够活命，因此为我们争取了时间，去建立一个长远的体系，而它可以让人们从真正的食物中获得充足且均衡的营养。但对于吃得太多、身边被大量食品的碎片信息包围的大多数美国人来说，建立一个长远的体系是带有误导性的。然而，这一体系却打败了我们，并裹挟着我们陷入这样一种境地：著名励志演讲家吉米·罗恩[①]说得好——"在小事儿上纠结"。

简化主义模式的漏洞

　　简言之，几乎所有人，不管是专家、教授，还是普通大众，都是参照特定的营养素，有时甚至是特定的数量，来谈论营养、研究营养学、销售营养产品，以及采取营养措施的。我们被"数量"一词限定，即关于维生素、矿物质、脂肪酸的数量，当然，还包括最大的困扰：卡路里的数量。

　　我们已经了解困扰源自何处，对我们来说，了解它的原因并不困难。绝大多数人都想要身体健康、心情愉悦。我们被告知，人体的健康部分依赖于

---

① 吉米·罗恩（Jim Rohn），美国杰出的商业哲学家，"成功学之父"、成功学创始人。——译者注

每天摄入规定数量的营养素。因此，不管是减肥中心具有强迫性的卡路里指数，还是"区域饮食法"（Zone diet）的"40/30/30 理论"（人们每天摄入的碳水化合物、蛋白质、脂肪的比例为 40：30：30），我们依然相信，对自己摄入食物的记录越精确，我们就越能控制好它的产物——健康。

很抱歉地告诉大家，这种想法是错误的。营养学不是"2+2=4"这样的数学问题。我们吃进去的食物并不能形成营养——或者说，不能完全形成。事实上，是我们的身体在处理我们吃进去的食物。

关键 #1：人体的智慧

你们现在都坐下了吗？我先要向大家解释一下绝大多数人都不知晓的关于营养学的一点儿内容：我们从饮食中摄入的某种营养素的数量和人体进行某项活动实际上使用的数量之间并没有直接的联系——它被称为生物利用度（bioavailability）。举例来说，我第一顿饭摄入了 100 毫克维生素 C，第二顿饭摄入了 500 毫克维生素 C，这是否就意味着第二顿饭的维生素 C 在组织内起的作用是第一顿饭的 5 倍呢？

这难道不是什么好消息吗？对简化主义者来说，它的确是个坏消息。这意味着，我们绝对不可能知道我们吸收的营养素的准确数量，因为我们不能估量多少营养素被身体利用了。不确定性可是简化主义者最糟糕的梦魇。

实际上，这是一个好消息。我们不能估量一种营养素有多少能被人体吸收和利用，原因在于，在一定的条件下，被吸收和利用的营养素的数量取决于我们的身体在某一时刻的具体需求。这难道不神奇吗？用更加科学的语言来说，一种营养素在被消化、吸收，供给不同组织和组织细胞中的比例，在很大程度上取决于我们的身体在某一时刻对这种营养素的需求。这种需求一直持续地被我们的身体"觉察"并由各种不同的机制控制，从营养素的吸收到营养素的利用，这些机制管理着人体"通道"内的各个阶段。我们的身体决定着使用哪些营养素以及让哪些营养素不经代谢被排出。营养素在人体内穿行的"路径"往往会衍生其他分支，在这些分支的基础上还可以再衍生多个层级，营养素在这样一个复杂的反应环境中活动，而人体内的这个反应环境比简化主义提出的简单的线性模型更加复杂、更加难以确定。

事实上，摄入体内的β-胡萝卜素被转化为最普通的代谢物——维生素A的比例可能会产生高达8倍的差异。摄入的β-胡萝卜素增加，转化成维生素A的数量也可能会减少，人体通过这种方式来稳定所吸收的β-胡萝卜素数量的绝对值不变。再如，被人体吸收的钙的比例会有至少2倍的差异。摄入的钙越多，被血管吸收的比例就越低，这样才能保证人体内钙的稳定。铁元素在人体内的生物利用度也会产生3~19倍不等的差异。事实上，该规律适用于人体内任何与化学反应有关的营养素。

简言之，所有的营养素中被消化的数量和被无形中利用的数量之间都不存在线性关系。虽然很多教授都知晓这一点，但几乎没有人能够全面了解这种复杂关系的重要性。这就意味着，营养素数据库并不如我们想象中那么有用。同样，它也意味着，简化主义者所提倡的补充大量的单一营养素，并不能保证这些营养素的利用性（事实上，人的消化是一个非常复杂的动态过程，因此过量摄入一种营养素的结果是人体内其他一些营养素的失衡，大家将在"关键 #3"中了解其具体解释）。

关键 #2：食物的多样性

不了解一种给定的营养素究竟有多少能够被人体利用，只是我们不确定性的一部分。我们通过饮食所摄入的营养成分其实比绝大多数人所了解的多得多。我们仅以一种抗氧化的维生素——β-胡萝卜素的研究——为例来说明这一观点。关于同一种食物，在不同样本中，β-胡萝卜素的含量差距能够达到3~19倍，而这种差异在桃子这一食物上甚至能达到40倍或更多。这就是说，如果你两手各拿一只桃子，你右手拿着的桃子的β-胡萝卜素的含量可能是你左手桃子的40倍，它们因季节、土壤、储存时间、加工处理，甚至其原产地树种的不同而不同。β-胡萝卜素仅仅是一个简单的例子。4 种烹饪成熟的豆类（黑豆、芸豆、扁豆、花豆）中"相对稳定"的钙含量的差异也能达到 2.7 倍——量杯的含量范围是 46~126 毫克。

食品中营养成分的多样性，以及营养素被人体吸收和利用的差异性，可以说是相辅相成的。一个简单的数学练习就可以说明这个问题。假设几根胡萝卜的 β-胡萝卜素的数量相差 4 倍，而这一不确定的比例在其穿过肠壁进入血管被人体吸收后则可能又增加 2 倍，这就意味着，从理论上说，某一天你随便吃一根胡萝卜，其中 β-胡萝卜素最终进入血管的数量与其他某根胡萝卜的差异可能达到 8 倍。

这种多样性的呈现方式千变万化且极为不确定，虽然同种营养素被人体利用的数量差异范围有 2~40 倍的跨度，但其背后传达的核心信息却从来没有改变：对于在任何一个时间点摄入的任何一种食物，我们都不能十分具体地掌握人体获得其中包含的某一营养素的数量，或者有多少营养素能够被人体实际利用。

关键 #3：营养素交互作用的复杂性

请等等，还有更多的不确定性！我们在上文提过的 3 种营养素能够改变相互之间的活动，如钙能降低 400% 铁的生物利用度，类胡萝卜素（例如 β-胡萝卜素）能够使铁的吸收率提高 300%。理论上讲，将一顿高钙、低类胡萝卜素的餐食，与一顿低钙、高类胡萝卜素的餐食对比，我们或许会发现，它们在铁的吸收率上存在 800%~1 200% 的差异。即便理论上的差异只有 100%~200%，它仍然是一个巨大的数值——一些营养素高于 10%~20% 的组织浓度变化，就能导致极为严重的后果。

食品中各种营养素之间的交互作用广泛、活跃，并且会产生许多意义重大的实际结果。得克萨斯农工大学的研究者凯伦·库贝纳（Karen Kubena）和戴维·麦克默里（David McMurry）曾在一篇综述中总结了许多种类的营养素对极为复杂的免疫系统产生的作用。[6]研究发现，成对的营养素之间会相互影响，它们反过来又会影响包括维生素 E 和硒、维生素 E 和维生素 C、维生素 E 和维生素 A，以及维生素 A 和维生素 D 在内的免疫系统的组成成分。矿物质镁会对铁、锰、维生素 E、钾、钙、磷、钠的效应产生影响，并且会通过对这些营养素的作用进而影响加工它们的大量酶的活动；矿物质铜与铁、锌、钼、硒的交互作用可以影响免疫系统；膳食蛋白质会对锌产生不同的作用；维生素 A 和膳食脂肪之间的相互作用会影响实验性癌症的发展。

即使是在同一种化学分类中十分相似的化学物质，它们相互之间的影响也会非常大。举例来说，各种脂肪酸都会影响其他脂肪酸的免疫系统活动。日常饮食中的总脂肪和饱和脂肪可以在很大程度上减轻不饱和脂肪（常见于植物油中）对乳腺癌发病的作用。

研究早已证实，镁元素是 300 余种酶功能的基本组成部分，这一事实充分说明了无数营养素交互作用的可能性。此种交互活动对通过药物代谢的酶产生的作用及对免疫系统的作用，同样可以应用于其他复杂的系统中，如激素、酸碱平衡及神经系统。[7]

以上所引的证据仅仅是我们身体内无数正在进行的交互活动中极个别的部分。我们能够探究每一种营养素或药物的作用，不用在意其他化学因素造成的潜在的改变，这一普遍观念代表着蛮勇。这些证据同样也警告我们，脱离完整的食物体系，过量服用单一营养素存在危险性。我们的身体已经进化到可以食用完整的食物，这样我们的身体才可以去处理食物中所包含的各种营养素的结合及交互作用。若是给身体注入 10 000 毫克的维生素 C——唉！一切的努力便付诸东流。

简化主义精确度的无益性

在有关营养素吸收的多样性的讨论中，你或许已经留意到，我依然用简化主义的思路来进行解释。我从单一营养素、食物中营养素的数量差异，以及营养素在人体不同反应位置的数量差别等方面来探究这种多样性。正如大家所了解的，摄入两种营养素会同时影响两者在人体内的利用性。当大量营养素结合在一起，同时又被消耗（也就是我们说的"吃东西"）时，这种多样性就以数量级的形式变得更加复杂、更加不确定。现在，我们谈论的不仅是几种不同营养素之间的相互作用及其对人体系统的各种影响，更是在研究一份完整的食物中所有的活性元素。一小口食物、一顿饭或是一天中的所有饮食，究竟包含多少种化学物质？几十万种？几百万种？恐怕我们回答不出来。事实上，其复杂性在无限地增长。

如果我们还在依靠大脑来分辨吃什么、吃多少、和什么一起吃，会不会造成营养不良或招致疾病，那么人类早在很久以前就已经从地球上消失了。值得庆幸的是，我们的任务相对简单了一些。当我们吃下了正确的食物——在数量上能满足我们的需求，并且不会让我们撑得难受时，人体就会自然地代谢这些食物中的营养成分，并在我们需要这些营养的时候准确地提供。

我们的身体能够非常细致地控制营养素的浓度及其代谢，因此人体内某项活动所需要的营养素的数量通常都被控制在一个很有限的范围内。某些营养素的浓度必须保持在一定的限度内，这样我们才能避免患上一些严重的疾病甚至死亡。简而言之，人体通过对"什么营养素是必需的，什么营养素是过量的"进行区分，可以将食物中高变化性的营养素浓度降低到组织中相对稳定的浓度。

为了让大家更清楚地了解这一点，我们来看一下人体血浆中几种营养素的"参考"范围。你或许会在医生办公室里看到自己的临床实验室报告，其中就会出现如表 5-1 所示的参考范围。根据对健康人群的血液进行的分析，这些范围值大体上可被视为"正常"。请大家注意一下，相较于食物中 5~10 倍（或者更高）的营养差异，血液内的营养素差异范围就小得多——仅有一两倍。

表 5-1　血液内的营养素差异 [8]

营养素	参考范围	倍数差异
钠	135~145 毫摩尔每升	1.07
钾	3.5~5.0 毫摩尔每升	1.43
氯化物	340~370 毫克每分升	1.09
钙（氧化）	1.03 毫摩尔每升	1.23
铁	9~21 微摩尔每升	2.33
铜	11~24 微摩尔每升	2.18
镁	0.6~0.8 毫摩尔每升	1.33
总蛋白质	60~78 克每升	1.30
维生素 A	30~65 微克每升	2.17

简言之，为了将较大的差异范围值转化成健康所需的较小的差异范围值，你的身体无时无刻不在监控并调整所摄入食物中的营养素浓度。

接球

我知道，这听起来就像是我们的身体有大量的工作要做。但这就是我们构造身体的目的。这就是身体做得最好的工作。我们的身体不需要任何意识干预就可以完成所有的工作。

试想一下，你去接别人扔给你的球这一简单的动作。你知道这个过程有多么复杂吗？首先，你的双眼要注意到这个物体，并分辨出这是个球还是别的什么东西，比如一个马蜂窝或一只灌满凡士林的气球。接下来，你的双眼开始将大量的数据传送至大脑，以助其确定这个球的尺寸和速度。虽然你高中几何不及格，你的大脑却可以计算出这个球的抛物线轨迹。即便你物理学得很差，你的大脑还是可以计算出这个球的质量、加速度及力量。你的大脑在处理这些信息的同时，还在与控制胳膊和手的神经，你的背部、颈部、腿部稳健的肌肉，以及这个球进入你的视线后负责让你镇定下来的副交感神经系统进行交流。

你的身体在处理大量诸如此类的"投入"，并在最佳时间做出反应这方面有着惊人的能力：抬起胳膊，手抓住球。想象一下，有人坚持认为，研究整个过程的唯一正确方法便是运用数学和物理学：测量并计算球的速度、抛物线弧度、风速等所有相关的数据。学校关于"捕捉"设计的课程将日渐增多，教育者们对哪一种方法效果最好争辩不休。约 1% 的学生善于使用这个方法，然而，如果我们必须依靠这种方法，我们中的大多数人就只能围着那些接不住的球团团转。每逢我们与"任何人都可以接球"的文化短兵相接，我们的科学家便会研究其生理机能、制造这些球的原料，以及围绕"捕捉"这一话题的公共政策——希望以此来拨开重重迷雾，找到"接不住球"的治疗方法。

将精力集中在研究食品中的各种营养素、它们的特性、在食物中的含量、它们的组织浓度，以及它们的生物机制上，就好比用数学和物理学去"接球"。这并非自然进化的方式，并且这种简化主义的方法使营养学变得更加复杂。我们的体内有无数"机器"在运转，身体将它们巧妙地安装在我们消化、吸收、运输及新陈代谢等各条路径中，以此来保证组织浓度能够始终维持身体健康的状态——它根本不需要咨询数据库。然而，只要我们使用简化主义的方法去研究食物营养，身体健康就只是遥远的"水中月"。

第 6 章

简化主义研究

永远不要害怕去做一次大胆的尝试。

你无法分两小步跳过深渊。

——大卫·劳合·乔治

目前，我们都已清楚，从科学的角度和政府的立场对营养学的理解，在很大程度上根植于简化主义的模式，并且深刻地影响了公众对营养学的认识。我们还了解到，大家在认真审视营养学时便会发现，营养学是一个整体主义的现象，如果使用简化主义的模式框架，人们就不可能全面地理解它。营养学十分复杂，且变幻多样。

在本章，我将从更深入的角度向大家说明简化主义科学研究和整体主义科学研究的不同，并通过各种途径来向大家说明简化主义的世界观在理解和操控人体这一复杂系统上的无效性。

简化主义科学和因果论

在第 5 章，我们了解到，简化主义将科学视为一个数学等式。它探究原因和结果，并越发提倡将研究集中在原因和结果上。研究之"圣杯"在于自信地阐明 A 引发 B 的能力。一旦你了解到这一点，如果你想要减少或消除 B（比如肝癌），你只需要想办法减少 A（比如黄曲霉毒素），或是阻断 A 诱发 B 的过程。

简化主义科学的本质就是假设世界以线性方式来运行——世界基于简单的因果论来运行。我说这句话到底是什么意思呢？证明 A 导致 B 的经典条件有以下三条：

（1）A 总是先于 B 发生。

（2）B 总在 A 之后发生。

（3）不存在同样可以导致 B 的 C。

这里本就没什么余地，当然也不可能为那些不可预知的、复杂的交互作用留下多少空间，更别提去了解那些本身就已十分复杂，以至于我们都无法掌握的体系，以及所有的不确定性。这就是烟草公司可以让科学家说出"吸烟不会导致肺癌"的原因：并不是所有的吸烟者都会患上肺癌，并不是所有的肺癌都可归因于吸烟。在简化主义的世界里，"吸烟不会导致肺癌"这句话是绝对正确的。但当我们从实际角度出发来考虑烟草对肺癌的巨大影响时，我们就会发现，简化主义的如此言论是断章取义，因此我们还是要劝大家：不要吸烟。

在因果二元的简化主义思想中，宇宙如同钟表一样，在机械地运动着。在科学界，不少简化主义哲学家认为，这个世界上根本不存在所谓的自由意志，因为我们的思想、情感、冲动都不过是化学反应的结果，而这些化学反应亦由其他的化学反应产生，如此追根溯源，便回到了宇宙大爆炸本身。

亚伯拉罕·马斯洛[①]曾说："如果你的手里只有一把铁锤，你必定视每一

---

① 亚伯拉罕·马斯洛（Abraham Maslow），美国著名社会心理学家，第三代心理学的开创者，提出了"需求层次论"。——译者注

个困难为钉子。"如果你坚持用"这个世界的运转源于因果论"的假设来反观世界，你所见之物则全是因果，即便所见之处并不存在因果。简化主义研究必然会产生简化主义性质的发现。简化主义研究的另一面亦是正确的：既然简化主义研究假设简单的因果关系是这个世界的运行方式，那么，如果我们无法在研究对象中发现因果关系的存在，就意味着我们必定没有找到发现因果关系的正确途径，或者说，我们本身的观察能力和计算能力不足以明确其中的因果关系。探寻大自然复杂性的唯一途径就是让自己看到这种复杂性。

找到大自然的复杂性可是一项艰巨的工作。单因子的因果关系计量起来比较容易，我们也比较容易得出相对满意的（也许是无效的）答案。不管一个体系有多么复杂，其中必然存在着交互活动。优秀的科学家能够从这个体系数百、数千甚至几十亿个组成因素中发现他所需要的那一个，它足以在研究中导致结果的产生。吸烟者患癌症的概率更大吗？简化主义的方法根本证明不了这一论断，除非你能够从香烟里分离出导致癌症的那种化学物质。人们的生活方式、营养状况缓解了香烟的作用，或者不管香烟是给你带来了短暂愉悦，还是让你深陷烟瘾中，被越发深重的罪恶感折磨，简化主义的研究必须忽略这些复杂性。

从一方面来讲，诚然，研究复杂性比探究僵化的因果关系容易许多。简化主义或许是从简单的因果关系模式出发进行研究的，但是这些模式通常会带来一些不可预知、无法解释的发现，因此最终得出复杂、模糊的结论（有时得出的结论甚至自相矛盾）。但从另一方面来看，整体主义用能提出简单结论的方式来预设复杂的因果关系模式。（"通过食用更多的全食和植物性的食品来攻克人体大多数的健康问题"，你还能想出比它更简单的方法吗？）

换句话讲，简化主义者的研究通常需要创造新的复杂性——尤其是那些极其繁杂的研究和解释方法。曾经有一个奶牛主的故事，这位奶牛主家的奶牛产奶量一直不高。奶牛主向当地的大学寻求建议，之后这所大学派出了一支由一名理论物理学家带头的队伍来到奶牛主的农场。经历了数周细致的研究后，这个团队回到学校，并制订了他们的解决方案。最后他们带着答案回到了农场。在展示方法之前，这名物理学家首先提出了一个前提："这一方法假设球形奶牛生存在真空的环境中。"他解决问题的方法，类似于简化主义的营养学家——它仅仅是学术层面各种研究的集合，但是在现实中却根本无法落实。［英语中"academic"（学术）一词的原意是"有争议的"，你懂的！］

我是从现实中的农场长大的，所以我从没遇到过"真空环境下的球形奶牛"的研究。自从开始从事学术研究，我便一直将生物化学的复杂性当成我研究的重点和最大的挑战。如果将这种复杂性进行简化，仅仅为了使之与理论框架契合，那我们又会从中得到些什么呢？

我不想让大家都认为，当下所有的科学都已经被简化主义淹没。举例来说，粒子物理学一度试图寻找"单子"——最基本的、不可再被细分的粒子，但最终还是放弃了如此简化主义的梦想。

物理学家首先发现了原子，接着，我们从学校学到了各种亚原子粒子：质子、电子、中子。而后，事情的发展变得越发离奇。中微子、夸克、介子、玻色子、费米子——所有曾一度被认作最基本的粒子，而后又被新的理论或观察推翻。物理学家的研究越是深入，一个固体物质内就越像是有许多空间，其核心是一个更小的颗粒。当下最前沿的物理学家将物质仅仅看成一种能量的密集形式。毫不意外，物理学家们将最新发现的希格斯玻色子赞誉为"上帝粒子"。粒子物理学家意识到，综合性的整体主义体系甚至巩固了简化主义的观察模式。

不少物理学家惊奇地指出了原子、细胞、行星、银河甚至整个宇宙之间存在的半相似性（在不同层面存在的半相似性是整体主义体系最基本的特征之一）。20世纪涌现的"量子论"通过在纯机械事件中引入"不确定性"来研究简化主义模型中构建的物体。理论物理学家、畅销书作者斯蒂芬·霍金曾提到做反向运动的亚原子。这种被称为"逆因果律"的作用假设，特定的结果可以先于原因出现。讨论一下，是时候该给原因—结果式的简化主义盖棺定论了！

时至今日，仍然有不少科学家将17世纪牛顿主义的世界奉若神明，特别是那些研究人体健康和疾病的科学家（比如研究营养学的科学家）。

如何得知我们的已知？

科学家可以一天到晚围绕哲学争执不休，但真正有价值的是证据。由此引发了一个问题：什么可以被当作证据？何种解答方式可以被看作真正的科学？何种方式被视作伪科学？哪一种是探寻宇宙的最佳途径？

这些问题的答案本身就非常主观，尽管科学主张自身客观、自由价值观的目标导向。所得出的答案在很大程度上取决于问题本身，以及解题的过程。流行病学家——研究人类健康和疾病原因的科学家——用一个非常正式的词"研究设计"指代我们所研究的这些问题。让我们从整体主义和简化主义的角度来看一下研究设计的几个关键点。我们将仔细探究这两种方法所搜集证据之间的不同之处，以及这些证据如何影响我们从结果研究中得出的结论，尤其是在涉及营养学的研究中。

整体主义证据来源 #1：生态学（或观察）研究

辨别人类最佳饮食方式的一种方法是对现存的人口进行调查和比较，再去判断他们的饮食内容和健康程度。似乎除了宗教激进主义的简化主义者，其他人都很清楚这一点。流行病学家将这一类型归纳为生态学或观察研究。生态学或观察研究具备两大基本特征，一是无介入观察，二是在无须证明 A 导致 B 的前提下研究特定可被观察的事实，如食物的摄取及发病率。研究者只需要记录人们在饮食和疾病方面表现的特征即可。如果一项生态学调查在近乎同一时间对特定人群的饮食和发病率进行研究，如同拍摄快照一样，我们就称其为

"横向研究"。研究目标人群的范围小到几百人的社区，大到一个国家。

生态学研究所得出的结果表明了变量间的关联性，而非特定输入导致特定输出的证据。这种关联性通常表现为输入和输出之间的相关性、生物学上的关联性，以及由统计数字决定的重要性。因此，这样的研究又被称为相关性研究。

由于从这些研究中收集的数据是整个人口的平均值，由其推断出有关个人的因果关系就是不现实的。如果我们试图在分析这些数据时硬加入因果关系，那么我们就会犯下被称为"生态学谬误"[①]的错误。我们或许能够观察各类人群，比方说，越来越密集的汽车（富裕社会的一个象征）与乳腺癌的高发病率这一点同样表现在相对富裕的社会呈现的关联性。汽车的增加会导致乳腺癌的说法没有任何意义，不然我们就要告诫担心患上乳腺癌的女性避免驾车。反之，两者之间存在的共同之处为我们深入研究提供了可能。生态学研究的优势在于，它能够强调重要类型，并对不同类型的生活方式相对的优点进行比较。但是这一类型的研究得不出关于具体原因的结论，因此简化主义者认为这种研究设计的说服力不足。

我们在中国的研究也属于横向、生态学的研究设计（我在《救命饮食》一书中重点强调过这类研究）。借助各类证据，我们发现，在中国的不同地区，动物产品的消费量越高，很多疾病的发病率和死亡率就越高，包括各类癌症、心脏疾病、中风等。然而，评论家们却指出，基于相关性，我们不能说"天然蔬食"在降低疾病的发病率方面有作用，因为我们的研究设计不足以支撑这样的说法。

角度不同，我们对这种说法正确与否的判断亦不同。根据简化主义哲学，从技术层面看，我们不能说"天然蔬食"能够降低疾病的发病率，这样的说法其实跟"驾车会导致乳腺癌"的性质一样。但经过仔细检查，你就会

---

① 生态学谬误（ecological fallacy），即根据集合单位的分析结果做关于个体的断言。——译者注

发现这样的类比不能成立。我们不是在将一种输入（驾车）与一种输出（乳腺癌）进行比较，而是在研究营养学。正如我们所了解的那样，营养学是一个关于过程和相互作用的集合，它的复杂程度超乎我们的想象。将营养学简化为一种简单的输入，毫无意义可言。基于营养对健康的整体作用而非简化主义作用的假设，我开展了在中国的项目。换句话说，我对大量维生素C是否可以预防普通流感这一问题没有什么兴趣，我想从整体主义的观点出发，来判定一种饮食方式是否在提升健康方面比另外的饮食方式更加有效。要想做到这一点，一种途径是研究一个完整的生态系统中的人类，比如中国的农村人口——他们的饮食方式和西方人的截然不同。通过对中国农村人口的研究，我们可以了解各种各样的生活方式、健康及疾病状况，以此看到完整的图景——盲人摸象故事里完整的大象，而非象鼻或象牙。我们已经能够研究关于特定食物群与某些带有相似生化基础的疾病之间关系的假设。接下来，我们需要去评估，这些食物群是否含有某些物质，它们可能会是引发某些疾病的因素，还可能具有预防甚至治疗某些疾病的功能。

整体主义证据来源 #2：仿生学

另外一种实现我们"理想"饮食的整体主义途径是观察与人类最相似的动物——大猩猩和黑猩猩，看看它们都吃什么，这种研究策略被称为"仿生学"。不同于人类，灵长类动物的饮食方式在过去几万年里都没有发生过什么变化，因此我们希望某种灵长类动物通过大脑进行的食物选择可以产生持续性的健康收益。同时，野生环境中的大猩猩不会受到快餐商业和政府言论的影响，因此它们通过本能进行的食物选择比人类的更具有可信性。此外，野生的灵长类动物不会通过服用药物或进行手术来处理不良饮食方式对身体造成的影响，因此，如果一群灵长类动物吃了大量的不健康食品，它们可能会生病或变胖，不能存活和繁殖。

根据《仿生学》一书作者珍妮·班娜斯的观点，早期人类或许使用了整体主义的研究策略来判断哪些植物是安全的、哪些是有毒的。从生物进化的角度来看，这就相当于找其他人来帮你验毒。

尽管我们不能将仿生学当作最后的结论，但动物观察法的确为人类研究自身采用的饮食方式提供了一种非常好的解释。举个例子，我们发现，黑猩猩和大猩猩虽然吃"天然蔬食"，但它们的骨骼和肌肉都很强壮，这一点改变了我们对于人类需要动物蛋白来生长肌肉及维持肌肉质量这一认识。我们还能够非常确定地指出，世界上的大型陆地动物，比如大象、河马，百分之百是食草动物，植物性的饮食并没有让它们的身体变弱，或是变得瘦骨嶙峋。

简言之，仿生学重构了营养学，它将人类视为众多物种之中的一类。观察与我们相似的动物能够让人类从一种新的视角来看待饮食，而这种视角是受农业、冰箱、食品加工等人类技术手段影响的饮食习惯无法触及的。仿生学（通过提出疑问）指出了我们当下研究中存在的错误，以及值得简化主义者进一步探究的领域。

整体主义证据来源 #3：进化生物学

第三种整体主义的研究方法是进化生物学。我们用该方法来检验生理学，并以此来判定人的身体可以消化和加工什么物质。举例来说，我们可以看一下人体消化系统的总长度、牙齿的数量和形状、直立姿势、下巴的形状，胃里的 pH 酸碱度，以及其他的一些特征，并将这些特征与食肉动物和食草动物进行对比（顺便一提，我们了解到，人类具备了几乎所有食草动物的特征，我们同食肉动物基本上没有什么共同之处）。通过进行进化生物学的研究，我们能够运用逆向工程技术来发现人们为了增强体质而食用的各种食品的可能性。

简化主义研究证据类型 #1：前瞻性实验

简化主义研究设计中最受人推崇的一种形式是前瞻性研究，其含义为：

信息在真实的时间里被记录下来，它的作用在出现之时即被观察到。在这种最简单的研究形式里，我们对其中一组（实验组）进行干预，而另外的一组（对照组）则不受干预。简化主义研究的黄金准则是前瞻性实验的形式之一，又被称为"随机对照试验"。该研究的随机部分，指的是目标对象被分配到实验组或对照组的路径。它的原理是，随机分配通过将潜在易混淆的变量的作用平均摊到所有的组中来消除这种作用。如果你在担心，一个重度烟瘾者是否会影响一项干预的结果，那么随机分配运用了统计学的方法来将变量均摊到各个组中，理论上就使之不相关了。

随机对照试验通常包括双盲特征，无论是研究人员还是研究对象本身都不知道该对象是否接受了需被检测的干预。举例来说，在药物试验中，研究人员和研究对象都不知道该研究所针对的药物到底是真正起效了，还是只起了安慰剂的作用。患者不会仅仅因为自己以为吃的是一个"神奇药丸"就好转[1]，研究者不会下意识地将起心理作用的安慰剂和实际上真正能够起作用的药物区别对待。

人们将前瞻性实验看作一种"整洁"的研究设计，因为前瞻性实验更加准确地对细节进行了处理，它能将真实世界的混杂和喧嚣最小化。因此，研究者可以将其感兴趣的干预作用分离。假定单一变量（X）的分离让研究者有权利说出，"X 导致 Y"，其中 Y 是 X 诱发的结果，当 X 不出现时，Y 也不会产生。

在所有案例中，前瞻性实验的效果最好，这一方法说明了分离单一因素的合理性，在我们需要评估一种新药的安全性和有效性时，它亦会发挥作用。但即便是在药物测试中，这种药物在一个被支配的环境中的不确定性和它在混杂、喧嚣的现实世界里的适用性之间也存在着内在的交互作用。实验条件控制得越好，其与现实的相似度就越低。

在孤立的环境下研究特定化学物质，能让我们有很好的发现，但这一研究方法并不能为我们提供具有多重因果关系的、复杂的、相互作用的前瞻性模型，比如生命。

简化主义研究证据类型 #2：案例对照研究

另一种被广泛使用的研究方法是案例对照研究。对简化主义研究者而言，相较于前瞻性实验，这一研究方法的鉴别力较低。比如一个人患上某种疾病，而对比对照组是相同性别、年龄，但是没有患病的人，研究者调查对照组和实验组人员在生活方式上的差异，这些差异最后可能带来不同的结果。典型的案例研究检验了那些在现实中或在道德层面不会施加在人身上的影响因素，如饮食方式、对不同生活方式的尝试，以及接触的有毒物质。你无法强迫你研究中一半的被试每顿饭都吃麦当劳，但是你能够知道，哪些人选择了麦当劳，再观察这种饮食方式带来的结果。

案例对照研究具有可追溯性，研究人员能够使用之前的观察记录来解释疾病的结果。这种结果同样具备可追溯性，我们可以通过研究生活方式及饮食方式不同的被试来观察他们身上所发生的变化。因为被试并非随机选择产生的，所以不管是哪一种途径都不能用来证明是这些差异导致了某些疾病的结果。问题在于，被试在某些方面的特征存在相似之处，但在其他特征上则存在差异。我们无法说明究竟是哪一种特征或哪些特征，是导致差异性结果的活化剂。因此，研究人员一般会运用一系列的统计学步骤来将这一问题排除，我们称这一方法为"调整混合因素"。

下面我来解释一下什么是"调整混合因素"。假设你正在研究乳腺癌与饮食中摄入脂肪的关系。你先进行分组，第一组被试由确诊患乳腺癌的女性组成（案例组），第二组由未被诊断为乳腺癌患者的女性组成（对照组）。你分别询问两组被试的饮食习惯，以此来辨别是否案例组的被试比对照组的被试在日常饮食中摄入了更多的脂肪。此时问题出现了：患乳腺癌的女性体重中脂肪的比重较高。假设饮食中摄入的脂肪与人体脂肪之间存在一定的联系，那究竟是什么原因导致了这种联系呢？饮食中摄入的脂肪会导致乳腺癌，还是有肥胖症倾向的女性更容易患上乳腺癌？

我们提出的问题越多，我们所考虑的交互作用的可能性就越大，我们在简化主义的梦魇中亦愈加沉沦。或许乳腺癌患者及体重中脂肪比重较高的女性在基因上就存在患上肥胖症及乳腺癌的倾向，所以我们或许可以不用考虑在基因上具有相同倾向的女性摄入的脂肪量。或许还有其他的一些变量是我们没有考虑在内的。脂肪比重高的女性或许运动较少，或者是因为社会的偏见，脂肪比重高的女性感到更加压抑，这些因素都会导致女性患上乳腺癌。对健康饮食方面的知识了解较少，也可能是部分女性脂肪比重较高的原因——一方面可能由于部分女性收入较低，较难接触医疗卫生方面的设施，难以接触新鲜的食材，或者是部分女性的生活环境中，有毒物质的浓度较高。

为了应对这些不确定性因素，简化主义者运用统计学来保证所有潜在的数据来源在数学上的“连续性”，并且让这些不确定性所带来的结果奇迹般地消失——实际上，他们只是对每个组里混合变量基本相似的一部分进行比较。当然，仅仅考虑那些你能够想到的混合变量并通过一定的途径来衡量它们，你也可以对实验组和控制组进行比较。任何研究需要花费的金钱和时间都是有限的，因此，总会有不能被统计学的“魔法棒”中和的潜在的混合变量出现。

我们科学家为确定某一特定健康结果的影响因素所付出的努力越多，研究结果的有用性反而越低。我们依旧以乳腺癌的研究为例。假设我们对所有能够想到的影响因素进行“调整”，这样就只剩下“乳腺癌的发病率”和“肥胖症”两个变量。如果我们说，肥胖的女性似乎更容易患上乳腺癌，那么预防乳腺癌的处方马上就会变成“减肥”二字。任何一种减重的方法都会成为预防乳腺癌的形式。代餐奶昔、低碳饮食、柠檬汁减肥法等，这些疯狂的行为都会与健康的结果联系在一起，大家才不管肥胖症和乳腺癌二者之间实际上存在着怎样的关系。假设不断攀升的乳腺癌发病率和肥胖症都是精细加工饮食（含有大量的动物产品，缺少天然的植物性食物）的恶果，那么对许多正在采用这种方式减肥的女性而言，"为了预防乳腺癌，不惜一切手段瘦身"这样的信息就可以被理解成饮食选择，这种选择可能会加剧（而非降低）她们罹患癌症的风险。

这就好比你注意到快乐的人比不快乐的人更愿意绽放笑容，因此你就发明了一种设备，能够将人脸拉伸得像微笑那样，以此来治疗抑郁症。诚然，微笑是人们表示开心的一个符号。你不断提醒自己，更多的微笑会感染自己的情绪。但是，将微笑孤立，并忽略其他所有可能让人变得快乐或是抑郁的因素的做法，可以说是荒唐透顶。

以上的例子是否具有说服力？在本书的第 11 章，我们将更加深入地探讨，当大家被各种广告大肆宣传的营养补充产品包围时，这种简化主义的研究到底会给现实世界带来什么样的结果。在其中的一则广告里，研究人员用统计数据来说明某些特定的营养素并不是身体健康的指标，而是身体健康的根源。研究人员的这种说法忽略了与这些营养素相关的其他因素，好像在他们眼里，这些因素不重要，或者根本就不存在。这种错误的计算不仅浪费了维生素服用者的金钱，在某些情况下，后果还很可能是重病或早亡。

整体主义研究与简化主义研究

许多当代的科学家言辞激烈地抨击用整体主义的方法来探索现实，其中的一个原因在于整体主义的模糊性和不准确性。整体主义的方法无法将原因和结果限定在"万物都是密封的、完全可以重复的，甚至是可以将其测量值精确到小数点后第五位"的环境中，而这恰恰是简化主义实验设计的要义。

从其定义来讲，简化主义试图消除所有的"复杂"因素，即任何会影响结果的变量。除此之外，主要的研究对象也要被仔细研究。因为营养学是一个整体主义现象，因此将营养学看作一个简单的变量，再对其进行研究的方法本身没有任何意义。将营养学视为一粒功能单一的药丸来对其进行研究，就会忽视其中复杂的相互作用。

你不能因为挑选出一种优点而忽略其他所有的特征，这才是整体主义的完整视角。当然，人体的脂肪、从饮食中摄入的脂肪、教育程度、抑郁程度、社会经济学背景等其他的特征与我们的身体系统密切相关、相互作用，这些特征之间也存在着密切的联系。统计学上的调整方法可以将现实打包成一个看起来干净精巧的包裹，但是它却无法向我们解释包裹里面到底是什么样的现实。

你不能单纯依靠简化主义的研究模式来探究整体主义现象，简化主义的方法必然是以牺牲过程中的现实和真理为代价的。

新型营养学研究模式

病理学家尽最大的努力从多种不同的研究设计中总结出结论，就像一大帮蒙着眼睛摸象的学者将各自的发现综合到一起，以此来增加他们对这头完整的动物的理解。不幸的是，只有简化主义的研究被认真对待，并且得到了慷慨的经费资助。如此行为的结果是，整个病理学的研究领域都严重地偏向使用简化主义的方法。你不会给一个研究大象的人一台电子显微镜并期望着他告知你一些有关动物的个性或社会结构方面的知识。发现全面答案的唯一途径是允许人们睁开眼睛观察大象。

简化主义的批评家认为，《救命饮食》一书从实验性方面来说相对薄弱，原因在于它无法证明单一药物的独立作用，并且无法表明结果适用于所有人。在这一章，我如自己所愿地表明，批评家的这些言论误导了大众。我们不需要知道单一药物对健康产生的作用，因为这并不是大自然的工作方式。营养对健康会产生全面的影响。当我们将目光聚焦在单一的营养素上时，我们实际上是在不断地错失、误读营养学。当我们按照研究设计，从整体主义的角度对在中国开展的项目进行评估时，（我们发现）该项目为我们提供了饮食和疾病之间因果关系独特的证据，这一因果关系源于食物消费和健康产出之间非常明显的关联特征。

对药物试验而言，最具信息性的研究是随机对照试验。但对营养学而言，最具信息性的研究设计则是整体主义研究：它能让我们看到，简单的饮食选择会造成多么复杂的化学反应，会对健康产生多么重要的影响。

第 7 章

简化主义生物学

解释总是单向的，从复杂到简单，

特别是它会朝向越发没有人情味的方向。

——T. H. 琼斯

我们已了解到，简化主义者的设计如何导向简化主义式的答案并排除了生物复杂性的本质。生物的复杂性一直困扰着我们，特别是当我们谈到营养学时，现在，是时候揭开它的面纱了。

在本章，我想向大家介绍一位我的"老朋友"：多功能氧化酶（mixed function oxidase，缩写为MFO），正是这种物质，让我彻底地从一名简化主义者变成了整体主义者。[1] 我将与大家分享更多关于酶的知识，这些异常复杂且强大的分子掌管着我们体内所有的化学反应，这是我能想到的向你们展示营养学对健康的复杂作用的最佳方式，并且我将向大家说明简化主义科学方法的不足之处。

我与多功能氧化酶：花生与肝癌

正如我在本书前言部分所提到的，我的第一个正式研究项目是 1965 年在弗吉尼亚理工大学担任教授时进行的。该项目对花生样本存在的诱发癌症的化学物质——黄曲霉毒素进行了分析。[2] 黄曲霉毒素是黄曲霉的一种产物。[3] 近期的研究表明，黄曲霉毒素是对实验室老鼠来说强效的肝癌致癌物。[4] 在最受美国人欢迎的食物排行榜中，花生的排名仅次于牛奶和 T 骨牛排，位列第三。我们在鸡尾酒会上会一直剥花生来解闷，它也是我们最爱的午餐便当——花生酱果酱三明治的原料之一。所以说，花生可能含有霉变致癌物这一事实非常骇人。这一发现的另一个重大问题在于，在老鼠实验中，导致肝癌的黄曲霉毒素的含量其实是非常低的，这就说明，至少在老鼠身上，黄曲霉毒素是当时所发现的致癌作用最强的化学物质。[5]

我们团队的任务是研究致使黄曲霉含量增长的气候和地理条件。我们研究了若干种可食用的植物，但我们研究的重点还是放在了花生上。

之后没过多久，负责把我招聘到弗吉尼亚理工大学的系主任查理·恩格尔问我是否愿意前往菲律宾，加入开发儿童营养的全国性项目，该项目由美国国际开发署出资，由马尼拉卫生部门协助完成。该项目的目标之一是查明当地儿童能获取的蛋白质的来源，这种来源价格相对便宜，并且是当地儿童的主要蛋白质来源。最后，我们发现，这一蛋白质来源恰好是花生。当地花生的蛋白质含量很高，因此孩子们非常喜欢吃，并且菲律宾的气候和环境是非常有利于花生大面积生长的。此时，问题出现了——对，就是黄曲霉毒素。

我们可以种植花生来研究蛋白质差异，但在此之前，我们首先要了解什么是黄曲霉毒素，以及如何处理黄曲霉毒素中毒问题。因为我曾对黄曲霉毒素进行了多次实验，所以这一任务就顺理成章地落在了我的身上。我们先是在马尼拉建立了分析实验室，接下来我就与我的同事们开始了对含有黄曲霉毒素的主要食品源的研究。花生是不是黄曲霉毒素中毒的最主要来源？人们吃了含有黄曲霉毒素的食物是否会提高肝癌的患病率？如果是这样，我们怎样做才能消灭黄曲霉毒素，或中和它的负面作用？如果找到了这一方法，那么对广大贫困人口来说，花生就是一种价格非常低廉的优质蛋白质来源。

我们先是从当地市场上搜集了各种花生制成品。去壳的花生价格较高，只有当地的有钱人才会购买（我们最原始的花生样本来自美国大使馆举办的鸡尾酒会），但是花生去壳后仅含有极少量甚至不含黄曲霉毒素。与此形成对比的是花生酱。在马尼拉这样的城市中心，花生酱是一种相对便宜的食品，其黄曲霉毒素的含量却特别高。我们最开始搜集的 29 种花生酱样本都含有黄曲霉毒素，这 29 个样本的平均值为 500ppb[①][6]，最高值则达到了 8 600ppb[7]。我们对此大感惊讶，因为在当时那个年代，FDA 已经规定，人们食物中黄曲霉毒素含量的最高值不能高于 30ppb（之后 FDA 又将这一数字降低了一些。因为对老鼠、虹鳟、小鸭子的实验表明，即便我们降低了这一数字，该含量的黄曲霉毒素还是会引发严重的中毒现象及癌症）。[8]

为什么鸡尾酒会上提供的天然去壳花生和花生酱里黄曲霉毒素的含量差异如此之大？为了探寻其中的原因，我跟随 FDA 委员，来到了菲律宾的一家花生酱加工厂。答案很容易理解。在加工厂里，工人们将脱壳的花生放在传送带上，这条传送带两边的工人从中手工挑出品质好的花生仁（这就是我们在鸡尾酒会上吃到的花生），剩下的花生则经过传送带进了粉碎机。花生经过研磨，又被送入一口大锅熬成花生酱。在这个过程里，品质好的花生被挑出来，而品质不好的花生就被做成了花生酱。这里说的品质不好的花生，就是指那些颜色不均、个头比较小的——它们最有可能发霉了。我们在检测它们的时候发现，其中黄曲霉毒素的浓度竟高达 2 000 000ppb。这也就意味着，一粒发霉的花生会污染整整一罐花生酱，仅这一粒花生就可以轻松地让一罐花生酱突破 FDA 规定的黄曲霉毒素的最高标准值。[9]

在 NIH 的资助下，我对黄曲霉毒素的潜在消费者进行了一项快速调查。就像美国的情况一样，在菲律宾，花生酱的最主要消费人群是儿童。我们先

---

① ppb，即 parts per billion 的缩写，定义为十亿分之一，1ppb 即是十亿分之一。ppb 可以用在质量上，如 1 千克的物质中有 1 微克某物质，后者含量即为 1ppb。——编者注

假设市场上所有销售的花生酱都是有毒的，于是我和我的同事走访了当地的家庭，询问他们是否有吃花生酱的习惯，如果有，我就会询问他们是否愿意把没吃完的花生酱卖给我来帮助我完成对黄曲霉毒素的分析。我还会询问被采访家庭的女主人，在过去的 24 或 48 个小时里，全家人大概在什么时间吃了花生酱，以及大概吃了多少。通过这些数值，我大概能估算出黄曲霉毒素的实际摄入量。我们还收集了每个家庭成员的尿液样本。在接下来的研究中，我们就能够测量出尿液中黄曲霉毒素产物的数量，这个数值是摄取黄曲霉毒素的信度标志。[10]

随后，我对摄入和排泄黄曲霉毒素的数据进行评估，这些数据显示，黄曲霉毒素的代谢物只出现在那些摄入了含有黄曲霉毒素花生酱的食用者的尿样中。[11]我们还发现，摄入含有黄曲霉毒素食物的人的尿液都含有黄曲霉毒素的代谢物，这就证明，含有黄曲霉毒素的食物对动物实验的被试具有致癌性。[12—13]

多功能氧化酶、黄曲霉毒素及癌症

在整个研究过程中，我一直相信，如其他研究者所说，黄曲霉毒素或许是对人类来说致癌性很高的物质。但是据我所知，这种强效的动物致癌物并未被证明也是一种人类的致癌物——至少二者没有呈现对彼此的依赖性。我们知道，在当时那个年代，小鼠对黄曲霉毒素致癌性并没有什么大的反应[14]，但是与小鼠很相似的一个物种——大鼠则对黄曲霉毒素致癌性产生了反应。这两个品种的老鼠对同一种物质的反应截然不同，因此我们有理由假设人体也会排斥黄曲霉毒素致癌性。当然，关于黄曲霉毒素和癌症之间的关系，我们还需要进行更加深入的研究：黄曲霉毒素是否会与人类之间呈现相关性？如果是这样，其中的因果机制又是什么呢？[15]

为了解开这些谜题，我首先假设多功能氧化酶参与其中，因为英国的一个研究小组已经证明了多功能氧化酶与黄曲霉毒素以及多功能氧化酶与癌症之间的相关性。[16] 研究表明，多功能氧化酶负责将黄曲霉毒素转化成若干种致癌性较弱的物质，并通过乳汁和尿液排出体外。多功能氧化酶的功能越有效（也就是活性越强），它对黄曲霉毒素的解毒作用就越强，这表明，增强多功能氧化酶的活性或许可以降低肝癌的发病率。

几乎与此同时，研究者发现，多功能氧化酶的活性可以被操控——通过一定的活性剂，如药物，来加速、降低或是以某种方式改变。[17] 在我的实验室里，我们发现，增加日常膳食中蛋白质的摄入量能够增强多功能氧化酶的活性。[18] 我们认为，蛋白质或许可以用来为多功能氧化酶增压，并将癌症扼杀在其形成的过程中。

之后，我偶然发现了第 3 章提到的 1968 年印度发表的报告。它表明，我们所见的内容实际上可能是其相对面：日常饮食中较高的蛋白质摄入量会促进黄曲霉毒素所诱发的肿瘤的发展。[19] 这怎么可能？蛋白质——每个人所必需的营养素——会致癌吗？这项报告中使用的是酪蛋白，它是牛奶——人类最健康的饮品中最主要的蛋白质。我需要对这一报告进行更加深入的研究，以此来判断报告的内容是因为偶然而被否定的，还是可以被复制的。

与此同时，我发现了菲律宾人民在儿童时期患上肝癌的事实：肝癌发病率较高的儿童并不一定摄入了更多黄曲霉毒素，而是来自富裕家庭，他们会食用更多蛋白质，以及更多所谓的"高质量"动物蛋白。关于印度人蛋白质与肿瘤的研究以及菲律宾动物蛋白与癌症关系的研究开始动摇我对世界的认识。到底过多的蛋白质会阻止癌症发生还是会诱发癌症？

回答这个问题的关键正是多功能氧化酶，这种酶在由黄曲霉毒素诱发的肝癌的产生以及解除、清理黄曲霉毒素在人体内的毒性方面起着重要的作用。接下来会发生什么？日常饮食中摄入的蛋白质是否会加速黄曲霉毒素的多功能氧化酶转化，进而成为无毒的水溶性代谢物？或者，饮食中摄入的蛋白质是否会将黄曲霉毒素激活成致癌的代谢物？或者说，两种作用会同时出现？我们猜测，这个过程肯定不是中和或促进黄曲霉毒素诱发的肝癌那么简单，其中必定有更加复杂的机制。我们推断，多功能氧化酶或许是癌症发生与否的关键性因素——不仅是肝脏，还能够作用于人体的其他组织。

我们从蛋白质的这种双向作用中抽丝剥茧，最终发现：多功能氧化酶会对我们每天摄入的食物产生作用。某些食物会将多功能氧化酶转化为一台高效对抗癌症的机器，而另一些食物则将它变成一家疯狂生产致癌产品的加工厂。

要想了解其中的原理，我们首先就需要知道，什么是营养素，以及营养素对酶大概的作用机制。我们不仅要解决"多功能氧化酶–黄曲霉毒素"之谜，更要去探究，为什么简化主义营养学的观点不能解决这个问题。我们在全力对抗癌症时使用的最有力的杠杆，恰恰是简化主义者遗漏的东西。

营养学的生物化学依据

如果你在高中学过生物，你可能会花一些时间来记忆一幅叫作克雷伯氏循环（Krebs cycle）的有氧呼吸图。如果你在看这幅图的时候没有睡着，你可能就会从中发现，营养是一个线性的过程：人体细胞从摄入的碳水化合物、脂肪及蛋白质中提取能量，产生大量对人体有益的新陈代谢产物，并排出剩余的二氧化碳和水。在这个过程中，如果图上所描述的每个步骤总是能在相同的位置、同一个时间点，以及相同的条件下准确地发生，那么连接每一个步骤的箭头看上去还是很权威的。当然，这幅图在帮助我们理解一些基本信息时是非常有用的，但问题是，它与现实并不相符。营养学比这样的静止图所描绘的内容复杂得多。

营养学家在开始研究我们体内数万亿个细胞后，大致不会遵循单一的研究路径。在大多数情况下，一种营养素可以通过的路径能够直接地或间接地产生分支路径，成为某些产物（代谢物）的多种路径，每一种路径都还可以继续向下扩展成为更加细微的分支。伴随着这些路径的形成，人体内各种不同的活动和功能逐渐产生，比如能量的转移及受损细胞的修复。最重要的路径是否结束，在很大程度上取决于我们的身体是健康还是生病。了解新陈代谢不仅要求我们追溯某一营养素在人体内所经历的众多独立存在的路径，更是让我们将其中所有的路径继续向下扩展，而不同路径之间的合并似乎永无止境。

各种研究工具像围墙一样安装在新陈代谢迷宫图中，你高中课本上的克雷伯氏循环图只是一个高度精简的图例，它只显示了整个过程的一部分。我长时间地进行这方面的研究，因此我能够观察到图中最复杂的机制出现在哪里，而这源于多年前我着手进行的有关葡萄糖产生能量的新陈代谢关系网状图的研究（该图由威廉·L.埃利奥特博士绘制，它充分展示了中间代谢的复杂性）。20世纪六七十年代，我在弗吉尼亚理工大学生物化学与营养系教授生物化学时，从这张路径图最早的一个版本中获益良多。我的基础生物化学课至少有12节课都用在给学生描述由葡萄糖到环状克雷伯氏循环所引发的一系列反应，其中，最主要的表现为从葡萄糖中提取能量。

听起来很复杂，是吧？但我在课堂上用的图示仅仅触及我们如今对葡萄糖新陈代谢路径所知的极浅层面。随着时间推移，更多新陈代谢的关联反应被加入初始图示，包括蛋白质、脂肪、核酸代谢的组成部分。人们并没花很久就把这么多反应加入了图示，使得文字需要被调整到肉眼可见的最小号，才能让全部信息显示在一张普通尺寸的纸上，并且再也加不了文字了。制图师们开始制作细胞代谢的整本图册——原本简洁的反应图如今配得上好几页纸——来说明已更新的这些发现。

这种综合性的图表越发专业细化、碎片化，能生动地表明简化主义是如何促成更小、更专业化的信息碎片，并以这种方式失去了整体视角的。研究者们花费数年，甚至数十年，只针对一两种反应进行研究。各种信息碎片不断地被加入图表，我们对于知识的探索越发深入细胞代谢层面，更感受不到整体系统的智慧和力量了。

我在这里强调新陈代谢的复杂性是希望大家能够明白，想要全面了解我们的身体对摄入的食物及食物中含有的营养物质的反应，其实是不可能的。用其中一个或若干个反应来解释营养素的功能是远远不够的。营养素一旦被摄入，它们相互之间的作用以及同其他食物所包含的化学物质的反应，存在于人体万亿细胞所组成的一座巨大的新陈代谢活动的迷宫之中。任何单一的反应或单一的机制都无法解释某一营养素的作用。每一种营养素及相关的食物含有的化学物质参与了细胞高度交融的复杂的新陈代谢过程。

每种营养素经过一系列复杂反应的事实说明：每种营养素都可能参与形成了大量的健康和疾病的结果。简化主义的一种营养素对应一种疾病的关系模式虽然被广泛认可，但实际上却是个彻彻底底的错误。每一种类似于营养素的化学物质进入这种复杂的反应系统，都会产生涟漪效应，而它们所波及的范围远不止新陈代谢这一活动。伴随着我们咽下的每一口食物，不计其数的化学物质进入人体，参与了我们的新陈代谢活动。

新陈代谢与酶

新陈代谢是人体为了维持生命而进行的所有化学活动的总称。当你想到有数十亿种反应一直在发生时，你或许会讶异，我们是用怎样的方式获得足够我们完成这些反应的能量的。毕竟，其中任何一种化学反应都需要能量。新陈代谢的一种主要产物就是对人体有益的能量，因此新陈代谢产出的能量比制造它所花费的能量多得多，这一点对我们来说至关重要。值得庆幸的是，我们体内有一种分子经过重重进化，能够在很大程度上减少人体内化学反应所需要的能量，这种分子叫作酶。

在研究早期，我使用酶来帮助我解释为什么整体中的一部分不能用来全面了解它所在的那个整体。随着我们对酶在人体内作用的研究不断深入，我的这一观点也开始逐渐清晰起来。酶是大型的蛋白质分子，存在于人体的所有细胞中。酶经历一系列的反应，最终将一种叫作基质（比如一种糖分子）的物质转化成另外一种（比如一种与葡萄糖有关的化学物质，我们的身体需要它来合成脂肪）叫作产物或新陈代谢物的物质。大家可以把酶想象成一家大型、全自动的工厂。将一个小木块（基质）插在工厂入口的位置，再在工厂的出口处收集到一只设计精美的沙拉碗（产物）。你当然可以亲自动手将木块变成一只沙拉碗，但这要花费更多的时间和体力。工厂作业能显著提高运输的效率。酶在细胞内起着相似的作用——将基质迅速地转化成产物，却消耗非常少的能量。几乎所有的化学反应都是在酶的帮助下完成的（生物学家使用"催化反应"一词）。如果这些反应没有酶的参与，反应速率就会慢很多，所需的能量就会显著地增加。

相比较而言，酶的体积是很大的。一个酶分子的大小可能是它要加工的基质分子的 10 000~20 000 倍，这样你就可以想象出工厂和木块的相对大小。图 7–1 展示了基质 A 转化成产物 B 的反应过程。但是大多数的反应都不是独立发生的，一个反应会连带着其他的反应，就像图 7–1 中的 B（基质）会转化成 C（一个新的产物），酶 1 让 A 转化成 B，而酶 2 则让 B 转化成 C。

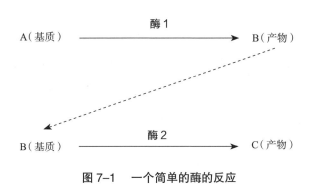

图 7–1　一个简单的酶的反应

根据供给（可用的基质的数量）和需求（细胞内已有的产物的数量）的不同，一种酶发挥作用的程度也各有不同。工厂的流水线可以根据原材料的供给和对产品的不同需求来调节速度的快慢。与之类似，酶可以对它们让基质转化成产物（我们称其为"活动"）的速度进行调节。事实上，酶甚至可以逆转反应过程，让产物变回基质。简言之，酶控制着反应是否要发生，如果反应发生，酶还可以控制反应的速度和方向。

酶在其形成的初期是以直链氨基酸的形式出现的，DNA 将它们按顺序排列好。但是由于氨基酸相互之间存在化学和物理上的亲和性，这条化学链本身就会不断折叠（如图 7-2 所示），形成一个与长长的磁珠串非常相像的三维体。

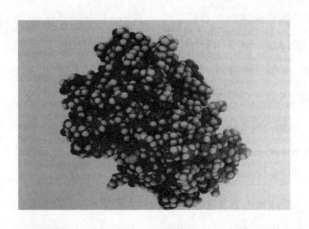

图 7-2　环状二磷酸腺苷（ADP）核糖水解酶（CD38 浆细胞）的计算机合成模型

这种折叠的结构可以让酶不断改变自身的活动：它们只需改变形态即可。酶的形变作用十分关键，原因在于，通过其改变自身的机能来改变反应发生的速度，这种方式实际上也改变了酶的化学和物理特性。不少致力于酶的研究的科学家饶有兴致地描述着这种令人不可思议的速度，而酶正是以这样的速度完成了它们的任务。让我们来看一下《新世界百科全书》中关于酶的词条释义：

酶必须折叠成三维的形态，才具有功能性。但为什么会出现如此复杂的叠合，至今仍是个谜。由 150 个氨基酸组成的短链构成一个酶，它为酶各式的折叠构型创造了巨大的可能：如果它每秒会发生 1 012 次形态变化，那么人类需要花大约 1 026 年的时间来发现正确的那一个……一个变性的酶能够在不到一秒的时间里再次折叠，接着在化学反应中准确地做出反应……这表明了宇宙具有超乎我们想象的复杂性与和谐性。[20]

　　作者引用较小的（根据酶的标准）假定分子，希望借此来描述无法用语言形容的事。酶的反应速率可以说是瞬间性的（从松散的直链到球蛋白，这个反应的时间不到一秒）。能够被单一的活性酶代谢的基质在化学上的多样性是显著的。能够改变酶的结构、数量及活动的众多因素也是显著的。

　　该讨论就其本质来说，是营养素的新陈代谢和酶之间存在的密切联系。由酶催化的反应，数量无限，彼此间又密切关联。这些反应由营养素控制，与此相关的化合物数量也没有上限。虽然说营养素管控着酶，但酶同样可以反作用于营养素，以此来制造出大量的产物。这些产物不仅为身体所使用，同时也用来维持我们身体的正常运转。

多功能氧化酶的奥秘

　　最终，我们将研究锁定多功能氧化酶，并开始探索它在癌症形成中起的作用。

　　我在这里不可避免地想简要说明一下我们的研究和发现——我们研究的题目太长且包含太多的专业词语，因此不能在一章的篇幅里解释清楚。当然，我的目标并不是把你们都变成多功能氧化酶方面的专家。通过分享自己50余年研究生涯里与多功能氧化酶的恩恩怨怨，我希望大家能够对动物蛋白如何影响癌症的形成有更加正确的认识。此外，多功能氧化酶的复杂性有力地证明了整体主义，而非简化主义，关于营养和健康的观点的正确性，我更希望大家对此能有更加深入的认识。

　　多功能氧化酶是一种极为复杂的酶，它能代谢若干种化学物质，其中有一些在我们的身体里，而另外一些物质是我们的身体从来没有接触过的。多功能氧化酶绝大多数情况下存在于肝脏中，它代谢类固醇激素（比如雌性激素、雄性激素这样的性激素，以及应激激素）、脂肪酸（也就是维持免疫和神经系统工作的化学物质的前体），以及胆固醇（在心血管疾病及细胞膜的形成方面起着一定作用）。在其他一些化学物质中，多功能氧化酶代谢的物质则更加接近于我们的身体会一直使用它们的类型。多功能氧化酶还可以将异质化学物质解毒，让这些物质能够顺利地通过尿液排出体外。

我在从事研究的早期阶段曾了解到，多功能氧化酶能将黄曲霉毒素（和其他致癌物一样）转化为毒性较小的代谢物，然后通过尿液和粪便排出体外，如图 7-3 所示。

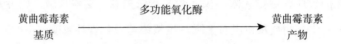

黄曲霉毒素基质 ——— 多功能氧化酶 ——→ 黄曲霉毒素产物

图 7-3　多功能氧化酶转化黄曲霉毒素的假定模式

但这个模型实在是太过简化了。我曾提及，1968 年印度的研究人员发表了他们的研究发现：蛋白质含量过高的饮食（饮食中蛋白质的比例超过20%）增加了老鼠患上黄曲霉毒素诱发的肿瘤的概率。[21] 而此前的研究却表明，同样高比例的蛋白质的摄入量实际上降低了因黄曲霉毒素直接中毒的概率。[22] 过去的黄曲霉毒素代谢模式根本无法解释如此矛盾的结果。

我的实验室团队假设多功能氧化酶是解释这一矛盾的关键。首先我们认为，富含蛋白质的饮食可以增加老鼠体内多功能氧化酶的活动[23]，这也就意味着，老鼠摄入的蛋白质越多，黄曲霉毒素（特别是母体基质黄曲霉毒素B1）被解毒的速率就越快。在我们看来，这就是该发现的合理之处，而它却与印度研究人员的高蛋白质饮食会提高癌症发病率[24] 的说法矛盾。

我们认为，一种可能性是，多功能氧化酶有两种代谢途径：一种途径是，生成毒性比黄曲霉毒素低的代谢物并安全地排出体外；另一种途径是，生成毒性比黄曲霉毒素高的代谢物，这样就增加了癌症的患病概率。但是，为什么一种酶会产生如此奇怪又矛盾的变化呢？虽然这种说法看起来非常奇怪，但是我们却无法否认它的可能性。在发现多功能氧化酶之前，科学家一直认为，许多化学致癌物只有被酶激活才有可能诱发癌症，因此黄曲霉毒素等化学物质有可能会产生毒性更大的代谢物。

20世纪70年代，我们发现了另一个答案。威斯康星大学教授吉姆和贝蒂·米勒在癌症研究领域都取得了不俗的成绩，他们与同事科林·嘉纳一起，发现了一些非同寻常的证据：多功能氧化酶从黄曲霉毒素中产生的解毒代谢物涉及形成一种极活性中间代谢物，它能够引发癌症。[25] 换句话说，多功能氧化酶能产生两种黄曲霉毒素代谢产物：一种被解毒且排出体外，而另一种物质则被激活并致癌。这就好比一棵树进入了一家工厂，在不到一秒的时间里变成了一根棍子，而后又被加工成了最终的形状——一只沙拉碗。

这种中间代谢物就是我们所说的环氧化合物，人们过去一直认为环氧化合物只能存在于几毫秒的时间里。不幸的是，这区区几毫秒的时间，就足够让环氧化合物与DHA[①]紧密地结合并引起突变，进而为癌症的产生创造一系列的条件。

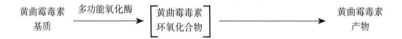

图7-4　由中间产物修正的黄曲霉毒素的多功能氧化酶转化图

这一发现让我们从一个新的角度去理解高蛋白质的饮食如何在提高癌症发病率的同时减小急性黄曲霉毒素中毒的概率，正如印度研究人员报告中所说的那样：高蛋白质的饮食提高了多功能氧化酶的活性，同时也提高了诱发癌症的中间代谢物及毒性较小的最终代谢产物的活性。

我们的另一个重大发现对破解这一矛盾也起了作用：研究证明，黄曲霉毒素本身毒性很强，自身不需要活化；它能阻止细胞呼吸，让细胞死亡。[26]

---

① DHA即二十二碳六烯酸，是人体所必需的一种多不饱和脂肪酸。——编者注

当高蛋白质的饮食增强了多功能氧化酶的活性时，它就降低了导致细胞死亡的黄曲霉毒素的毒性，乍一看，这似乎是一个正面的作用。但与此同时，它也增加了可以诱发癌症的环氧化合物的数量——这很显然是一个副作用。

如图 7-5 所示，我们再一次对反应图进行了修改，在新的图上总结了高蛋白质饮食中黄曲霉毒素代谢产物的作用（毒性较小的代谢产物以及致癌的环氧化合物）。

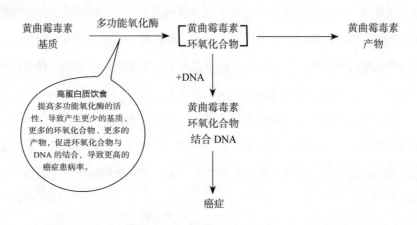

图 7-5 黄曲霉毒素的多功能氧化酶转化模式（最终修订版）

虽然在我们看来，以上表述是对这一矛盾非常合理的解释，但是仍有若干问题悬而未决。问题一，为什么我们的身体会在第一时间产生诱发癌症的环氧化合物？换句话说，一种反应是如何在第一时间将天然但具有危险性的副产物变成一种具有相同危险性的致癌物质的？

我至今仍然不知道该如何回答这个问题。我们的身体似乎愿意在关键的时刻用罹患癌症的风险来应对黄曲霉毒素造成的细胞死亡的直接威胁——这的确讲得通。虽然这种观点有其不完美之处，但这种交换形式却被证明具有正面效应，或者说，至少不会有什么副作用——它不会对人类的生存及繁衍造成负面的影响，退一步说，至少在目前看来不会对人类的生存造成什么威胁。这说明，我们的身体可能存在一个自我修正的机制，来防止受到环氧化合物的伤害。环氧化合物存活的时间非常短，可能只有不到一毫秒的时间，如此短的时间似乎不足以让损害发生。证据还表明，在此过程中，水在另一种酶——环氧化合物水解酶的促进下，能与环氧化合物结合，形成对身体无害的物质并排出身体——在环氧化合物损害 DNA 之前将其从人体内清除。

我们也知道，人体本身具有很强的细胞修复能力，如果这种能力来自均衡的营养，那么绝大多数的损伤都可以在癌症发生之前被消除。

问题二，为什么动物蛋白会提高多功能氧化酶的活性？高动物蛋白的饮食大幅度地提高了身体内酶的活性，而多功能氧化酶只是其中一种。动物蛋白经常会让我们的身体超速运转。从这点看，我们现在还不能回答大家为什么会发生这样的情况这个问题。我们也许能在未来给出答案。最重要的一点是，它会对我们的健康产生副作用。

多功能氧化酶教会我什么？

你可能已经注意到了，我早期对黄曲霉毒素与肝癌之间相关性的研究，主要集中在由单一的多功能氧化酶催化的反应上，这种研究完全采用的是简化主义的方法。尽管我考虑了其他直接的简化主义反应，而这些反应对肝癌的发展可能会起重要的作用，当然也有可能没什么大的影响。我的研究集中讨论假定可以催化一种反应的某种酶（多功能氧化酶），并涉及一种基质（黄曲霉毒素）和一种产物（肝癌）。这种假设肯定太过异想天开。后期，我对该活动机制的研究旨在解释日常饮食中的蛋白质对癌症的作用。事实证明，日常饮食中的蛋白质对癌症的作用太过复杂，单靠一种多功能氧化酶反应远远不足以说明其中的问题。但正是在这一时期，我第一次强烈地意识到，生物学的复杂程度足以麻痹我们的神经，而我之前从来都没有意识到这一点。

简单用几个例子来说明一下多功能氧化酶的复杂性。首先，多功能氧化酶自身的结构就非常复杂。它主要由三部分组成——它真的是一个系统而不是一种基于蛋白质的酶。通过分离这三大组成部分并用其他的结合方式进行重构，我们在研究中仔细调查了每一部分分别在整个酶的活动中起的作用。[27]我们还调查了它们在蛋白质饮食的影响下的结合方式。[28]每一种结合方式都能导致一种不同的多功能氧化酶活动，这就意味着复杂性会不断升级，并且无限地延续。在微量的化学物质的催化作用下，多功能氧化酶及其他的酶分子就可以改变自身的形态，进而改变自身的反应速率——所有变化都是在非常短的时间内发生的，以至于我们都无法将它们记录下来，或者对其进行评估。

其次，多功能氧化酶是一系列酶中的一种，我们可以将这些酶都看作系统，改变这个系列中一种酶的活动在多数情况下就会影响同一系列中其他的酶。比如，当一种基质转化成一种产物时，它也促进了其他下游的酶的合成，以此来协助其他后续的反应，或是向引起第一次反应的酶发出信号，让它降低反应速率。正如之前所提到的那样，在黄曲霉毒素的催化作用下，环氧化合物水解酶让由多功能氧化酶产生的环氧化合物与水结合。[29]下一步，经解毒的黄曲霉毒素代谢产物可能与各种各样的产物结合，以此来加快它们排出身体的速度。[30]各种酶以及它们的反应无处不在，并且互依互存，不可分离。

最后，多功能氧化酶能代谢成各种天然化学物质及异质化学物质。更有意思的是，多功能氧化酶能够迅速适应代谢产物，甚至是我们在大自然中从来没见过，或人体从来没遇到过的合成化学物。多功能氧化酶像一家工厂一样，不仅可以迅速地重构自身，甚至可以在一秒里将沙拉碗变成木块——这可真是一个大本事。

自我平衡：健康之本

我在这里与大家探讨一下营养科学中的"自我平衡"——人体在工作时总是趋向维持一种稳定的、功能性的平衡。身体系统内的确如此，从电解质平衡、体温平衡到酸碱值的平衡，这种平衡在人体各个系统之间也存在。而这种平衡就是我们所说的健康。

细胞内的自我平衡在大多数情况下都是由大量的酶操控的——数以万计的酶在百万亿个细胞里协同工作，酶与酶之间亦密切联系。它们用以维持自我平衡、维持健康的资源，是我们摄入的食物。这就是为什么说，从整体主义的角度看待营养学，是获得健康的一个关键性因素。吃了正确的食物，我们的身体自然会趋向自我平衡。健康并不是无数简化主义干预方法的去伪存真，但它就这么出现了，尽管很有可能是因为人体化学内在的复杂性。

多功能氧化酶可以对许多不同种类的化学物质进行催化，这样就导致它无法经受日常饮食的变化。我的团队在试图确定多功能氧化酶对癌症的作用时发现，即使是比较适度的改变也会导致大量差异性产生。当我们吃下正确的食物时，多功能氧化酶会引领我们走向自我平衡。但当我们吃下错误的食物时，多功能氧化酶可能导致疾病的产生。人体内有超过 10 万种类似于多功能氧化酶的酶在发挥着各自的作用。我们这里所讨论的化学物质仅仅是若干种基质、中间代谢物及产物——其总量之庞大，远远超过了我们所能估量的范围——它们每天都在我们身体内相互发生着作用。

对多功能氧化酶的研究帮助我看清了一点：我们每一个人其实都是一个动态的系统，这个动态系统好比一部精彩非凡的交响乐，它以令人难以置信的速度和序列改变着我们每纳秒间的生活。这部交响乐至今依然美妙，因为我们已经发现并命名了不少的酶，以及其他一些人体正在使用的代谢"工具"，以此来控制和支配它的行为。我们必须承认，我们关于健康的各种研究，归根到底是生物的复杂性。可惜的是，随着人类对复杂程度的研究不断深入，简化主义科学似乎完全沉迷在给这些复杂事物取新名字的工作中，以至于完全忽略了一点：这些化学元素之间的关系，才是自我平衡和健康的核心。

第 8 章

遗传学与营养学（第一部分）

科学家已经发现了害羞基因。他们多年前就应该发现这个基因，只是它当时正藏在其他的基因后面。

——乔纳森·卡茨

面对一切，希望总比绝望好。

——约翰·沃尔夫冈·冯·歌德

在上一章我们了解到，为什么说简化主义在面对我们的酶系统时，会在理论和实践上彻底投降。我们也看到，简化主义的介入通常是没有必要的。我们摄入了正确的食物，这样我们自身的生化系统就会自然而然地朝着健康的自我平衡的方向发展。简化主义者并没有将他们的注意力放在营养学上，更不会知道，为了让酶趋利避害而人为地改变酶的活动，其实不会有任何作用。简化主义者将目光锁定上游，也就是用来制造这些神奇的酶的模板：DNA。

遗传医学是简化主义者的最终幻想。它躲避了所有影响健康和疾病发展的关键性因素，将目标集中于无数细小、确凿的因素上，这样就不会为任何一种确定性或随机因素留有空间。它让科学家们一提到DNA就会说："看，这就是你患胰腺癌的原因！"尽管所有的证据都在质疑基因和癌症（以及大部分的慢性疾病）之间存在直接的联系，但是现在遗传学家会指着许多DNA片段说："看，这就是你在未来的40年里可能会患上胰腺癌的原因。"

他们欣欣雀跃地憧憬着未来的某一天，他们可以识别、分离及"修理"错误的基因，以此来攻克所有的疾病难题。

在过去的50年里，医学研究者越来越沉醉于了解、绘制及操控人类基因的工作。在接下来的两章，让我们来看一下，科学家们对基因的这种沉迷，已经让人类自身可以影响健康的观念付出了巨大的代价——不管是在经济上还是在思想上。

终结疾病

尽管经历过数十年的失望，但是我们仍旧对现代医学的伟大诺言深信不疑：一个没有疾病和早逝的世界，一座我们不再需要担心癌症、心脏病、糖尿病等病症痛苦折磨的天堂。

为了让大家了解为什么人类会对这个诺言执迷不悟，你只需要回顾一下20世纪医学科学的突破性发展。1900年，药物并不是治疗传染病最可靠的手段，不能帮助移植器官，无法使用呼吸机来维系病人的生命，不能通过透析来治疗肾衰竭，或者借助核磁共振和CT（计算机断层扫描术）来深入观察人体。最近几年医学领域取得的先进性大发展让我们相信，人类的确向前迈出了一大步。为什么我们不能假设，未来医学领域将会取得更加伟大的突破？伴随着计算机和技术的不断进步，这些发现和发明都不光化解了人类的愚昧，更是将人类从疾病的痛苦之中拯救了出来。

医疗机构的发展和突破都依赖于科学的进步。"抗癌之战"及其他一些项目资助我们践行着"伟大诺言"，而流行文化更是将无私的英雄主义的抗癌研究者奉为圭臬。

问题是，医学领域在很长的一段时间里并没有取得实际的成功。技术以惊人的速度发展，但是我们却很难发现技术在改善人类健康方面取得的实际效果。20世纪初，发达国家所经历的死亡率的骤跌在很大程度上得益于人类对卫生的认识。[1]而在过去的50年里，各种费用高昂的高科技产品却没有对降低世界发达国家的死亡率和患病率产生任何影响。虽然与50年前相比，不断完善的医疗设备在应对如车祸、心脏病突发等紧急事件时，确实挽救了不少人的生命，但是在应对如心脏病、癌症等被称为"富贵病"的慢性退化性疾病时，与20世纪50年代相比，这些先进的技术并没有发挥多大的作用。

我们依旧在等待下一位"白马骑士"来拯救我们：药物、疫苗、技术，以及能够预防疾病且拯救我们的新手段。它们并非来自疾病本身，而是来自人们对疾病普遍性的恐惧。这种恐惧似乎会时不时地出现，击中我们中的一部分人。

这种（在表面上看来的）随机性给我们带来了最大的恐惧。我记得吉姆·菲克斯——1977年畅销书《跑步圣经》的作者——52岁时死于心脏病突发。媒体对他的死亡报道充满尖酸的宿命论语调，这件事似乎是一个绝佳的例子，它证明了不管我们尽多大的努力来追求健康的生活方式，死神还是会追上身。

我们真正想从科学中得到的，就是终结这种随机性的途径。我们想去了解，为什么有些人会患上某种疾病，但是其他人却不会。我们想知道，怎样才能预防疾病的发生。总而言之，我们想要消除这种不可预知性的存在。

在简化主义的世界里，你会发现，任何未知性都是不被允许的。简化主义的世界可以浓缩成一个物理学法则的机械表达式，在这个世界里，万物从理论上来说都是可知的。如果我们不能正确地预测哪个人将患上胰腺癌或心脏病，这只能证明一点：我们还没有收集足够多的数据。我们目前所使用的工具，还没有强大或敏感到可以揭开其中的奥秘。不用害怕，在不远的将来，它们就能做到了！事实上，它们（工具）就在这里！问题是，它们已经在原地待了大约40年的时间了。

基因的地震

最近几年，一门号称能够解决所有健康问题，并且告知大众许多未曾了解的事物的学科异军突起。我这里所说的当然是基因革命，它于 20 世纪 50 年代兴起以来，不断发展壮大（亦不断投入资金）。你可以说，我们现在正处于"遗传学的时代"。人类染色体组和基因序列的图谱代表着医学技术的最前沿水平。DNA 就是一串密码，不是吗？我们的整个人生和命运，都被绘制成一幅漫长、复杂的蓝图。人类的整个发展过程及人类天性中的所有秘密，都包含在 DNA 双螺旋中，比如我们的身体表征及功能、我们的性格，还有我们患上各种疾病的倾向。伴随着计算机功能的不断扩展和速度的不断提高，我们不断尝试着破解其中的秘密。2012 年 3 月 7 日《纽约时报》刊登的一篇文章指出，随着人类寿命的不断延长，在未来，人们检测自己基因序列所需要的费用可能和进行一次血液检测差不多。[2] 来自硅谷新兴企业的科学家们假设，在改善人类健康方面的限制因素是数据缺失，因此他们迫切地想要找出快速且消费得起的测序操作。关于这一观点，最具代表性的言论来自加州通信与信息技术研究所所长、完整基因公司（Complete Genomics，硅谷基因序列研究方面的前沿公司之一）科学顾问团成员拉里·斯马尔（Larry Smarr）。他说："纵观人类历史，我们手中并没有掌握那台可以保证自身生存的软件的读取器。一旦你由一个数据贫乏的环境转换到一个数据丰富的环境，一切亦随之改变。"[3]

这些遗传学方面的"战士"将自己视为一场新式启蒙运动的领袖，特别是简化主义的启蒙运动。在这些遗传学"战士"的眼中，基因就像人类的软件那么简单。一名优秀的程序员能够读懂代码，并且能准确地预判一个程序的用途，这样说来，我们就能够通过观察基因准确地预测我们将会患上哪种疾病，甚至能够猜测转瞬间情绪的变化。

问题是，我们做不到。基因能告诉我们也许会发生什么，但是它不会告诉我们疾病是否会发生，或是怎样发生。在基因科技方面不断增加的资金投入及关注，换来的却是医学上的死胡同，以及简化主义的兔子洞①。一旦落入这个洞穴，我们就不再想方设法阻止和逆转慢性疾病的发展。

基因的复杂性与简化主义

与营养学相比，遗传学这门学科的复杂程度远远超乎我们的想象。遗传学的复杂性目前尚未渗透大众领域。我们中的大多数人都认为基因是相对稳定的个体，它使我们能够按照一定的方式观察、工作、行动。基因背后的真相则更加有趣。

在农场生活时，我和两位兄弟——杰克和罗恩，每人有一台"自动收割机"——一台巨大的收割小麦的机器，我们开着它在田地里工作（我们用这种方式帮助父亲赚钱，以此来支付我们的大学学费）。在过去那些日子里，农用收割机就像市场上其他那些机器一样，对我们来说已经是非常复杂的东西了。我已经记不清我的机器上有多少条皮带、多少个滑轮，但是我清楚地记得，我每天开始工作之前，都需要给 103 个配件加润滑油。对我来说，这台收割机就意味着有序的复杂性在工程上的奇迹。但这些机器只是即将到来的工程奇迹之旅的开始：体积不断变大的飞机、巨型远洋客轮、彩色无线电（尤其是电视）、卫星、空间站、通信设备和系统、真正让人头晕目眩的实验室设备，还有现在最为普及的计算机。神奇的机器，伟大的思想！工程和技术上的这些大发展令我们叹为观止，同样给我们留下深刻印象的还有它们的复杂性和有序性。但是若与分子遗传学的微观世界相比，一切就都显得无足轻重了。

遗传学概述

你可能在高中生物课上学到过，DNA 是一条由两列平行链盘旋而成的

---

① 兔子洞是《爱丽丝梦游仙境》里的一个场景，引申意思是"出口"。——编者注

双螺旋结构的长链。糖与磷酸分子交替相连，形成长链骨架（如图 8–1 所示的带状结构）。

4 组含氮的基质按顺序排列，将 DNA 的长链由内侧连接起来，每一种氮基又与长链中的一个脱氧核糖单位相连。这 4 种氮基分别是腺嘌呤（A）、胸腺嘧啶（T）、鸟嘌呤（G）、胞嘧啶（C）。因为有对彼此的化学亲和力，这 4 种氮基就组成了两组碱基对（A 和 T，C 和 G），这些氮基与双螺旋结构垂直，一组碱基对能将两条长链连接起来。

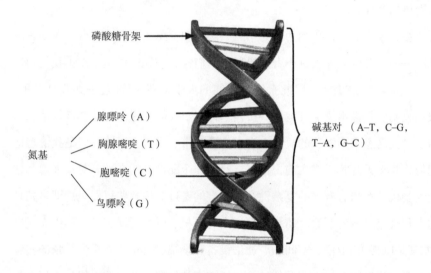

图 8–1　一个 DNA 分子

DNA 分子的长度完全超乎你的想象，每个地球人都有一个属于自己的 4 种氮基的排列方式。这些氮基就好比组成单词的字母，因此它们有能力创造一个含有海量信息的人体。[4]

这条独一无二的 DNA 长链被切分并打包成 23 对染色体，染色体位于我们人体百万亿细胞的细胞核中（每一个细胞的体积都小到可以放在针尖上）。我们的细胞将 DNA 看作它们工作的蓝本。23 对染色体上具有遗传效应的碱基（总数大约有 30 亿个）集聚在一起，叫作基因（约 25 000 个）。

每一个基因都可能含有少则 100 个，多则数百万个碱基。每一个基因都会对一个特定蛋白质的形成起引导作用，如图 8–2 所示。

然而，基因不会直接被翻译成蛋白质。在生成蛋白质之前，它们需要经历一个中间环节，即核糖核酸（RNA）的产生。RNA 的形态与 DNA 相似，都是由碱基组成的长链。

当 RNA 的碱基序列结合成长链，形成蛋白质时，RNA 的碱基序列反过来又服务于氨基酸选择的编码过程（在人类的蛋白质生产过程中，大约 20 种氨基酸被使用，每一种氨基酸都拥有其独特的化学结构）。RNA 长链上的碱基并不是按照一对一的方式对这些氨基酸进行编码的，而是采用了三联体的方式，每一种碱基编码一种或多种氨基酸。这 4 种碱基可以创造 64 种不同的结合物，即密码子（一些氨基酸可以被不止一种三联体密码子编码）。

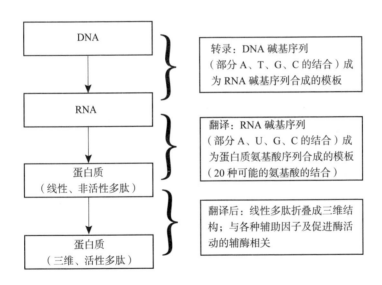

图 8-2　DNA 编码为活性蛋白质的过程图（以酶为例）

遗传学研究初期的科学家相信"一个基因 / 一个蛋白质"的假设，在这个假设中，每一种基因都负责一个蛋白质的编码。假设有 25 000 个基因，这就意味着会有 25 000 个蛋白质。然而，近期的研究表明，这种假设太过简单。比如，在一个蛋白质的形成中，至少可以被分配一个基因，因为一些蛋白质是由超过一条氨基酸链组成的，每一条氨基酸链又都是由一个单独的基因产生的。我们无法预估潜在的蛋白质及它们的结合物的数量。蛋白质的复杂性远远超过人类可以理解的范围。

这里有另外一个问题。尽管我们体内的所有细胞都含有完全一致的基因母版，但是每个细胞却从事着不同的工作。不管是形式还是功能，肝细胞都完全不同于神经细胞或肠道的内表皮细胞。它们在结构和功能上的差异完全取决于每一个细胞里被选出来、用以表达的 DNA 碱基片段。从 30 亿个碱基中进行选择的这个活动，充分展示了大自然造物的神奇之处。

简要概括一下，DNA 碱基序列中较短的那一部分片段叫作基因，基因被转录成 RNA 序列，而 RNA 序列反过来又被翻译成氨基酸序列，氨基酸在蛋白质的形成中被加以利用。这些蛋白质是构成细胞及细胞功能的主要成分；酶、激素及结构单元其实都是蛋白质。DNA 通过这些蛋白质的活动掌握着自身的命运。

掌握命运——基因的表达，基因如何做到它们想做的——其实就是按照一系列复杂但是有序的过程进行操作。为了调查并了解这些过程，研究者试图将这些过程简化——把它们看作像多米诺骨牌一样一个接一个运行的阶段或活动。这种简化非常具有帮助性，因为它让我们能够更加清晰，也更加容易地发现每一个阶段的一些细节信息，但是我们不能完全指望它。现实中，每一个阶段和活动都紧密联系、环环相扣，好比一条水道纵横密布的大河。

人体的生物化学、饮食、身体活动、医药、情绪，或者其他任何你能想到的因素，都会影响这个过程中的每一个环节。不仅如此，我们所说的基因表达[①]的每个阶段也会相互影响，还可以在一个层次复杂、无尽的连环中，不断地向前及向后反馈信息。在过程中每个异常繁杂的阶段，由活动构成

---

① 基因表达，是指细胞在生命过程中，把储存在 DNA 序列中的遗传信息进行转录和翻译，使之转变成具有生物活性的蛋白质分子。——译者注

的"水道"相互之间也会以各种不同的方式进行交流，我们在第 7 章看到的一系列的酶（其本身也是一种蛋白质）同样如此。另外，造成活动速率任何变化的原因都不止一种。比方说，由 DNA 合成的蛋白质数量，会根据任意一个时间点上其需求量的多少而出现波动。当某种蛋白质达到一定数量时，它就会放慢形成的速度。但蛋白质合成速率可能通过多种方式得以降低。DNA 到 RNA 的转录率，RNA 本身合成蛋白质的速率，都会发生一定的改变。

这就是我们现在正在极力篡改的系统，好像我们的身体就是一台台人造机器。的确，我们已经绘制出了人类的基因图谱[5]，但基因图谱仅仅是第一步。我们可以用各种自己想要的隐晦的名字来给基因命名，但这并不意味着我们真的了解这些名字的真正含义，或者说，我们并不了解个性、喜好、体质（或疾病）等结构是怎么由此出现的……假设会有了解的可能性。

遗传学家的梦想

尽管基因的复杂程度远远超过我们的想象，遗传学家却还是一直倔强地投身于基因研究的领域，并将基因研究视为医疗卫生的未来。在简化主义者眼中，复杂性仅仅意味着投入更多的时间和金钱。我们所需要的是快速加工，或者是智能处理，抑或是更多的研究……

遗传学家们非常肯定，在未来 20 年、10 年，甚至是更短的时间里，我们肯定能够攻克疾病的基因基础这一难题。一旦我们攻克了这一难题，就意味着一场医疗卫生革命的到来。从疾病的形成和处理的方面来了解基因的特征及功能，将会让我们完善药物的发展[6]，同时也会降低新产品临床试验的成本。药物的开发目标有两种，一是锁定与疾病相关的特定活动，二是（如近期声明的那样）为个人定制，因为他（她）的基因决定了他（她）对药物的敏感度。事情若真如我们设想的那样，那么药物的副作用将会最小化，临床试验的成本也会降低。事实上，人类基因组计划（由美国政府牵头的研究项目，在 1990—2003 年，已经绘制出了全部的 20 000~25 000 个人类基因）

宣布，一个流水线式的药物开发过程"有希望大幅减少全美每年约10万人死亡、200万人住院治疗的预估，而这正是不良药物反应带来的恶果"。[7]

但这仅仅是福祉的开端。以下的几句话援引自该项目组网站，它反映了美国政府对基因研究的"官方式"的热衷：

- 掌握某种疾病易感性方面的前沿知识，能使我们更加细致地对疾病进行监控，在最合适的阶段进行治疗，可以将治疗效果最大化。[8]
- 基因材料制成的疫苗……保证目前所有疫苗的效果，并且没有任何风险。[9]
- 锁定对某一药物产生反应的目标人群，能够降低临床试验的成本和风险。[10]
- 所有好处及更大的好处将会降低医疗卫生方面的净成本。[11]

NIH院长弗朗西斯·柯林斯与克雷格·文特尔博士带头开展了震惊世界的有关人类基因序列的研究。柯林斯曾担任NIH国家人类基因组研究所主任，他曾多次热情洋溢地向我们描绘基因研究的美好蓝图。他设想，每个人独一无二的DNA片段的特性不仅不会提高患病风险，反而可以让我们利用传统措施预防及治疗疾病。因为人有独一无二性，所以传统的预防和治疗手段也是因人而异的。在柯林斯和他的同事看来，一套方案不可能适合所有人。

他们许下的诺言是多么振奋人心，人们甚至认为，这些诺言开创了一个医学治疗的新模式：遗传学是未来医学的核心！事实上，许多遗传学的承诺结果无疑会很好。我并不是说基因研究是在浪费时间。我自己完全认同，人类基因组计划肯定是一门具有无限吸引力的科学。像人类这样一个充满好奇心的物种，对于任何一块充满不确定性和复杂性的石头都不会放在原地不管，更别提更加玄妙复杂、更加不确定的技术了。毫无疑问，基因技术可以给全世界 1‰的人口带来帮助，而这 1‰的人口，却遭受着一些由错误基因引发的罕见疾病的折磨。

他们不会做什么事情？他们不愿解决这个基本的问题：我们这个社会不断恶化的健康水平。我们将重心放在了对基因的研究上，对基因以外的一切事物都视而不见，对此我极为反对。目前，美国每年投入数千亿美元进行基因测试和排序，虽然投入如此巨大，医疗危机却依然严峻。我们在遗传学上的巨大投入仅仅为很少的一部分人带来了帮助，但即便如此，我们还是心甘情愿地往里面砸钱。

过去，我们通过营养手段消除了 90% 的人类疾病，并且终结了简化主义式的医疗卫生体系的资金外流问题。而后，我们开始将大量的金钱投入基因测试和序列研究。目前，我们的当务之急是要让基因研究惠及更多的人。此刻，我们正在经历疾风骤雨式的医疗危机。飓风正袭来，你别再收拾门庭了，赶紧给窗户钉上木板吧！

可能我就是在嫉妒。那就把这个问题留给你们来决定。基因时代的大幕已经徐徐拉开，而营养学的时代已经退到了舞台后面。

营养学时代的衰落

1955 年，我在佐治亚大学兽医学院读大一，我从我的生物化学教授那里得知了 DNA 双螺旋方面的最新发现，以及它对未来的意义。在那一年，我也开启了自己在生物化学及医学方面的研究之旅，并且我已经将自己的主攻方向设定为这两个领域。一天，我很惊讶地收到了来自康奈尔大学教授克里夫·麦凯伊（Clive McCay）的电报，他在电报中让我放弃兽医方面的研究，并且邀请我到康奈尔大学，转学到"生物化学"（那时候，新兴的遗传学还只是其中的一个分支）这一新领域。能够拥有这样的机会，我兴奋不已。在康奈尔大学读研的时候，我已经将营养学作为自己的主要研究对象，生物化学则成为我次要的研究对象。现在回忆起来，我发现自己不仅见证了一个新领域的产生，更目睹了科学在人类健康这一问题上结构式的大转变。

　　自 20 世纪初到 20 世纪 50 年代初，营养学领域的研究者一直在改善人类健康这个问题上不断探索和挣扎。20 世纪初期，科学家和医学方面的专家已经开始调查脚气病、维生素 C 缺乏病、糙皮病、佝偻病等疾病的成因。这些疾病的形成都在一定程度上与饮食有关，但研究者当时还不能明确这些疾病的形成机制。而后，研究者识别出了特定的营养素，并假设一些营养素的摄入量不足可能会导致这些疾病的发生。1912 年左右，"维生素"一词第一次出现，用来指代存在于食物中、数量很少，但是对维持生命来说十分重要的一种物质。

　　20 世纪 20 年代至 30 年代，营养学研究者识别出了不少种类的维生素及其他营养素，其中包括"字母维生素"，即维生素 A 到维生素 K。还有氨基酸，它是构成蛋白质的基本单位，与 DNA 模板非常类似。人们通过研究这些营养素来判断它们在多肽链中的序列和安排，以及如何影响蛋白质重要的、给予生命的特性。1948 年，科学家用化学方法合成了这些新发现的食物营养素，并用这些化学合成物饲养老鼠。基于对实验室老鼠的观察，这帮科学家非常自信地宣称，他们已经发现了最后一种维生素——维生素 B_{12}。此时，营养学家们已经发现了营养素的基本粒子并对其进行分类，他们坚信，人类已经不需要再吃完整的食物了。人类可以从药物中获得他们需要的所有营养，饥饿和营养不良都可以被逐回古老的年代了。

　　在那个给人留下深刻印象的时期里，我们的演讲中充斥着基础营养学研究中的新发现。1956 年，我刚刚来到康奈尔大学开始我的研究项目。我发现新的营养素的新闻已经在若干年前渗透了公众印象。我记得，当我还是个孩子的时候，我妈妈每天都要给我和我的兄弟们每人一勺鱼肝油，因为鱼肝油富含生命所需的营养物质——维生素 A（我至今都记得鱼肝油的那股味道，太恶心了）。我还记得有一次，我姑姑特别激动地告诉我妈妈，说以后我们根本就不需要吃饭了，因为主要的营养成分都可以通过药片的形式摄取。忘记妈妈在菜园子里种的那些蔬菜吧！（我记得我妈妈听了姑姑的那番话还是挺不高兴的。）蛋白质是另一种人们格外关注的营养物质。我可以保证，我们自家牧场里奶牛产的奶对男性健康特别有好处（对女性更有益的牛奶还没研制出来），原因在于，高品质的蛋白质可以让肌肉、骨骼及牙齿更加强壮。营养学作为科学的一个分支在当时迅速发展，但即便是在营养学最蓬勃发展的那个时期，它的研究重点基本上也只聚焦于发现新的营养素及其活动。

具有讽刺意味的是，营养学的简化主义本质却为比它更加“简化主义”的遗传学提供了可乘之机，遗传学顺利地替代了营养学，成为“为什么我们会生病”的最佳答案。所有加强型的早餐麦片及复合维生素片并不会把美国变成一个以“十项全能选手”和“健壮的八旬老人”为象征符号的国家。营养学作为一种简化主义的科学，其发展已经走到了尽头。遗传学亲切地从它手中接过了接力棒。

“自然-营养”之辩

营养学和遗传学之间的博弈与自然和营养之间旷日持久的辩论颇为相似。我们刚出生时最原始的“自然属性”——我们的基因——是否就已经提前决定了我们长大后会患上什么疾病？或者说，健康和疾病是不是环境的产物，环境包括我们吃的食品或我们所接触的毒素——我们的“营养”？各种形式的自然与营养之间的争论（或者说是毫无意义的吵嚷）已经持续了一千年。亚里士多德将人的思维比喻成一块白板，经验和指导会慢慢把这块白板填满，他的这一观点与当时普遍认为的“人生来具有一些固有的‘本性’”的观点完全对立。

大多数的健康研究人员都认同，不管是自然还是营养，其中的任意一方都不能决定我们会得什么疾病。疾病的发生是两方共同作用的结果。争论的中心在于，两方分别对疾病的发生起了多大程度的作用。事实上，我们根本不可能准确地说出，一种疾病的发生有几成原因来自基因，几成来自生活方式，更别说让我们指出，营养到底在疾病问题上起了什么具体的作用。

若干年前，这种不确定性在我眼里变得逐渐清晰。1980—1982年，我作为美国国家科学院专家委员会13名成员中的一员，着手准备一份关于饮食、营养及癌症的特殊报告[12]，这份报告是这一领域第一份正式的官方报告。我们的研究目的之一，就是对饮食、基因、环境中的有毒物质和生活方式等因素导致的癌症的比例进行测算，以此来让人们了解到底在多大程度上可以通过饮食来预防癌症。

项目组的各位成员对"通过饮食预防的癌症的比例"这个问题非常感兴趣。此前一年或更早，某媒体刊登过一篇文章，该文章是牛津大学两名非常优秀的科学家——理查德·多尔爵士和理查德·皮托爵士为美国国会技术评估办公室（该部门目前已被废除）所撰写的一份报告。[13] 这两名科学家指出，35%的癌症都可以通过饮食加以预防。如此高的比例迅速上升为一个由政治在背后操控的热点问题，关键是，这个估计数字超过了另一个数据——超过30%的癌症可以通过不吸烟预防。但对大多数人来说，他们并不知道饮食如此重要。

我们委员会的任务是：用我们自己的数据来证明，饮食可以在多大程度上起预防癌症的作用。我被分配的任务是完成风险评估的第一稿。很快，我就发现这个项目意义不大，或者说，根本没有任何意义。饮食究竟可以在多大程度上起预防癌症的作用？任何一个基于数字进行的评估都可能使这一问题僵化。我们面临的第二个问题是，如果说癌症的发生是由多个因素引起的，那么我们应该怎么对其进行总结呢？如果说戒烟可以预防90%的肺癌发生（目前来说最乐观的猜测），合理膳食可以预防30%的肺癌发生（的确有证据表明），避免空气污染可以预防15%的肺癌发生，那我们接下来又会做什么呢？是不是说，我们将这些数字加起来，就可以说，135%的肺癌都是可以预防的？

我们的委员会逐渐意识到了其中的困难和矛盾（特别是对风险过于精确且不恰当的总结），因此我们不可能去写一章关于"健康饮食降低癌症风险的精确估计"的内容。我们还发现，之前技术评估办公室所准备的那份报告，并没有将"通过饮食预防的癌症"的比例固定在一个精准的数字上[14]，媒体所引用的35%这一数字只不过是"草率报告"的结果。事实上，这篇文章的作者在调查过相关的专业性的饮食和健康群体后发现，这个估值的区间非常大，可以从10%一直到70%。35%这个数据简直就是对这个问题的盖棺定论。为什么会是35%这个数字？我们普遍认为，35%是整个区间里的一个中间值。对公众而言，10%~70%这个区间太迷惑人了，人们看到如此大的差距，肯定不会认真考虑饮食对癌症的发展究竟会起什么作用。在如此大的一个区间里，个人成见肯定会在其中起一定的作用。

我深信，我们委员会决定不对如此一个不可知的风险进行评估是明智的。即便是在今天，作家们依然在非常武断地传递着这样一个错误的信息：牛津大学的报告指出，1/3的癌症可以通过饮食得到预防。精确的数字常常会被过度解读，特别是在个人和专业性机构那里。几十年后，饮食和健康机构仍然不能就准确的数据达成一致的意见。

问题是，风险并不是一个客观存在的实体。它会随着我们认知程度的高低随时发生变化。举例来说，某电视台曾经在直播华盛顿国民队棒球比赛的时候使用一个名为"获胜概率"的统计工具。如果第四局结束，国民队5：2领先，那么国民队获胜概率就是79%。但如果对手在第五局上半场得了1分，获胜概率就会降至65%。若国民队在第八局拿了大满贯，获胜概率也许会升至97%。对手第九局上半场的英勇反击可能会消除国民队的领先优势，再次改变概率。问题是，比赛获胜概率不可能永远都是那一个数字。场地、飞翔的蝙蝠、天空中任何一朵云彩的变化、相对湿度的降低——任何一个因素都有可能改写比赛的最终结果。基于统计人员选择使用的算法进行加减，数据结果可以在一秒内改变数十次。

博彩公司会试图通过准确的风险量化方法来判断一场棒球比赛的胜率。关注自身健康的人，就像这些博彩公司一样，试图对"饮食预防的癌症的比例"这个数字再次加以确认。他们想比较明确地知道，怎样做可以保持健康，以及预防慢性疾病的发生。我们不需要具有误导性的"准确的"总计数字，因为对于任何一件具体的事情，它都不可能起预测的作用。我们的报告删除了一些重要内容，这部分内容肯定不是"饮食能够在多大的程度上预防癌症的发生"，而是"饮食是预防癌症发生最重要的因素"。

如果说我们既不能给出一个具体的估值，也不能给出一个可能的估值范围，那么我们又能够做些什么？我们是不是在捏造数据呢？我很确信的一点是，在癌症的成因和预防这个问题上，大多数人都只是根据自己意识中"自然-营养"之间钟摆指向的位置，来决定自己要相信的内容。在预防癌症这个问题上，因为没有一个值得信赖的答案，人们就只能退而求其次——交给自己意识中"自然-营养"的钟摆来判断。

希望（营养）与绝望（基因）

大家可能都没有意识到，我们在"营养-基因"这个统一体中所持的观念，会有意识或无意识地影响我们对健康和疾病的认识。我们是要听任命运之牌的安排，还是相信命运掌握在自己的手中？如果说人的健康基本上由基因掌控，那么我们改善健康的所有尝试就都没有任何意义了。但如果我们的选择战胜了命运之牌，那我们就有了付诸行动去改善和保持健康的理由。

大多数医学研究者在"自然-营养"中，都选择站在"自然"一边，他们断言，应把遗传学放在第一位，因为它是疾病的本源。虽然我们发现了基因缺陷或 DNA 中错误的基因序列可能导致疾病的发生，但人们还是错误地认为，我们之所以能够更好地诊断和预测疾病风险，归根结底得益于遗传学的发展。这种想法的根源在于医学科学领域里一个非常流行的理论——基因决定论。根据这个理论，我们能够画出一幅基本上算是线性的、基因和与疾病或健康相关的结果之间的因果关系图。换句话说，基因基本上是独立运作的，它在其自身的活动中基本上不会受来自环境及个人生活方式的影响。图8-3简要表述了这一过程。

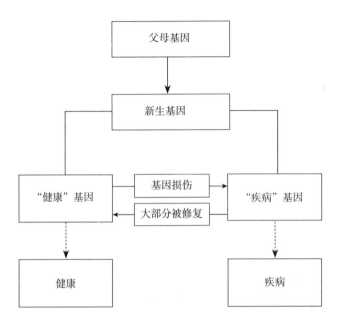

图 8-3　基因决定论

健康或疾病的发生基本上都是由"健康"和"疾病"基因决定的，而健康或疾病的出现，则来自整个生命过程中产生的新生基因，以及受损但是未被修复的基因。

"营养决定论"是与"基因决定论"相对的另一个理论。这个理论认为，通过激活健康的基因、阻止疾病基因的生长（见图8-4），营养支配着能够引发健康或疾病结果的基因的表达。基于我多年的研究，我选择了"营养决定论"。

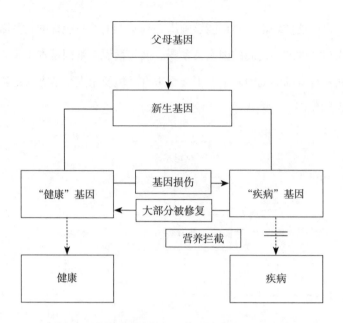

图 8–4　营养决定论。健康和疾病过程的开始来自"健康"和"疾病"基因，
但是营养活动支配着这些基因的表达。良好的营养阻断了"疾病"基因的表达，
让"健康"基因产生健康的作用

　　当然，还有其他一些可能支配基因表达的非营养因素。还有一些疾病，如神经节苷脂沉积病[①]，它们的发生完全受基因的控制，营养学可能或最多只能缓解疾病的某些症状。众所周知，营养学绝非万灵药，没有一种食品能够让截肢再生长。然而在我看来，营养物质的摄入是基因表达的基本因素，在绝大多数的案例中，甚至在绝大多数时间里，相比其他因素，好的营养对健康能起更大的作用——其中就包括最为复杂、最为昂贵的基因干预。

　　基因是健康和疾病的开端，它们代表着等式中"自然"的那部分。而营养及其他一些生活方式因素——等式的另一边，则决定着这些基因是否被表达，以及被表达的方式。营养（营养学）对健康和疾病的影响力远远大于

---

① 神经节苷脂沉积病，西医学名为 Tay-Sachs，是一种与神经鞘脂代谢相关的常染色体隐性遗传病。——编者注

"自然"（基因）对它们的影响。

通过对"基因决定论"的简要概述，我们了解到，我们未来的健康和疾病自出生之日起就已经决定了。随着年龄的增长，我们只是在根据自出生之日起就继承的基因蓝图，从一种疾病的基因移动到另一种上面。这种变化所造成的结果是，它给我们留下这样一种印象：我们根本不能采取任何手段来阻止癌症的发展。相比之下，"癌症及相关的疾病与营养有着密切的关联"这种观点则会让我们心生一丝希望，进而让大家可以更加注重自身的健康行为。正如我们将要看到的那样，这种观点并不仅仅是一种愿景：大量整体主义的证据在后面支撑着它。现在，我们就来了解一下：当我们将受损及有着错误行为的基因最小化并进行修复时，营养学和遗传学该怎么进行比较？我们若将目光集中在简化主义式的疾病研究方法上，这对我们预防癌症等慢性疾病的发生到底意味着什么？

第 9 章

遗传学与营养学（第二部分）

眼下生活的怆然之处在于，科学积攒知识的
速度超过了社会聚集才智的速度。

——艾萨克·阿西莫夫

我们都会生病，通常来说，这没什么大不了的。用刘易斯·托马斯这位医师兼作家的话来说："医生们都有着一个只会告诉妻子而不道与旁人的秘密：大多数疾病自身就会痊愈，甚至到早上就会好。"我们的身体可以迅速地应对疾病，无须干预（尤其在我们坚持摄入"天然蔬食"时）。当身体靠自己的力量无法应对某些疾病时，求助于医生，或者在非常严重的情况下住院治疗，在现代生活中都被认为是理所当然的事情。但是大多数人并不真正了解疾病，不知道它们从何而来，或者说为什么生病，基因又在这个过程中起了什么作用。

疾病从哪里来

　　正如我们在第 8 章简短讨论过的，基因是健康与疾病的初始点，是所有生理反应的源头，因而在实际效果上塑造了体形和身体机能——我们称之为生命。有些基因产生的反应可以使身体健康，有些则会引发疾病。

我们基因中的大多数都是健康的一类，否则，我们就无法长久生存。这些基因构成了细胞、器官和骨骼，正是因为这些基因，皮肤可以在被划伤后复原，也是这些基因使我们品尝到苹果的甜和有毒的山鼠李浆果的苦。但是，少数基因仍会引发疾病。

所有的疾病都始于基因和基因组合，我们所说的疾病其实是基因和外界环境通过我们身体这个媒介相互作用后的产物。比如，我们会得流感，因为基因在应对某种微生物时产生了一些症状。皮肤在被纸划破时会流血，也是因为基因已经将这样一种反应本能化。如果基因使我们成为血友病患者，这就意味着一旦流血就很难止住。基因和外界环境之间的交互反应不仅会引发流感或血友病这类短期疾病，也会引发许多慢性疾病，比如癌症、心脏病及受环境刺激（如饮食，特别是长时间内的饮食方式）的糖尿病。

那些使我们健康的基因来自我们的父母，那么引发疾病的基因从何而来呢？来源主要有两个：有些来自我们的父母和先辈，这些基因早已存在于最初的胚胎中；另外一些则是健康基因由于生活中的突变受损而成的。

这些突变普遍被认为由某些非天然的合成化学物质污染了环境而造成。我们已经看到细胞中的氧化反应是如何产生这种突变的。但是这些化学物质并不是引起基因损伤的唯一因素。少量天然化学物和环境中的其他成分（如宇宙辐射、过度的阳光照射、植物和微生物中的大量化学物质）也会引发突变。总的来说，这些天然的和非天然的化学物质造成了人类一生当中持续受到低水平的基因损害。

值得庆幸的是，我们自身已经学会了如何常规地修复这些损害。在基因受损后，细胞可以很好地修复。细胞不得不形成这样的修复能力，否则我们进化中的祖先在置身于同现在一样的天然化学物质环境（而医疗护理手段更不健全）时，不可能得以存活并繁衍。然而，这一修复过程并不完美。少数损伤的基因无法得到修复，并在组织更新时不断产出损伤基因的后代。

然而令人惊讶的是，少数基因并没有那么糟糕，有些突变基因被证实有助于人类进化，因为这类基因的载体幸存下来，而且比非基因突变的一类繁衍数量更多。尽管少量基因损害对人类整体是有用的，但对个人却不太有利，因为通常情况下，这些突变基因会导致疾病。

因而，专注于研究由基因长期损害导致的慢性疾病的保健专家的目的有两个：一是尽可能阻止损害，二是治愈损伤，也就是我们所说的疾病。而对遗传学的研究，至少目前来看，或许并不是达到这两个目的的合适的起点。

作为一门研究学科，现代遗传学解决了少数引发疾病的基因带来的后果，这部分基因是与生俱来的，并不是生活过程中逐渐转化而来的。遗传学认为，终有一天，我们可以定位并识别损伤基因，从而更好地诊断和治疗疾病。但是，这一设想从根本上未考虑如何阻止基因损伤，而且这一领域的假设——通过修复或替换某些导致疾病的基因就可以阻止疾病发生——本身就是狂妄的，因为该假设没有考虑到 DNA 难以想象的复杂性。

癌症的发展

长期以来，癌症研究人员所使用的癌症解释性模型假定：癌症是由遗传基因导致的，或者是由致癌物质所破坏的基因引发的，或者是由人类生活中的其他因素引发的，不同类型癌症的基因起始点是不一样的。如果受到损伤的基因没有被修复或被移除，那么这种损伤就会变成这个基因编码中一个永久的部分，并且会传递给下一代细胞。这类细胞增殖会形成细胞群，然后变成肿瘤，理论上，形成肿瘤的过程更快，也更不受限制。这个假设的前提是，该过程是固定的，几乎没有逆转的可能。如果这种细胞和受损基因被复制，那么所有的工作都于事无补——结果就是癌症。受损的基因越多，肿瘤就越多；受损的基因越少，肿瘤就越少（见图 9-1）。

然而，研究却表明，受损 DNA 是否会导致癌症也受其他相关环境因素影响。当我在实验室研究黄曲霉毒素的时候，一系列研究表明，即使我们预先有意地把一些老鼠暴露在乙型肝炎病毒或者高剂量黄曲霉毒素中，通过这种基因致癌的方式使它们患癌，这些老鼠的癌症也只会在它们大量食用高质量动物蛋白的情况下扩散。换句话说，营养物质对癌症的影响超过了环境。即使当外界环境十分有害时，情况也是如此。即使它们的 DNA 已经被破坏了，老鼠也不一定会患上癌症（见图 9–2）。

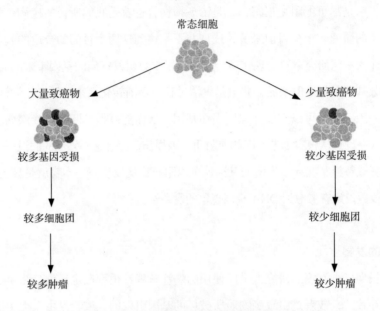

图 9–1 癌症发展模型的传统解释

也有一些来自人体的证据表明，与我们的遗传基因相比，我们摄入的食物和这些食物所提供的营养物质对癌症的发展起了更具决定性的作用。你可以在《救命饮食》里读到有关消息的详细报道。[1] 四五十年前开始的人口研究表明，当人们从一个国家移居到另一个国家时，该国家的癌症发病率也成为他们患上癌症的概率，即便他们的基因依然保持不变。这就更清楚地表明，至少有 80%~90%——也有可能接近 97%~98%——的癌症是与饮食习惯和生活习惯相关的，而不是与基因相关。另外，对同卵双胞胎患癌概率的比较表明：即使同卵双胞胎拥有相同的 DNA，在大多数情况下，他们也不会得同一种癌症。如果仅仅是基因就足以影响癌症的发展，那么你应该认为他们 100% 会患上同一种癌症（对那些极少数患上了同一种癌症的双胞胎来说，至少他们相同的饮食习惯起了重要的作用）。

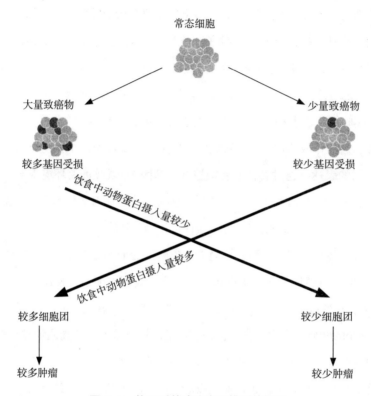

图 9-2　修正后的癌症发展模型的解释

总而言之，合理的饮食不仅能够预防癌症，还会影响我们身体对受损基因的反应方式，并且能够在病症恶化的时候起缓解作用，甚至有时候，不需要额外的药物和治疗，也能完全消除病症。我在实验室做动物实验时，甚至可以通过改变摄入的营养来逆转癌症进程。研究者现在也在寻找"天然蔬食"中的营养素能够完全抑制致癌基因的证据。

所有的证据都表明，癌症的发展方式与癌症研究者们预想的大不相同——当然，事物的运行方式给了我们关于如何去征服它的最主要的启示。

抗癌之战的武器

对黄曲霉毒素和饮食的研究越多，我就越坚信，黄曲霉毒素并不如大多数科学家所预想的那样，是导致肝癌的主要凶手。事实上，我开始发现，即便在没有高动物蛋白的情况下，那些普遍被人们认作致癌物的物质，都没那么骇人，例如基因、病毒，或者像黄曲霉毒素这样的化学致癌物。但是在与癌症相关的行业中，研究者、决策者、媒体和公众，都对基因、化学致癌物和病毒给予了过分的关注。他们肯定不会将营养学纳入考虑范围，即便我的实验和一些其他的实验都清楚地表明，营养物质能够促进或者抑制癌症的发展。

在与癌症作战的过程中，我们的抵抗策略主要涉及两个预防方法：控制致癌基因的表达（通过替代或者操控这些基因），以及远离环境中所有能够导致基因突变的物质。我们在第 8 章了解到，关注基因本身的操控是没有任何效果的。但是清除环境毒素也不是什么正确的答案，因为，首先，这没有可实施性。虽然我们可以清除环境中人类产生的全部毒素（我由衷地支持这样做），但大自然还是会产生许多诱变物质，我们不能通过控制和处理的手段来清除这些物质，如日光和氡。更重要的是，这些诱变物质（能够导致DNA 突变的物质）产生的作用，大多数都能被有效的营养物质消除。然而，这些发明既没能阻止政府将更多的时间和金钱浪费在消除那些所谓的能够引发癌症的环境致癌物上，也没能让政府去推广"天然蔬食"饮食法。

你如果四处走动一下，就一定会了解不少需要避免的潜在致癌因素：有害化学物质、病毒、电话和阳光……《纽约时报》上曾刊登的一篇名为《现在出去玩还安全吗？》的文章记录了一些试图给孩子创造一个健康成长环境的父母的隐忧。他们中大多数都清理了家里的化妆品、洗发水、清洁剂、塑料杯子和瓶子、某类家具，甚至是橡皮鸭子。[2]

媒体也经常倾向于编造有关我们生活中致癌物质的可怕故事——一种常用于苹果的杀虫剂；微波炉；房屋附近的输电线。然后，这些故事就会引起公众的普遍担忧。火上浇油的是，我们又被提醒，越来越多的化学物质——有些是人为的，有些不是——被添加到我们个人和公共生活环境（食物、水、化妆品）中。最后，我们被告知，这些化学物质（大约 80 000 种）中只有一小部分（也许 2 000 种）被检查过致癌性。

社会活动家们义正词严地反对"癌症集群"：某种癌症发病率极高的地区。这些地区可能由于有毒物质的排放或者其他不当做法而导致了某种癌症的高发病率，这种有害的环境会出现在低收入群体社区，而非富裕的邻近社区。"邻避症候群"[①] 的争执在于把有毒的排放物转移得越远越好。社区之间都为此相互抗争，例如《永不妥协》和《法网边缘》这些电影都鼓励我们购买瓶装水或者安装厨房过滤器，从而让我们的家远离污染物。

这种持续不断的抗争导致了一种普遍的担忧，那就是要么不抵抗（我放弃了，我无能为力），要么被迫行动（让我们生活在与外界隔绝的泡泡中吧）。然而，这些行为对于减少我们的患癌风险都没起太大的作用。

我并不是说我们不应该努力地阻止有害物质发起的新的攻击。我当然知道应该这么做。十几年来，我的讲话能力受到了影响，因为我接触过二噁英，这是一种广为人知的剧毒的化学物质。在 20 世纪 60 年代，我还是麻省理工学院的博士后研究人员时，我参与发现了二噁英——我把它从喂养家禽的油脂中分离了出来。[3] 作为个人，我们应该尽量避免接触致癌物。但从整个社会来看，在我们批准并推广新的技术，允许将新的物质排放到水、空气和土壤中之前，我们再谨慎也不为过。

致癌物测试已经变成了一个保卫自己而不是守卫公众安全的行业。20世纪 50 年代，人们在一种被用于越橘的喷雾剂中发现了一种有害的化学物质。不久之后，致癌物测试就出现了，现在它已经成长为一个 1 亿美元的项目。很难预估这个项目的总花销会有多少，因为它对监管和癌症控制项目具有次生效应。但是，我估计，它至少已经浪费了数百亿美元。虽然减少环境

---

① "邻避症候群"（Not In My Back Yard，缩写为 NIMBY）是一个形容新发展计划受到该区域临近地区居民反对的贬义词语。——编者注

中有毒物质的目的值得赞赏，但是美国政府在这方面的做法不仅效率低，还具有误导性。

在与"可能导致癌症的物质"的斗争中，美国政府的主要武器——也是一个浪费时间和金钱的典型代表——就是致癌物生物鉴定项目（CBP），美国政府耗资几百万美元来研究成百上千种化学物质，以期找出哪些会对人体产生致癌作用。

致癌物生物鉴定项目

1958 年，美国政府将一项条款加入《食品和药品法》的《食品添加剂修正案》。该条款明确注明，经研究发现的任何致癌物质都不能被添入我们的食品。该条款的一个自然结果就是，政府需要决定哪些化学物质是致癌物。因此，美国政府启动了一个项目来完成这项工作，该项目就是广为人知的致癌物生物鉴定项目。最开始的时候，这看起来好像是一件挺好的事情：发现对人体有害的物质，然后让这些物质远离我们的食品供应。

问题是，这个项目的理念是环境毒素必然会导致癌症，这种简化主义的设想把这个项目建立在一个考虑不周的研究和测试设计的基础上。所以，这就让该项目的有效性受到了质疑。该项目把我们从一个更有意义和更容易处理的致癌因素中转移出去，并把我们引向一些我们基本上不能控制的次要因素，因此，这个项目本身并没有起什么大的作用，还从一些本可以产生巨大意义的重要措施中分散了资源。

致癌物生物鉴定项目研究方法上的缺陷

致癌物生物鉴定项目测定的是疑似致癌物在实验动物（老鼠）一生（大约两年）中的致癌能力。当被喂食了某种特定的化学物质后，如果大量的实验动物都得了癌症，那么这种物质就被归类为致癌物。如果辅助性的证据表明该物质还与人类有巨大的相关性（尽管有争议），那它就被归类为人类致癌物。经研究证明的人类致癌物包括：二噁英、甲醛、石棉、双对氯苯基三氯乙烷（杀虫喷雾剂）、多环芳香族碳氢化合物（PAHs，烟熏食品和香烟含有这类物质）、亚硝胺（培根和热狗含有）、多氯联苯（被用来制造电力变压器）、苯（存在于溶剂、汽油和香烟烟雾中），当然还包括我在实验室研究的那种物质——黄曲霉毒素。

在致癌物生物鉴定项目中，当我们选择某种化学物质来鉴定其致癌风险时，我们先要将这种物质在动物身上试验。研究者们先要选择被用于试验的动物（大鼠或者小鼠）。接下来，这些啮齿类动物会被喂食一定剂量的疑似致癌物，这些剂量比人类可能会接触的该种疑似致癌物的数量还多 1 000 甚至 1 万倍。如果有相当多的动物都患上了癌症，那么这种物质就被归类为致癌物。

你可能在这种逻辑中发现了两个漏洞。首先，他们的假设是，如果剂量非常大的某种化学物质导致了癌症，那么比这小的剂量也可能会导致癌症，虽然可能性会小很多，或者它的剂量没有那么致命，起效也没有那么迅速，但是癌症依然被假定成最终的结果。用科学术语来说，这个假设就是大剂量到小剂量的内推法。这个过程非常不确定，因为我们并不真正知道，在剂量异常大的时候观察到的这种直线关系，是否会在观察人类经常接触的小剂量环境时依然保持直线。这就好比大剂量是被一辆汽车撞了，而小剂量则像是被一辆火柴盒"汽车"撞了。对实验室老鼠的膀胱癌起了一点儿恶化作用的毫无营养的高剂量甜味剂糖精，就相当于人们一天饮用了 1 200 罐无糖饮料的量。这很可笑是吗？我认为很可笑。另外应该附加说明的是，正如我们之前所讨论的，人体有能力去修复由自然界的小剂量化学物质造成的大部分损伤。

其次，这种方法假设一个物种（例如老鼠）与另一个物种（例如人类）在同一方面的反应是相同的。这叫作"物种间的外推法"。这是一个信仰上的巨大飞跃。因为法律禁止用人体试验致癌物（这也是一件好事），我们总不能真的给人体试验者服用苯或者 PAHs，然后观察这是否会使他们的癌症恶化。因此我们必须假设那些会让老鼠中毒的物质也会让人类中毒。然而问题是，试验表明，有一些物质对一种老鼠来说是致癌物，但对另一种老鼠来说，则不完全是致癌物。

1980年，在主流期刊《美国实验生物学联合会会报》（*Federation Proceedings*）上，我表达了自己对这个鉴定项目所依赖的根本原理的担心，特别是那个"对老鼠有毒的物质对人类也有毒"的假设。为了测试这个"物种间的外推法"，我把一种老鼠的实验结果和另一种老鼠的实验结果做了比较。那时候，192种化学物质被测试，其中有76种具有致癌性，但仅有37种（约为49%）物质对这两种老鼠都有致癌性。我总结说："如果这就是两个紧密相关的物种之间相关性的极限，那么我们又怎么能指望，在被选中用于实验的动物与关系更遥远的人类之间存在更大的相关性呢？"换句话说，如果在这些化学致癌物中，只有少于50%的物质能同时影响这两种老鼠，那么很有可能，能够影响人类的致癌物会比这一比例还要小。

同时，致癌物生物鉴定项目过分关注人工合成的化学物质，以至于忽略了相当一部分源于环境的致癌物：自然产生的化学物质，例如黄曲霉毒素。我们决定不了是否应该在环境中加入或消除这些物质，因为它们早就存在了。由于不能简单地通过立法来限制公司使用这些物质，从而把它们从我们的食物供应中去除，所以致癌物生物鉴定项目被迫假设这些物质不存在。

当然，这意味着我们不能相信致癌物生物鉴定项目的结果，虽然美国政府在这些疑似致癌物的鉴定上投入了大量的时间、精力和金钱。我们所得到的不是可付诸实践的知识，而是无缘无故的恐惧：一切都很危险，并且我们对此几乎无能为力。然而，那些见多识广的人和有权力的人当然不会有这样的恐惧。

致癌物的误导

当魔术师误导观众时，他会试图把观众的注意力从他的主要动作上转移。例如，当他在右手中藏一张纸牌的时候，他会摇晃左手，或者是叫一个志愿者来洗牌或打开一个信封。结果就是，因为没有人会留意魔术师的右手，所以他的藏牌技术不需要那么天衣无缝。

无论是不是有意为之，致癌物生物鉴定项目从本质上说就是一个巨大的误导。它把人们的注意力从证据表明对癌症的发展有更大影响的事情上转移开来，那就是人们吃了太多种不健康的食物。致癌物生物鉴定项目的基础是一个相当普遍（证据却不充分）的原理，即因为化学致癌物具有诱变性，所以它们基本上就是人类癌症的罪魁祸首。在这种癌症模型中，营养物质基本上，或者说完全没有影响。生物鉴定把所有可利用的资源都用于简化主义研究，即研究某种化学物质在小鼠身上产生的特定影响。因为没有考虑到那些能够帮助判断研究是否有效的整体主义证据，所以只有很少的人力和金钱被用于调查其他的致癌因素，并且找出解决癌症问题的方法。就像我们之前看到的那样，简化主义者想要给自己挖一个兔子洞。当他们离适用性和实用性越来越远时，他们也可以一头扎进洞，跑得越来越远。

致癌物生物鉴定项目每年花费上亿美元却关注错误的假设，它一直以来都在把我们的注意力从可能性较大的致癌原因上转移。但不管是对项目花费，还是对向担惊受怕却无能为力的公众公布错误的信息，这个项目的相关人员似乎都毫不关心。

致癌物生物鉴定项目的支持者

20世纪80年代至90年代，我是为数不多的声嘶力竭地呐喊的人，我呼吁的是："不要关注化学致癌物了，看看营养物质吧！"在对啮齿类动物的实验中和《救命饮食》这样的人口调研中，我们持续发现了证据，它们表明不是基因或者致癌物，而是饮食决定了癌症的发展。

20世纪80年代早期，在我给致癌物生物鉴定项目的前身，也就是加利福尼亚州北部的美国国家毒理学计划（NTP）的职员做完展示后，NTP在其阿肯色州办事处的致癌物测试实验室中开展了一个相当宏大的项目。这个项目的目的之一，就是研究营养物质在实验中对癌症的发展起的作用。罗恩·哈特博士负责这个项目，他将项目的研究焦点转移到：在一系列对啮齿类动物的实验中，热量消耗对癌症的影响。几年之后，我邀请哈特博士出席一场在康奈尔大学举行的研讨会，汇报他的研究发现。他的发现有很多闪光点，但最重要的是，这些发现阐述了营养素的主要作用，这与我们在蛋白质上的发现很相似。他对热量的研究以及我们对蛋白质和其他营养物质的研究都清楚地表明，是饮食中的营养组成主要决定了癌症的产生，而不是食物中的化学致癌物。

与此同时，我们实验室也发现了一些非常确凿的证据，证明动物蛋白和脂肪等营养物质具有致癌潜力。正如我于 1980 年在《美国实验生物学联合会会报》上发表的文章所提到的那样，基于致癌物生物鉴定项目自己提出的生物鉴定标准，牛奶当中的蛋白质应该被视为一种致癌物：食用这种物质会导致癌症，并且一旦停止摄入牛奶蛋白质，癌症就会停止发展或者症状得到缓解。我那时候的意见既是基于在 1942—1979 年其他人对食用蛋白质和癌症的研究，也是根据我们实验室的早期研究发现（那时候我们还没能做出相当有说服力的实验来说明蛋白质的影响，尤其是干预实验。在干预实验中，摄入牛奶蛋白质会诱发癌症，减少或者取代牛奶蛋白质的摄入会中止癌症的发展）。

在那篇文章中，我也提出了一种更加可靠、更加经济的测试化学物质致癌潜力的方法：艾姆斯试验。这种方法由加州大学伯克利分校的布鲁斯·艾姆斯教授发明。如果采用这种方式，我们只需要很小一笔花费（大约只要 1% 或者更少），就能评估化学物质的诱变性，并且得到更多有意义的结果。

简要地说，艾姆斯试验将一种疑似化学致癌物应用到鼠肝的提取物中，然后放入有盖培养皿中培养，看是否会发生突变。阳性的艾姆斯试验能表明该物质对患癌和患诱变剂引发的疾病产生可能性。推荐化学药品时应避免这些物质，并且如果发现它们有可能进入我们的食物、水和空气，就要完全停止使用它们。

不出所料，我的观点质疑了致癌物生物鉴定项目的方法，这一行为在当时并没有让我在癌症研究领域声名鹊起。我认为致癌物生物鉴定项目的试验存在错误，以及营养物质有预防和治疗癌症的可能性，但那些发起该项目并在其中投资了上亿美元的机构却不认同。在同一场讨论里，将营养实践和癌症的发生混为一谈就相当于火上浇油，还要再撒上一点儿炸药。我认为有3个原因导致了上述情况。

第一，研究团体陷入了一个范式，认为化学致癌物是人类癌症的主要诱因，并且，这些致癌物在啮齿类动物实验中得到了最好的验证，尽管所有的证据都显示，仅凭这些实验来证明何为人类致癌物很不靠谱。正如我们所看到的，一旦科学家们在一个范式内开始操作，他们就几乎看不到——更不用说欢迎——质疑那种范式的任何证据。

第二，研究者将癌症和营养不良联系起来有点儿像"怪罪受害者"，这其实与"将癌症归因于基因和致癌物"有很大的不同。如果说基因和致癌物导致了人类患癌，那么癌症的发生就应归因于我们无法控制的"命运"。我们只是幸运或者不幸；我们无法决定罹患癌症或幸免于难。如果对导致癌症而言，营养不平衡比化学致癌物更重要——如果我们的饮食习惯可以开启和结束癌症——那么癌症就成了个人责任的问题了。责任不是一件坏事，事实上，责任意味着授权。它意味着我们通过选择食物这一简单的行为，有能力控制自身的健康，而不是随意地向环境屈服。但这种能力对那些家人或者朋友已经患病的人来说，起不了多少安慰作用。

第三，有太多工作、职业和建筑物都存在危险。在美国的75 000名实验病理学家中，有3/4的人（毒理学试验项目主管在我于北卡罗来纳州开展的研讨会上告诉我的估算数字）参与了生物鉴定形式的致癌物检测项目的结果评估。这些人可不愿听到他们的努力误入歧途，他们投入的资金收效甚微或在改善公共健康方面没有回报这样的言论。

那些坚定有力地维护致癌物生物鉴定项目的人开始相信，癌症开始于基因（甚至是基因导致了它的发展），并且化学致癌物是导致基因变化最重要的成分。与之相反，营养的影响则被降级为"二等想法"，因为它至多也就是更改了癌症的发展进程，并不能引发癌症。尽管从技术层面讲，这种说法是真实的，但这种观点就像在说草籽长成了草坪，而浇水、除草和提供阳光照射只是改变了草坪的生长过程。是的，你需要种子来长成草坪，就如同你需要基因突变来启动癌前病变一样。任何一个种过地的人都会告诉你，如果你不管它，一段时间后，鸟和风也会很"情愿地"为你播种。同样，我们生活在一个充满致癌突变的世界中，其中许多来自自然源，比如阳光、病毒和霉菌。除非你想生活在一个危险的气泡（其中有可能含有常见于塑料中的诱变因子）中，否则你不可能避开这些致癌物或者它们产生的突变。预防癌症更加有效的方法是提出能决定这些突变是否会演化成癌症的物质：营养物质。

致癌物生物鉴定项目之今日

致癌物生物鉴定项目的主要支持者一如既往地支持它，对抗所有反对的证据，然而在这些科学家中却鲜有关于营养的严肃对话。一旦致癌物生物鉴定项目的支持者承认了营养的重要性，他们便掉入了鉴定关键、单一营养物的简化主义陷阱。时至今日，这种观点仍占主导地位，它强调化学致癌物是致癌的主要原因，特别是它们对基因的影响。

近来，一个长期支持该项目的人以及两位社会活动家甚至建议，将当前的动物活体鉴定项目由两年延长至三年。他们建议子宫内（也就是在怀孕期间）暴露，并用一年的额外时间来观察后代，希望借此手段发现更多的化学致癌物。他们在于 2008 年发表的论文中声称，部分理由是"动物中的化学致癌物活体鉴定试验，长期以来被认为是对人类潜在患癌危险的有效预测"，文章中大部分内容引用了他们自己核心团体的出版物。[4]另一个作者想要通过预测每种潜在致癌物所谓的作用方式来缩减此项目生物鉴定的部分。[5]这两种测试修改建议都需要大量的新发现来支持，并且它们的关注点依然停留在化学致癌物是人类癌症的主要诱因上。

尽管致癌物生物鉴定项目的方法不可靠且造成了很大的浪费，但它的出发点是好的（如果调整为将目前花费中很小的一部分用于短期的试验）：鉴定和禁用某种有害化学物质。当然，如果没有遇到二噁英，我的生活本可以更加健康、少一些痛苦！但这不可能是我们对抗癌症唯一，甚至是最重要的武器，否则我们就会继续失败。

第 10 章

简化主义医学

我们不能沿袭我们创建问题的

思路来解决问题。

——阿尔伯特·爱因斯坦

我已经在前几章揭示了简化主义是如何扭曲我们做科学研究的方式的，尤其是有关我们人体的工作原理。如果这种扭曲的受害者只是生物教科书和有机化学期末考试，那固然很糟糕，但不至于是重大悲剧。问题显然在于，这种科学理论和科学常识决定着社会传授、资助和奖励医学实践的方式。在本章，我们将看到简化主义图谱贯穿了我们对疾病的认识和治疗的全过程。

本书一开始，我就提出了一个观点：我们的医学手段存在某种根本性的错误，即所谓的美国医疗保健系统实际上与健康的问题关系不大。事实上，它更恰当的称谓应该是疾病治疗系统，因为它只是对疾病做出反应和处理，从而导致代价高昂却令人失望的结果，而我们在不了解其他更好办法的情况下，又不得不对此保持容忍和期待的态度。许多医学专家和政治人物都抛出过旨在改善医疗服务和降低费用的提案，但绝大多数提案都是隔靴搔痒，并未致力于解决问题的根源：它的简化主义操作系统。

疾病治疗系统

在第 4 章，我引用了盲人摸象的寓言。让我们想象一下让盲人负责大象的健康和福祉，那会是什么情形？

显然，盲人无法单独负责监测整头大象——没有这种可能。每个盲人都会关注自己的"专业"领域：腿、牙、鼻子、尾巴、耳朵和肚子。如果大象吃了霉变的花生并患上肝癌，盲人是无法分辨的，因为他们负责监测的部位未被充分感染。只有癌症达到临界规模，症状才会显现：首先是"象鼻医生"会注意到食欲下降症状，接着"尾巴医生"肯定会嗅出肠道窘迫症状，最后，"耳朵医生"会感觉、测量到发热症状。

盲人受经验限制，只能将大象感知为由互不相关的孤立部分构成的一个组合，从而无法辨别和解决导致各种症状的根本原因。因此，他们的处理方式必然是对业已出现的问题做出反应，而不是防患于未然。这也是我们疾病治疗系统的首要特征：反应性。

盲人只能辨别具体症状而非病因，因此，他们会把这些症状当作整体性问题实施治疗方案。"象鼻医生"有可能用糖炒霉变花生的方法刺激大象的胃口。"尾巴医生"由于无法干预大象的肠胃功能，或许只能在这个可怜的家伙身上使用巨型炭过滤尿布，同时辩解说现代医学对这种问题真的无药可治。"耳朵医生"则有可能用冰袋治疗耳部发热，并在耳部温度恢复正常时宣布已"治愈"大象。这也符合我们疾病治疗系统的状况：它侧重于治疗各种症状，似乎它们才是根本原因，因此，它选择的干预措施往往会完全忽略真正的根本性原因，从而极有可能导致症状复发。

由于我们的简化主义大象医生忽略了被称为"大象"的这个整体系统，他们就不可能见识到那些伴随大象演变至今的天然治愈手段，比如大象都知道，食用某些树叶可以催吐。与此相反的是，他们针对自己观察到的症状发明了特定治疗方法，而这往往会导致其他方面的新问题。这也是我们简化主义疾病治疗系统的特征：依赖不存在于自然界且仅能干预某一特定生物化学领域的化学物质，同时产生不可避免的负面"副作用"。

让我们从隐喻转到医学，探讨一下这些简化主义诱导性特征是如何在我们的疾病治疗系统中逐一呈现的。

反应性

当谈论某种导致你入院急救的突发性外科损伤时，反应性有其意义。我们不会为了避免可能的骑车摔伤，就到处给人打上护腿绷带，或者安装颈部支架。但如果你思考一下，那么你会发现整个简化主义疾病治疗系统的反应能力完全类似急诊室。在人们感到不适或仅被诊断患有某种失调或疾病的情况下，医生会对其施用"药物"。我们作为患者接受的训练和鼓励是，除非有问题出现，否则要避免去看医生。

如我所说，这仅在突发和意外性外科损伤的情形下有其意义。你无法解决尚未发生的事情。不过，美国的医学几乎是完全被动的。在医学界看来，所有疾病形式和病情恶化均属突发状况。这就像前一天还好好的，第二天就得了癌症，或者前一天还动脉正常，第二天就进了手术室做动脉搭桥手术。

我们知道这很疯狂。当某种生物学进程发展到临床症状临界点时，它已经作用了数周、数月，通常是数年。然而，医学界通过其简化主义准则、共同支付和 10 分钟出诊，并未鼓励患者在疾病暴发之前提升自己的健康水平。"一直等到你真的患病"可以成为现有体制下医生和医院的座右铭。"在你的症状超出亚临床界限并表现为疼痛、功能丧失或者某种特别令人担忧的测试结果之前，我们无法为你提供任何帮助。在此之前请保持安静，持续摄取'标准美国饮食'。"

治疗症状，而非根本病因

在急诊室，医生首先需要将方向盘从车祸受害者的胸部取出，并将其折断的肋骨复位。现在不是调查车祸根本原因的时候，比如在驾车时发短信、饮酒或出口匝道设计存在缺陷。这项工作可以等受害者身体状况稳定之后再进行。同样，当有人因心脏病发作、中风或者糖尿病入院时，第一项业务流程是缓解极为严重的症状，以便患者挨过当夜。

然而，医学却止步于症状。在治疗方面，除了极少数例外，我们都是治标不治本。我们还会让自己相信这些具体症状本身就是病因。得了高血压？我们最好用某种降压药降低你的血压，因为高血压会导致心脏病。我们不在乎你的高血压是怎么来的。得了癌症？我们对肿瘤进行放疗和化疗。我们不关心肿瘤的出现或许是因为在饮食中摄入了过多动物产品（正如我们在第8章和第9章看到的，简化主义遗传学运动希望我们相信的是，这是一种无能为力的情形——癌症存在于我们的基因之中，所以是无法避免的）。心脏病发作？我们为你安放动脉支架，以便血液能在未来更顺畅地流动。血管阻塞的根本原因并不重要。医学实践几乎完全集中于症状治疗，将其视为问题的全部。

你知道这有多么疯狂和适得其反吗？由于关注症状，我们严重忽视了真实病因，从而增加了症状报复性复发的可能性。如果因为你忘了浇水，草坪变得枯黄，你不会把它刷上绿色染料，然后自认为解决了问题，是吧？但医疗机构往往就是这样自欺欺人的。

开出使病情恶化的具体的简化主义治疗处方

显然，给你的草坪刷绿色染料无法解决草根的缺水问题。但考虑到染料的成分，这种解决方案也有可能让事情变得更加糟糕。标准染料含有甲醛、挥发性有机物、汞、镉、铅和苯。这些化学物质可以杀死促进土壤健康的蚯蚓和细菌。挥发性有机物可以对吃虫子的鸟类造成危害。所以你看，在脱离其整体环境的情况下，仅靠解决草坪干枯的症状——枯黄——来实施治疗方案不但于事无补，还会导致情况恶化。

正如我们所看到的，西方医学其实更愿意针对特定疾病实施治疗方案。一种药物的正面效果越是具有针对性和专用性，就越是受到重视。药物通常被设计为化学制品，作用于疾病发展过程中的特定病变，可能涉及某种关键的酶、激素、基因或基因产物（化疗药物是这种超窄针对性的极好例子。它们经过了非常具体的设计，用以干扰疾病形成过程中的某个特定步骤[1]，似乎所有其他致病步骤都不重要）。这种追求准确性和具体性的做法通常被视为良性科学的一个标志。但如你所知，你如果看过某种新药的杂志广告背面，就会发现这种准确性和具体性还伴随着诸多令人不安的副作用，通常有可能危及生命。和有毒的绿色染料一样，针对疾病过程特定节点的药物往往会对人体其他部位造成报复性伤害。

依赖非天然药物

大多数药物都起源于植物。千百年来，人类（和动物）已经知道某些植物的生物特性可能对治疗疾病有帮助。世界各地的传统治疗师借助整体主义方法，用植物帮病人恢复体内的平衡状态。在他们看来，这类植物具有某种"灵气"，能赋予病体治愈效果。

从现代医学的角度来看，这种做法存在根本性问题。对西方科学思维而言，所有植物都有其灵气，所以值得全盘推崇的思想——植物作为整体，有特别之处的思想——散发着迷信和无聊的恶臭。如果植物有治愈特性，那也只是其中的某种化学物质在独立发挥作用。我们的工作不只是找到这种化学物质，还包括弄清楚如何再造它，从而以一种可扩大的无菌方式进行生产。

药物研究人员试图离析并判定负责特定植物治愈特性的某些"活性剂"的化学结构。[2] 在这些新的非天然化学结构的合成过程中，制药公司将试图尽最大可能增强效力（疗效）并降低毒性（副作用）——药品行业的啦啦队队长或许会这样游说我们。[3] 实际情况恰好与之相反：天然化学物质的结构变化越大，就越会给人体带来麻烦。这就是所有药物往往会在无意中导致不良副作用的根源所在。没有遵循自然的时间和剂量规定往往还会导致这种药物的负面反应加剧，从而有悖于自然管理这种特殊复杂状况的有序性。

情况是这样的：一旦人体感应到自身中毒（有外来化学物质侵入），它就会拉响警报，除了因进化而形成的其他反应，它还会召集自己的酶族大军，将外来化学物质转化为可从体内排出的危害较轻的代谢产物。酶族大军中包括一种多功能氧化酶。正如我在第 7 章讨论的，多功能氧化酶有多种生物活性表现，包括药物的代谢和处理。

非常具有讽刺意味的是，针对人体各种具体反应配制的特定药物都倾向于唤起多功能氧化酶系统的某种反应。但正如我们所看到的，在生物化学领域并不存在这样的针对性打击药物。所以，用这些化学物质治疗疾病的策略与臭名昭著的"以烧毁村庄解救村庄"的越南战争策略很类似。和在真实战争中一样，它遗留的将是可想而知的一个充满附带伤害的杀戮战场。

有关副作用的故事实际上会变得更糟。为了抵消某种化学治疗手段所造成的伤害，病人或许需要服用第二种药物，乃至第三种、第四种药物，每种药物都旨在收拾前一种药物留下来的烂摊子。此外，随着时间的推移，病人往往需要加大服用的药物剂量，因为人体逐渐变得更能有效消解和排除此类化学物质，使其不能发挥预期作用。而我们会误以为这样的药片堆积是正常做法！

张冠李戴的疾病名称

简化主义研究性质（鼓励和奖励科学家密切关注非常狭隘的知识领域）极力促成了我们疾病治疗系统的盲人摸象问题。但是，我们医疗系统的语言和语言应用方式很难让人认为人体是一个所有元素彼此互动、相互影响的集成系统，这强化了其简化主义倾向。

这方面最有力的例子或许是疾病这个单词本身。当我们使用这个词时，我们的意思是什么？被医学认可的各种疾病是真正独立的个体表现吗？将系列症状划分为新疾病是更随心所欲的做法吗？

疾病分类的历史至少可以追溯到 1662 年，英格兰当年首次汇编了死因记录并予以发表。[4] 确认的疾病类型共有 81 种。从那时起，这份原始清单历经多次修改，最后一次也是第 10 次修订本通常被称为《疾病和有关健康问题的国际统计分类》或《ICD-10》。联合国世界卫生组织负责对其持续更新维护，迄今已添加了许多"新"病种，以及许多病种子类和病情子类。今天，此类条目约有 8 000 个——比最初的 81 种复杂！

当我们观察历史上某些疾病的分类时，我们会认识到自身的理解局限性和疾病分类学的随意性。在此试举一例，那就是西欧 19 世纪最常见的女性诊断疾病之一：癔症（hysteria）。这个单词本身就背离了该疾病的因果理论：子宫（在希腊语中是 hystera）机能障碍。癔症的症状包括感觉虚弱、神经质、性欲强烈或缺乏性欲、体液潴留、烦躁不安、食欲不振、"有制造麻烦的倾向"等。你一定会怀疑："男人就能免受这些特定症状的折磨吗？"

值得庆幸的是，女性癔症的诊断已经成了往事。但它为何会消失？显然，那些典型诊断症状并未消失。没有人因为治愈癔症而获得诺贝尔奖。只不过西方医生不再将这些症状归咎为子宫行为异常。这些症状是真实的，但"疾病"取决于文化和性别偏见。疾病无非是一个适用于某类症状的理想模型。

与此相反，医疗机构有时会否认存在许多患者所声称的某种疾病——某一类相关症状。这种否认的现代例子包括慢性疲劳综合征、慢性肌肉骨骼疼痛和纤维性肌痛综合征。当许多医生听到这些疾病名称时，他们眼珠一转，就把这些疾病翻译成一个单一诊断：忧郁症。他们之所以不把这些症状视为疾病，是因为其系列症状无法和特定的简化主义的"潜在病理"关联，比如某种感染或免疫反应。换句话说，如果医生无法通过客观检验做出可靠诊断，它其实就不算一种疾病。发现这里的循环逻辑了吗？疾病的定义就是医疗机构随意给出的任何疾病的名称。

命名和监测发病情形的最初目的，是检测人体健康出现变化的模式，它有可能预测新型流行病。命名系统也用于实现病历标准化，从而使卫生从业人员在患者更换医生或者讨论遗传因素时更容易沟通。在医疗实践和研究团队开展研究（尤其是流行病学研究）的整个过程中，正确的疾病分类是至关重要的。

但是，将每种疾病都视为独特孤立个体的趋势有其黑暗的一面。它鼓励狭隘视野，宣扬每种疾病都有其自身特定原因（一个或多个）、独有解释机制和针对性治疗（通常指某种特定药物）的想法。

疾病的分类和治疗并不总是如此严格地依赖这种单一因素模型。医疗专业人士有时意识到，某种特定疾病可能有超过一种病因，或者有超过一种治疗药物。例如，许多癌症都可以归因为多种潜在因素：基因、环境毒素和病毒，它们单独或者共同发挥作用。大多数医生还会考虑用几种可以同样治疗细菌感染的不同抗生素，几种治疗疼痛的不同止痛药，或者几种控制血压的不同降压药。这种思维方式绝对超越了大多数药物赖以存在的世界观，即一种原因导致一种疾病。但是，大多数从业人员将此类情形当作例外，而不是规则。这种思路还转移了注意力，从而忽略了存在更有效的自然方式治疗疾病的可能性。这是一种耻辱，因为真正关注病因、机制和结果的重叠程度，有助于更多医疗专业人士跳出狭隘的疾病范式。

营养：整体主义医学的面目

医学界从业人员和研究人员中的大多数并不认为探索全球健康和疾病机制是正确的科学行为。在允许营养医学进入"合法学科"俱乐部之前，他们希望了解这样一个复杂系统作用于每种病情的具体细节。简而言之，他们会坚持确认食物的"活性剂"，而不是轻易承认食物本身对我们有好处。当然，他们的要求不可能得到满足，至少在涉及营养时不能被满足——我们不知道它是如何作用的，因为我们无法确认所有方面，比如不同营养的作用及作用方式。我们只知道它的确能行。

医学界经常引用的口头禅是："一招儿破百招儿"的东西根本没有。这显示了医学人士的无能为力，以及拒绝完全接受复杂性思路及其结论的无奈。大自然比我们愿意承认的更能安排适当的生物功能，而且一旦我们承认无限复杂的人体系统能够实现和保持健康，"一招儿破百招儿"的理念就会有其意义。我们可以想象，"一招儿"是指所有植物基食物，它们的数量几乎是无限多的，其各个组成部分协调一致发挥作用，如同演奏交响乐；"破百招儿"是指它们能够作用于范围广泛的各种疾病。尽管"一招儿破百招儿"的方法并不适用于靶向药物治疗模式，但它在全营养模式中能发挥极大的功用和力量。

这方面的另一种说法是，营养不良导致的疾病数量大大超出了疾病医疗系统的现有认识；相反，良好营养可治疗包括这类疾病在内的诸多病患。营养不良是所有盲人象医无法发现的根本原因。

看起来治疗疾病的营养解决方案应该是这方面的常识，但仍值得我们花些时间将一个基于营养的医疗系统和我们目前拥有的简化主义系统进行对比（见表10–1）。

表 10–1　疾病管理与营养的对比

疾病管理（简化主义）	营养（整体主义）
反应性	预防性
着眼于症状	着眼于根本原因
倾向于孤立治疗	倾向于系统治疗
使用非天然化学物质	使用天然食物

疾病管理系统是反应性的，营养医学则是在疾病发展之前进行主动预防。疾病管理侧重于症状，营养则是解决这些症状的根本原因。疾病管理选

择孤立的简化主义治疗，试图瞄准我们身体的特定部位，营养则只是赋予人体资源，让它选择需要维护的部位，从而恢复整体健康。疾病管理青睐那些被我们的身体识别为毒素的合成药物，营养则采用有着数十万年演化历史的日常食物，以避免副作用。

当我们的健康状况恶化到患上可识别的疾病的地步时，医学就等同于摄入外部化学物质。医学手段意味着化学手段施加于我们的身体。孤立化学物质——乃至外来化学物质——始终有其用武之地，但只有在其他方法无效的情况下适用。简化主义疾病管理作为一种辅助性健康手段，或能发挥最后一搏的作用，但它不应该是主要选择。

第 11 章

简化主义补充剂

科学是踩着葬礼逐步前行的。

——无名氏

大多数人都见识过有"替代健康"思维的人，他们对医疗／制药行业心存怀疑，却把自己的身家性命押在营养补充剂上，不仅包括可识别的特定维生素和矿物质，还包括保健食品、益生元、益生菌、ω-3 脂肪酸和各种全食精华等其他"天然"成分。大约 30 年来，补充剂产业已经有了迅猛增长。截至 2008 年，膳食补充剂的全球销售额估计为 1 870 亿美元。[1] 68% 的美国成人服用膳食补充剂，52% 的美国成人认为自己是"常规"用户。[2] 忘掉苹果派——现在只有复合维生素才能代表美国。

　　现在，我希望你将它看作简化主义模式发挥作用的一个例子，即便当它所涉及的是天然作用和替代作用时。正如我们在第 10 章所看到的，现代医学的一个重大问题是它依赖非天然的孤立化学药物，将其作为抗击疾病的主要工具。不过，医疗专业人员并不是接受这一简化主义内容的唯一一类卫生保健系统参与者。自然健康界同样接受这样的理念：从自然环境中提取的化学物质和全食一样好，或者更好。处方药是从药材中合成推定的"活性成分"，补充剂制造商则试图从已知或据信能够促进健康和治疗的食物中提取活性成分，再将其装瓶。正像处方药那样，一旦脱离作为其提取来源或合成来源的全植物性食品，活性成分的功能将变得不完美、不完整，同时无法被预测。

简化主义花招儿基本是这样的：橙子对我们有益。橙子富含维生素 C。因此，维生素 C 对我们有益——无论是从橙子里面提取，还是在实验室合成并装进药囊，抑或是"强化"成早餐饼干。但并没有证据为此提供支持。正如我们将要看到的，不仅大多数补充剂不能改善我们的健康，而且已经有最严谨的研究表明，某些补充剂实际上对我们有害。

刘瑞海与简化主义苹果

留意一下不起眼的苹果。我们都知道"一天一苹果，医生远离我"的民间智慧。这个远见卓识有科学积累的全部证据作为支持，即苹果是有益于健康的食物。但苹果究竟是怎样促进健康的？食物成分表告诉我们，苹果通常富含下列营养素：维生素 C、维生素 K、维生素 B_6、钾、膳食纤维和核黄素。它还含有少量的维生素 A、维生素 E、烟酸、镁、磷、铜、锰等许多种营养物质。[3] 从这份长长的清单中，我们能否弄清楚苹果真正的不同凡响之处？

我的朋友兼同事刘瑞海博士对这个问题很感兴趣，他和他的研究团队开始寻找答案。

20 世纪 80 年代初，美中两国为学术交流敞开大门（同时打开了思想意识大门），刘教授成为中国来到美国的首批学生之一。由于我在中国开展过前期工作，而且我们的联合项目——由美国和中国（及英国）共同资助的第一个研究项目——的名气越来越大，刘教授找我帮他进入康奈尔大学读书。他说他拜访的第一个美国家庭就是我家。他在康奈尔大学的食品科学系攻读博士研究课程，而我是他研究生研究咨询委员会的成员。他在完成研究时得到了一个机会，可以申请该系的助教职务（他显然表现出了巨大的潜力）。他请我写一封推荐信，以便支持他的申请。此后不久，他向 NIH 申请并顺利获得了一笔相当可观的科研经费，从而得以开展一个庞大的研究计划。从那时起，刘教授开始取得多项引人注目的成就。他现在任职终身教授，研究生涯硕果累累，确立了作为自身领域研究员和讲师的国际知名地位。

刘教授的职业生涯包括有关苹果促进健康作用的早期发现，这个研究领域是他个人背景的自然延续。刘教授的父亲是中国的一位知名草药师，所以他从小就帮助父亲制作草药制剂。他生长在一个关注人类健康的家庭，接受的是整体主义观点的医疗保健文化。当中医为患者提供建议时，他们的传统方法是考虑人的整体状况：身体、精神、社交和所处环境。他们配制草药（在传统中药疗法中，植物大约占 95%）的方法也考虑了完整的植物——通常包括多种植物——的整体主义作用。所以，刘教授没有因为接受过西方生物医学教育而习惯以简化主义方式看待事物，而是因为熟悉中医治疗理念而习惯以更偏向整体主义的方式看待事物。

刘教授和他的研究团队对苹果研究的起点是其维生素 C 及抗氧化作用。他们发现，每 100 克新鲜苹果（约 4 盎司，或半杯）的维生素 C 类抗氧化活性与 1 500 毫克维生素 C（大约是典型维生素 C 补充剂数量的 3 倍）相当。但是，在对这 100 克苹果进行化学分析之后，他们发现的维生素 C 含量仅为 5.7 毫克，远远低于此前显示的与维生素 C 相关的抗氧化活性水平，即 1 500 毫克。这说明，与等量孤立化学物质的效果相比，100 克苹果的维生素 C 类抗氧化活性达到了惊人的 263 倍！换句话说，在苹果中，我们称之为维生素 C 的特定化学物质在维生素 C 类抗氧化活性中所占的比例远远低于 1%——数量极少。超过 99% 的其余活性可归因于苹果中其他维生素 C 类化学物质，或者可归因于苹果在完整情形下的维生素 C 的潜在功效远比孤立形式的效果好，抑或是可同时归因于这两方面。

根据我在第 6 章分享的信息，这确实很有道理。营养是一个颇具整体性的过程，因为身体利用特定营养素的方式取决于同时摄入的其他营养素。如果我们只是单独服用一粒维生素 C 片剂，我们就会错过有可能赋予维生素 C 功效的"配角"的表演。即便我们在片剂中另外加入了大量成分（一些制药商就是这样加工生物类黄酮的），我们仍然是在假定苹果有而片剂中没有的东西在某种程度上并不重要。

刘教授的研究结果发表在著名的科学杂志《自然》[4]上，吸引了媒体的极大关注。在那篇文章中，他的团队得出结论："来自新鲜水果的天然抗氧化剂可能比维生素 C 膳食补充剂更有效。"这是一个意义多么深远的发现！一个完全是简化主义的研究设计（测量一个苹果中维生素 C 的含量），其结果却证明了简化主义工具包是完全错误的。

刘教授的后续研究清晰地描述了像苹果这样的简单食物所包含的令人兴奋的复杂性。一发现维生素 C 交付系统的功效远远超出了预期水平，他就开始琢磨可能解释这种巨大差异的机制。他的实验室侧重于寻找有可能对苹果中的其余维生素 C 类抗氧化活性做出解释的化学物质。他和他的研究生（现为博士）珍妮尔·博耶（Jeanelle Boyer）最终总结了他们的工作，也包括别人的发现，以证明苹果是这种维生素 C 类化合物的宝库。[5]这些化合物包括其他抗氧化剂，比如槲皮素、儿茶素、根皮苷和仅在植物中发现的绿原酸，它们都能以多种形式存在于苹果中。苹果等水果中的此类化学物质可以占据一份长长的清单，但仍有可能只是冰山一角。也就是说，苹果的内部比从外面看起来似乎更有内容。

还需要谨记的是：这种维生素 C 类化合物清单有可能包括许多不依赖其抗氧化活性的重要生物学效应。刘教授和他的研究小组已经借助至少 4 次实验室测试来确定这些不同的效应，包括这些化合物的以下能力：抑制细胞增殖（可能终止甚至逆转癌症）、降低血清胆固醇水平（影响心血管疾病和中风），以及阻止不需要的氧化现象（涉及癌症、衰老、血管疾病和其他许多退化过程）。当然，还有许多其他可测试的健康功能。

现在很清楚的是，苹果中即使没有几千种也有几百种化学物质，而每种化学物质反过来都有可能影响几千种反应和代谢系统。[6] 苹果中含有数量和浓度可观的维生素 C 类化学物质，这提出了一个重大的概念挑战。因为大家之前认为，是某种单一的化学物质（维生素 C 或其他任何东西）在负责苹果的主要保健特性。即使我们测量了两个苹果的维生素 C 含量，我们也不能仅仅因为一个苹果的维生素 C 含量是另一个的两倍，就猜测其健康价值也是后者的两倍。一个特定苹果中的维生素 C 含量也不可能告诉我们有关这个苹果抗氧化能力的大量信息。加上我们在第 6 章讨论的营养复杂性（有时营养物质的组合会多于或者少于其各部分的总和，而且身体会发挥作用，判定我们所消费的食物营养有多少得到了有效利用），我们自然会得出一个结论，即一个特定苹果的维生素 C（乃至所有维生素 C 类营养素）含量不足以说明任何有价值的信息。

这种困境并非维生素 C 类抗氧化剂或任何其他相关水果或蔬菜所独有，孤立于任何全食的任何营养物质都是如此。许多存在于食物中并进入人体循环的化学性质相似的保健性化学物质都包含几十种（如果不是几百甚至几千种）类似成分，它们具有相似的活性，但功效却有很大的不同。

问题并不在于我们不能就特定食物中的营养含量给出准确答案，甚至也不在于我们无法弄清自己有多么需要其最佳功能（尽管这目前超越了我们的理解范围）。问题在于我们问错了问题——基于对整体主义营养特性的根本误解的问题。我们问的是："我们能得到多少维生素 C？"而我们应该问的是："我们应该吃什么食物，从而保持身体健康？"

简化主义思维看不到苹果的保健作用，也不愿意深入探究。这种思维认为，如果苹果对我们有好处，那不会是整个苹果在起作用，肯定是苹果的某些细微部分，即某种化学物质在负责发挥其有益作用。而我们的工作是将其从苹果中提取出来，弄清楚人们每天需要多少此类物质。

根据简化主义思维定式，健康饮食变成了一种对营养素实施微观管理的赌博行为——必须以严格控制的特定数量摄入一连串孤立营养素。但实际上，你不能直接辨认出 β-胡萝卜素。手起刀落就从胡萝卜上切下一片 β-胡萝卜素是无法实现的。

遗憾的是，这阻止不了补充剂行业的一再尝试。

补充剂行业

这种简化主义营养思维所固有的两方面假设——健康食物中存在单一活性成分，我们可以将其提取出来，同时仍然保持其功效——是补充剂行业的基础。基于我们可以用各种粉剂、片剂或丸剂满足营养需求的技术幻想，这个行业一直在坚持不懈地分析据说可以促进健康的食物，以便能够提取并合成其活性剂。我们已经看到，医学界使用从天然原材料中合成或分离出的孤立化学物质来治疗疾病。现在我们应该明白，"自然医学"界也是这么做的，而其功效并未超过主流医学。更重要的是，补充剂及其经过正式测试的医药变体实际上有可能造成伤害。

你可能会发现，补充剂没有功效却有潜在危害的事实令人难以接受。毋庸置疑的是，补充剂行业在扩大自身宣传方面一向比制药行业更有成效。毕竟，补充剂是"天然的"，它们等同于你在食物中发现的营养素。你可以在瑜伽杂志、自然生活博览会和本地的健康食品商店看到天然补充剂的各种广告。你的按摩师可能会在其办公室向你推荐，甚至出售某些片剂。你可能会发现自己在社交、政治乃至精神方面向补充剂行业看齐。但是，摄入这些孤立营养素根本不是自然行为。这里的主要问题不在于你是否喜欢天然片剂的营销方式，而在于这些维生素和相关补充剂对你的长期健康有何影响。

有许多例子可以证明孤立营养素补充剂的作用令人失望。事实上，有时这些补充剂完全是在帮倒忙。有些研究可能偶尔证明了维生素补充剂具有短期的统计学意义上的健康益处（以及推测的长期益处），但当我们共同评估大量研究的结果时，很少或者并无证据显示日常的维生素补充能够促进健康。研究人员长期以来投入大量经费，徒劳无功地为补充结果努力寻找减少心血管疾病[7]、癌症[8]和总体死亡人数[9]的证据。一些最好的研究表明，简化主义补充方式不仅没有好处，实际上还会造成危害。为了表达我的意思，让我们看看 3 种研究力度最大的补充剂：维生素 E、β-胡萝卜素和 ω-3 脂肪酸。

维生素 E

1922 年，维生素 E 首次在绿叶蔬菜中被发现。[10]从那时起的研究表明，维生素 E 是大量生化功能的关键成分，显示了诸多健康益处。事实上，血液中的维生素 E 水平越高，许多疾病的患病风险就越低。维生素 E 是脂溶性而不是水溶性的，所以它可以在细胞膜等脂肪性环境中工作，保护细胞膜和酶类免受氧化损害。[11]

近年来，维生素 E 已经成为一种被普遍接受的预防包括心脑血管疾病在内的疾病的常规补充剂[12]，其理论基础是，既然血液中的维生素 E 对身体健康如此重要，那么孤立的维生素 E 补充剂肯定有同样的好处。在自然健康界，维生素 E 片剂被公认为"神奇营养素"。

即便是在理论上，这种说法也讲不通。和我们在本书中看到的其他营养素一样，维生素 E 很少单独起作用，它可能会受到硒、含硫氨基酸、多不饱和脂肪酸等许多营养素的显著影响。所以，从植物性食物环境中提取维生素 E 有如派出一名光杆司令去打仗。更重要的是，我们通常所说的维生素 E 其实并非单指一种维生素，而是虽然相似但略有不同的 8 种维生素的统称（所谓的类似物）。[13]尽管功能上具有颇多相似之处，但它们在功效[14]和靶器官[15]方面的差异却非常显著。

1993 年的一项研究发现，血液中维生素 E 水平的提高和主要冠状动脉疾病发病率的降低存在某种关联，于是维生素 E 补充剂的市场发展规模随之飙升。[16] 然而，此项研究测量的维生素 E 来自食物，而不是补充剂。研究人员显然信心过高，他们得出结论，血液中的维生素 E 水平降低可导致心脏健康问题（因为此项研究旨在发现某种关联性，而不是因果关系），他们甚至提出"维生素 E 补充剂可降低患冠状动脉心脏病的风险"。值得肯定的是，他们警告说，需要进行更多试验，然后才能建议广泛使用维生素 E 补充剂。但是，很多人都忽视了这个警告，把此项研究解读为维生素 E 补充剂能预防心脏病。

在过去的 20 年里，媒体对此项研究的炒作为庞大的维生素 E 补充剂市场推波助澜。不过，这些关注同时引发了更多研究，从而讲述了一个截然相反的故事。基于随机对照试验，维生素 E 补充剂并不能降低心血管疾病[17]、癌症[18]、糖尿病[19]、白内障[20] 或慢性阻塞性肺病[21] 的风险。试验的规模、广度（它们研究了多种疾病）、研究次数和与结果相反的研究人员预期，支持着一个令人信服的情形：维生素 E 补充剂的作用方式并不符合简化主义者基于含维生素 E 食物的已证实益处所做的预期。维生素 E 补充剂有可能为一些特定人群提供少许益处，但绝大多数人不会从中获益。

而根据近期的研究，这其实是一个过于厚道的评估。近期的一项审查涉及超过 72 个随机试验、将近 30 万个调查对象，结果发现服用维生素 E 补充剂（其涉及的维生素 A 和 β-胡萝卜素补充剂，我们将在下文讨论）与整体死亡率上升相关。[22] 这是对的：维生素 E 补充剂并不能改善你的健康，实际上会促使你过早死亡。

维生素 E 补充剂的倡导者对这些发现做出了毫无悬念的回应。一些人指责这些研究的试验设计或者对研究结果的解读[23]——这是科学家之间的公平回应，甚至有可取之处，因为他们的工作就是从不完美的数据中寻求有效结论。但是，就质疑营养素补充作用的许多研究而言，其研究结果日益体现一致性，这是有责任心的科学家难以忽视的事实。

其他研究人员已经指出，后期试验的对象是前 4 种维生素 E 类似物（生育酚）。这些类似物表明，也许更好的主意是关注其同胞（生育三烯酚），因为后者在某些系统中更加活跃，想必会发挥积极作用。[24] 但是，这种说法没有提及这些类似物或许更具危害性。

还有一些维生素 E 补充剂的倡导者，通过寻找受益大于受害的特殊群体，包括具备各种基因易感性的人群，做出了回应。[25] 但是，这一策略仍然忽视了一个现实可能性，即"天然蔬食"能以更低的成本发挥同等作用，同时减少心力衰竭[26]和死亡[27]等副作用。

越来越多的证据表明了一个无可争辩的事实：一旦将维生素 E 从其植物基原始环境剥离并装瓶销售，它的功效就会有明显丧失。但是，由于炒作伪装成合法研究，我们无从知晓这些信息。

ω-3

和维生素 E 一样，ω-3 脂肪酸是人体维持功能的基本元素。和所有"基本"营养素一样，我们无法制造这些脂肪酸，必须从日常的饮食中获取。ω-3 有 3 种基本类型：ALA（α-亚麻酸）、DHA 和 EPA（二十碳五烯酸）。尽管在适当的膳食条件下，我们通常并不认为 DHA 有其必要性，因为在这种情况下，一个人的膳食已包含相对于 ω-6 和总脂肪来说充足的 ω-3。在某些植物、鱼类和食用藻类中可以发现 ω-3。

ω-3 似乎可以保护我们的身体免受炎症危害，也就是说，它们是消炎药物，因此有助于减少风湿性关节炎和心血管疾病患病风险。一些小规模研究发现，ω-3 脂肪酸可以改善糖尿病的临床生物指标，如葡萄糖耐量[28]、血甘油三酯[29]和高密度脂蛋白水平（HDL，人体血液总胆固醇"好的"那部分）[30]，这表明 ω-3 脂肪酸有可能预防糖尿病。

ω-3 脂肪酸是现在主流营养保健领域的宠儿之一。为了确保我们获取足够的 ω-3 脂肪酸，媒体敦促我们大量吃鱼，尤其是凤尾鱼、鲱鱼、鲑鱼、沙丁鱼和金枪鱼这样的脂肪性种类（它们往往不会提及的是，在某些坚果和

种子中有一种 ω-3，即 ALA，可以在人体内转化成其他形式，因此没必要再专门吃鱼）。我们当然还被敦促服用 ω-3 补充剂。

补充剂厂商大多以鱼油胶囊的形式向我们出售 ω-3。它们着重声称其产品的"纯度"，并与我们所食用的汞、多氯联苯等污染物水平高度超标的脂肪性鱼类进行对比。WebMD（美国互联网医疗健康信息服务平台）更是警告孕妇和儿童远离众多野生鱼类和所有养殖鱼类。所以，ω-3 补充剂似乎是满足我们对这种基本营养素需求的更明智的方式。但这已被证明与事实不符。

对一系列研究（89 项，实在是规模庞大！）的总结表明，"ω-3 脂肪酸对总体死亡率、复合心血管症状或者癌症并无明显影响"。[31] 一项持续 15 年、涉及将近 20 万人的庞大研究 [32] 表明，摄入更多 ω-3 脂肪酸（多数来自鱼类，并结合部分补充剂）实际上与 2 型糖尿病的患病风险加大相关：ω-3 的摄入水平越高，调查对象就越有可能发展成糖尿病。总体而言，此项研究包括将近 1 万个 2 型糖尿病病例，研究显示，随着 ω-3 摄入量增加，糖尿病病例数呈上升趋势，所以，这种关联极不可能是随机形成的。

较高的 ω-3 脂肪酸摄入量真的会增加 2 型糖尿病的患病风险吗？那些小规模的早期研究不是表明 ω-3 可以预防糖尿病吗？我们如何解释这种差异？当你认真审视这些研究时，你就会发现其实并无矛盾之处。小规模的早期研究是短期性的，仅关注与糖尿病相关的生物指标。这不同于针对最终发病情况的研究结果。短期结果在极为复杂的各种症状中真的是沧海一粟。然而，补充剂厂商依赖这些仓促的简化主义判断向我们宣传其产品的有效性，而不是等待有意义的长期研究结果。

β-胡萝卜素

作为一个现成的典型例子，β-胡萝卜素的故事证明了基于短期效果做出仓促判断的短视性。β-胡萝卜素是在植物中发现的维生素 A 前体，人体可以将其转化为"真正的"维生素 A。β-胡萝卜素天然存在于绿叶植物，以及鲜艳的红色、橙色、黄色蔬菜中，如辣椒、胡萝卜、南瓜等。20 世纪 70 年代，β-胡萝卜素被发现是一种强大的抗氧化物质[33]，可以阻止据说能促进癌症发展的自由基的活动。此外，β-胡萝卜素富集食物（蔬菜和水果）与减少肺癌有关联。[34] 总之，这些发现提供的支持性证据表明，β-胡萝卜素可以预防肺癌，或许也包括其他癌症。

然而，又过了大约 10 年，在芬兰烟民中开展的一项研究表明，服用 6.5 年 β-胡萝卜素补充剂可使肺癌死亡率提高 46%[35]，这是一个数字惊人的巨大影响。此外，补充剂服用者的心血管疾病死亡率上升了 26%。[36] 这种负面影响非常显著，以至于该项研究不得不提前终止。这是对的：β-胡萝卜素补充剂能显著提高死亡率，所以要提前终止试验，以避免更多死亡事件的发生。

有趣的是，在同一项研究中，来自食物的 β-胡萝卜素基本摄入却与降低肺癌风险有关。这种差异非常明显。食物 β-胡萝卜素与肺癌发生率降低有关，而补充剂 β-胡萝卜素与肺癌发生率上升有关。这一发现也在其他大规模研究中得到了确认。[37]

从那时起，人们开始形成了一个共识，即 β-胡萝卜素补充剂不能降低癌症或心血管疾病的患病率。[38]

补充剂顽症

我们现在有大量研究可以证明，整体机制应该能让 β-胡萝卜素、维生素 E 与其他抗氧化维生素预防心脏病和癌症等疾病，但在单独测试（如片剂形式）的情况下，它们不起作用。尽管研究人员准备接受这些具体结果，不再推荐 β-胡萝卜素、维生素 E 或者 ω-3 脂肪酸，但他们仍然顽固坚持一成不变的老观念，声称尽管令人失望，但我们仍应对通过孤立化学物质预防疾病抱有信心。这是多么固执的行为！

日益坚实并趋于一致的结果表明，孤立的营养补充剂是坏消息，补充剂行业及其聘用的研究人员对此的回应是在简化主义的道路上渐行渐远。一些研究人员想进一步在植物中寻找新的抗氧化化学物质，希望它们与现有物质相比好处更多、弊端更少。[39] 还有一些研究人员提出，对我们正在研究的同一批抗氧化剂来说，更有针对性地选择临床生物指标可能有助于发掘其新的健康益处。也就是说，鉴于我们正在研究的抗氧化剂功效似乎与有意义的健康结果没有关联，我们应该转而寻求不同的中间效应来预测我们关心的结果，比如减少患病概率、延长生命。但是，我们将生物指标作为真实健康标签的原因——可以更经济、更快速地测量其生化特性，而不必用数年时间跟踪研究参与者的研究成果——恰恰导致了生物指标研究并不适用于确定某种补充剂对人类健康的真实影响。

　　对于维生素 E、β-胡萝卜素和其他孤立抗氧化剂不能改善健康这一信息，研究人员的反应让我沮丧。许多研究人员现在都认识到研究未能取得成功。[40] 他们承认抗氧化剂活性的复杂性，也承认表明维生素补充剂会在某些情形下导致中毒的几份报告的合法性。不过，与考虑放弃这个行不通的"健康方法"相反，在某些情况下，这些研究人员提供了更多技术细节，希望借此为进一步开展更加复杂的补充剂研究辩护。经过多年的研究，他们仍然没有明白，继续以这种代价高昂、几乎毫无结果的方法来寻找某种改善健康状况的新的抗氧化剂同系物是徒劳无功的。或许有一天，他们会发现这是大海捞针——简化主义意义上的补充剂不可能比它的天然同系物更优越。但是我对此不抱希望。

　　20 世纪 80 年代中期，营养补充剂行业萌发，应美国国家科学院的请求，我花了大约 3 年时间，就既有证据是否证明支持维生素补充剂的健康主张有合理性向美国联邦贸易委员会提供了大量证言。我从两个方面反驳了该行业提出的健康主张，一是并不存在可靠证据，二是从我当时坚持的生物学观点来看，这是完全说不通的。我当时坚持的观点和 1/4 个世纪后我在本书中提出的观点是一致的：营养素很少单独发挥作用，或者至少不会发挥全部作用。在为开展此项研究花费纳税人数千亿美元之后，我们现在终于有比较充分的证据可以移开这座大山了。

请理解：我并不是声称某些补充制剂对某些人群没有任何好处，尤其是补充剂的化学成分开始接近整体植物的成分时，比如某些干草化合物。这些产品有可能在某些条件下对特定人群有帮助。但对我来说，举证责任应由做出此类断言的人承担，而我所说的"举证责任"是指经过同行评议的客观研究结果。主张甚至推断这些"天然补充剂"是最佳的健康选项，而不同时明确日常摄入整体性植物基食物——这些产品的来源——能以低得多的代价获得好得多的健康结果，是不恰当的。

增加补充剂的摄入对我们健康的危害大大超出了文献记载的负面影响。当涉及进食权时，我们对补充剂神奇良方的钟爱让我们确信自己在"脱离困境"。当你可以尽情享用热狗和冰激凌时，何必要吃蔬菜，而且如果感觉不适，吃一片药不是更好吗？

事实证明，营养补充剂是对简化主义健康手段的一个危险警示。尽管这种制药手段势头不减，但至少补充剂主张在研究领域似乎已经走到了尽头。补充剂行业只有采用简化主义研究方法，即赋予生物标签和孤立化学物质过多意义，同时拒绝正视真实的健康结果，才能捍卫它以工业化形式合成前体食物成分的项目，并将其美化为通向健康之路。

第 12 章

简化主义社会政策

我们如何对待大地，

就等于如何对待我们自己。

——西雅图酋长

迄今为止，我们一直在第二部分审视简化主义，它涉及营养和食品政策，以及简化主义效应如何通过饮食影响个人健康状况和生活质量。然而，我们的简化主义营养手段同样对其他生活领域造成了影响。社会政策不是我的专业领域，不过作为几个食品与健康政策高级别专家小组的成员，我当然思考过膳食建议对社会和文化做法的潜在影响。因此，如果我的观点竟然没有涉及简化主义对我们看待社会问题的影响，以及简化主义鼓励我们回避的营养信息——植物基膳食优于富含动物产品的膳食——同样在影响我们所处的世界，未免过于疏忽。

一旦将我们的社会、经济、环境领域一些最重大的问题连线，你就能清晰地发现营养凸显为一个因果要素和潜在解决方案。事实证明，饮食方式——身体如何将天然物质或人工替代品真正吸收——会显著影响我们对待自然界和自身的方式。

我们如何对待自己，就等于如何对待地球

每年 7 月 4 日^①的那个周末，我的第二故乡北卡罗来纳州的达勒姆都要举办一个精彩纷呈的工艺品音乐节，目的是为保护当地的一条河流筹款。来自美国各地的乐队在美丽的州立公园分享各自的音乐。商贩们出售手工制作的珠宝、陶器和服装。社会活动分子和环保人士开展太阳能、河流净化工程、反对建立核设施等各种事由的活动。食品厂商发放的所有餐巾纸、勺子、盘子和杯子都是 100% 可生物降解的。总之，你不可能发现比这更能体现环保意识的聚会了。

唯一的例外是节日活动参与者的饕餮盛宴。油炸漏斗蛋糕上涂满了合成糖浆和糖霜。巨型火鸡鸡腿、汉堡包、鸡胸肉和玉米热狗来自将激素和抗生素注射进动物体内的工厂化养殖场。炸薯条浸没在盛满转基因食用油的炸锅里。尽管我们知道乱扔垃圾和污染河流是不良行为，但我们在某种程度上认可了对我们自己身体的污染，似乎我们的食物对环境的其余部分没有任何影响。

我知道许多环保人士都做出了值得赞赏的明确承诺，不过它们仅仅停留在口头层面。这是可以理解的，因为我们钟爱的很多"食物"（或者更确切地说，是类似食物的东西）都有极高的成瘾性。比如，相比我们与白炽灯泡或塑料购物袋的关系，我们与食物的关系包含了太多感情因素。不过，如果看不到个人食物选择至少与循环使用节能灯泡同等重要（在我看来重要得多），即便是这些深谋远虑的活动分子，也可以说是一叶障目。

我在本章的开头引用了西雅图酋长的名言："我们如何对待大地，就等于如何对待我们自己。"你或许看到过这句话或它的某种变体，环保人士往往会援引这句名言提醒我们：滥伐森林、污染水资源、毒害大气的最终结果将是伤害自身。但这里没有明确的是，反之也是同样的道理：我们的食物对我们

---

① 这天是美国国庆日。——编者注

的环境有巨大影响。具体而言，我们对动物基食物的大量摄入引发了诸多环境问题，如水土流失、地下水污染、森林砍伐、化石燃料使用和深层水枯竭。

我在康奈尔大学的同事戴维·皮门特尔（David Pimentel）博士记录了畜牧业生产系统浪费宝贵资源和破坏环境的种种行为。他估计，要想获得同样多的植物基食物热量，动物基食物大约需要多5~50倍的土地和水资源（取决于多种因素，包括动物的种类，以及是否为草饲动物）。在一个局部尚且存在人类饥饿现象的世界里，这种效率低下的资源利用是一个悲剧。

皮门特尔博士的发现[1]包括：

- 生成动物蛋白需要消耗的化石燃料是植物蛋白的8倍。
- 美国所有牲畜消耗的谷物（这甚至不是它们的天然膳食）多达美国人口消耗量的5倍。
- 生产1千克牛肉需要10万升水。相比之下，1千克小麦仅需900升，1千克马铃薯仅需500升。
- 联合国举办了一次约有200名专家参与的研讨会[2]，会议结论是：80%的热带森林砍伐可归因于开辟新农田，其中大部分用于牲畜放牧和饲养。

于是我们就遇到了许多相互关联的问题，它们都源于我们对某种动物蛋白膳食的成瘾性。简单来说，我们的工业化动物生产系统是不可持续的。我们正在耗尽淡水和健康土壤等自然资源，速度之快甚至难以及时补充。动物蛋白驱动型食品经济的副作用还包括产生多种环境毒素，以及毒害我们所有人赖以生存的空气本身。

这些问题非常严重，值得逐一大书特书。它们还只是冰山一角。如果你想了解更多，我强烈推荐J.莫里斯·希克斯（J. Morris Hicks）的优秀著作《健康饮食，健康世界》（*Healthy Eating, Healthy World*）。不过，为讨论起见，我想强调决策者或者媒体通常认为与膳食无关的 4 个问题：我们这个时代的两个最严重的环境危机，即全球变暖、美国深层地下水资源枯竭，以及对地球上的两个最脆弱群体，即动物和贫困人口施加的虐待和暴行。我们将看到简化主义思维让我们陷入困境，而整体主义手段可以同时解决这些多重问题。

我们的食物选择和全球变暖

先来看看我们这个时代最为突出的生态危机：全球变暖。认真审视数字之后，你会发现，从基于肉类的膳食切换到植物基膳食，比任何其他举措更能遏制和逆转全球变暖。

对阿尔·戈尔的重磅纪录片《难以忽视的真相》的一个明智批判是：就问题的重要程度而言，它开的处方是极为不足的。用节能灯替代白炽灯泡、将恒温器降低几度、减少开车等方式可能让你觉得自己在做善事，但对解决实际问题几乎不起作用。ClimateCrisis.net 网站提供的一份技巧清单宣称，将你制造的垃圾减少 10%，每年可以减少排放 1 200 磅① 二氧化碳。一旦进行计算，你就会意识到其余 90% 的垃圾每年仍会生成 1.08 万磅二氧化碳。这方面的行动稍有懈怠，就不可能逆转气候变暖的趋势，而我们业已生成的二氧化碳更会在未来数百年间捕获大气中的热量。这就像我们全都置身于冲向悬崖边缘的公共汽车，最好的主意是我们所有人都将手臂伸出车窗，以增加风的阻力。或许某人应该跳进驾驶座猛踩刹车！

2006 年，联合国粮食及农业组织发布了一份报告，着重强调了动物性食品与全球变暖之间的关系。[3] 报告的内容令人震惊，因为这个机构的首要责任就是发展世界各地的畜牧业务。这份报告尽管倾向于（如果有）观察反向效应，但仍然得出结论，即食用动物基食物在全球变暖成因中的占比为18%，超过了工业或交通的成因的占比。[4] 尽管已经发布了多年，但这个信

---

① 1 磅约为 0.45 千克。——编者注

息并不广为人知。

关于全球变暖的讨论很少涉及食物，一旦遇到这种场合，人们就会提出这个 18% 的估计值。不过，一份近期报告得出结论，这个食物促成气候变暖的估计值可能会更高。世界银行行长的长期首席环境顾问罗伯特·古德兰和他在世界银行集团的同事杰夫·安航（Jeff Anhang）已经确认，畜牧业在全球变暖成因中的占比至少为 51%。

深受媒体、活动家和决策者关注的最著名的温室气体是二氧化碳。不过，二氧化碳并非唯一的温室气体，实际上也不是减排努力最有针对性的温室气体。甲烷（CH_4）为挽回全球变暖提供了一个更有前途的杠杆。在分子对比层面，甲烷捕获热量的能力比二氧化碳大约强 25 倍。不过更重要的是，甲烷的大气半衰期是 7 年，因此它从大气中消失的速度超过了二氧化碳，后者的半衰期超过一个世纪。所以，几乎在我们消除甲烷来源的同时，它对温室效应的促进作用就会开始显著减弱。相比之下，即使在我们停止释放二氧化碳之后，业已释放的气体也将有数十年的时间推动全球变暖。

如果以 20 年为期限审视大气中的甲烷含量，那么它在全球变暖方面的潜能据说会是二氧化碳的 72 倍。[5]甲烷在很大程度上与工业化畜牧业生产相关。这意味着，减少作为畜牧业主要驱动力的肉类消费或许是影响全球变暖最快捷的方式。事实证明，我们侧重于减少二氧化碳的现有项目基本上是夸夸其谈——不止在一个方面是这样。

如果对甲烷作用的这个新评价正确无误，那么它的意义将非常重大。我很奇怪，为什么大多数环保界人士并不注意这个问题。他们是不愿意挑战畜牧产业吗？也许我们需要生物工程师来弄清楚如何捕获并安全处理牛放的屁。如果做不到这一点，那么也许我们应该停止养殖和食用那些会放屁的牲畜。[6]

美国中西部地区地下水枯竭

2012 年 8 月我写作本书时，美国大部分地区正在经受一个多世纪以来最严重的旱情。科学家们尽可以争论这场灾难与全球变暖之间的关联，但不可否认的是，雨水供应不足，农作物还没发芽就奄奄一息，而如果美国要生产足以养活自己人民的农作物，就需要大量地下水。麻烦的是，大部分可用的地下水要么已经被牛肉生产的巨大需求（请记住，生产 1 千克牛肉需要 10 万升水）耗尽，要么被牛肉生产的废水污染（巨量水流冲刷养殖场，以清除大量粪便）。

位于中西部农业州（南达科他州、内布拉斯加州、怀俄明州、科罗拉多州、堪萨斯州、俄克拉何马州、新墨西哥州和得克萨斯州）地下的奥加拉拉蓄水层尤其深受动物基农业的威胁。一两千万年前蓄积的这些水资源[7]现在估计和五大湖中位居第二的休伦湖水量相当。这些水资源几乎为这片极为广阔的农业区（地球上最富饶的农业生产区之一）提供了全部生活、工业和农业用水。根据俄克拉何马州非营利组织克尔可持续农业中心的一份重要报告，"从奥加拉拉蓄水层抽取的地下水至少灌溉了 1/5 的美国耕地"。[8]

地下水消耗量不能超过雨水补给量，这一点至关重要。不过，奥加拉拉蓄水层的现状并非如此。水资源密集型畜牧业对水的消耗速度远远超过了蓄水层被重新填满的速度，以至于这一古老资源自 20 世纪 50 年代以来损失了大约 9% 的水体。换句话说，我们正以超过雨水补给的速度耗尽它——一种导致环境灾难的处方。[9]

不仅如此，日益增多的养牛饲料中的化学物质正在污染奥加拉拉的蓄水。[10] 其中最显著的化学物质是硝酸盐，它是用于生产动物饲料的一种商品肥料成分，对孕妇和儿童有很大的毒性。[11] 拒绝来自中西部的工业化养殖肉类可能需要长期努力，既要保证向数百万美国人民提供植物基食物的成千上万名农民的生活，又要改善在任何地方消费这些食物的数百万人的健康状况。

动物虐待、动物试验和现代化养殖场

消费动物基食物的另一个后果是动物虐待：实现更有效生产动物基食物

的畜牧手段也增加了这些动物的痛苦。

对动物权利的关注已经导致许多人食用植物基食物，尽管正如你在第一部分看到的，这并非我坚持现有立场的肇因。我当然接受应该避免对动物实施非必要暴力行为的主张，但促使我采取行动、形成现有立场并最终洞察这一问题的是实验性动物研究——动物权利团体对此表示憎恨。就我本人来说，我反对任何形式的非必要暴力行为：对人类的暴力、对环境的暴力，以及对其他众生的暴力行为。尊重各种生命形式是我所追求的圣杯。

不过，我比以前更关注对动物实施的暴力行为。我被这种现象深深刺激，因为我目睹了所谓"集约化动物养殖"（CAFO，工厂化养殖的溢美之词）的兴起。工厂化养殖和我幼年时的旧时代养殖之间有理念上的差异。我的家人和我视动物为感性生物，它们既能感受到舒适，也能感受到痛苦，而养殖户基于其商业模式，将它们视为几乎没有生命可言的生产部件，就像任何工厂的原材料。20 世纪 60 年代后期，我的职业生涯刚刚起步，我清楚地记得弗吉尼亚理工大学的农学院院长当时给我们讲到他所从事的咨询工作，正是他的咨询促成了最终演变为 CAFO 的畜牧业经营。这是不可避免的，因为集约化动物养殖方法所成就的规模化经济是任何希望维持经营的养殖场主的必要底线。院长描绘了一幅体现先进技术的画面：自动化传送带向动物提供数量精确的营养优化饲料，自动化机械进行流水线挤奶，还有一些奇妙的装置能更有效地收集鸡蛋。他声称，这一切意味着养殖户可以获得更多利润。

奶牛在很大程度上是温顺的动物，它们当然能感受和表达情感。在以往时期，它们基本上会在草场（春、夏、秋季）或者铺满稻草的牲口棚（冬季）度过它们 15~20 年的生命。在集约化动物养殖的条件下，奶牛只能存活 3~4 年，与它们的产奶高峰期符合。它们被关进狭小的生活（死亡）间里，在开始产奶后再也不能涉足绿色的草场。在纽约州北部地区慢跑的路上，我被这种做法不断警醒，我看到生活在某个庞大集约化动物养殖场的奶牛从它们的露天牛舍里微微探出头来，似乎在渴望外面的茂密草丛。

小奶牛的尾巴通常会被剁掉（这种做法被称为"剪尾"），只留下 1 英尺[①]左右的尾根，这样可以避免挤奶工被经常沾满粪便的肮脏牛尾巴抽打——这种事我记得最清楚。牛仅凭借尾巴的根部不足以驱赶背上的苍蝇，而这正是尾巴的功能所在。如果苍蝇的刺激影响了奶牛的产奶量，挤奶工就会给奶牛喷洒杀虫剂，然后杀虫剂进入牛奶，我们就会在超市买到这种牛奶。

大多数工厂化养殖的奶牛被注射了某种生长激素，以增加产奶量，这也增大了它们的乳房尺寸，有时到了令牛痛苦的地步———种促成乳腺炎的物理条件。接下来，牛需要抗生素来减少感染，从而增加了我们购买并饮用的牛奶中的抗生素、杀虫剂、血液和细菌的数量。这是一杯多么独特的供人类饮用的鸡尾酒！

现在的养殖场是一个非常不同的世界，并且正在变得更糟。小鸡无法在它们的笼子里活动，它们不得不在同一个位置长久站立，因为它们的脚被笼子底部的铁丝网永久缠绕，更加动弹不得。采用不自然、不正常的光照周期，以便母鸡能够多下蛋，从而增加生产者的利润。母猪在所谓的分娩笼里生小猪，而小猪必须从并联栏的另一侧吃奶，母子分隔。

再就是这些动物被迫终生忍受的恶臭。走进关着数千只禽类的鸡舍，你就会发现眼睛有灼烧和撕裂感。不只是动物不能避开恶臭，如果你住在一家工业化养殖场附近，你就会明白人类也在遭罪。我知道牛粪是哪种臭味——我铲得够多了！现在的牛粪有一股刺鼻的药味儿，这和我小时候闻到的不同。

深受美国农业转型影响的并不只是动物。我打小生活过的家庭农场正在迅速走向终结。就我这些天来在农村旅行所见，有那么多曾经美丽的谷仓现

---

① 1 英尺约为 0.3 米。——编者注

在仅剩下长满杂草的破旧骨架。"要么扩大，要么出局"的指令已经让大多数非工业化经营陷入破产。美国政府对集约化动物养殖的补贴则掩盖了这样一个事实：非工业化养殖不但在环境方面不可持续，在经济方面同样不可持续。

如果你认为人类开始吃动物是理所当然的事情，那请至少考虑一下，作为 21 世纪美国食品供应构成的动物的生存和死亡有多么不自然。

人类贫困

动物和农民并非我们动物基膳食仅有的受害者。当发展中国家的小规模农业转化为工业化规模的动物生产时，小土地持有者将被迫离开他们的谋生之地，再也无力购买在他们的故土上生产的食物。

我在这个世界一些极端贫困的地区工作过，我在那里开始关注肉类生产和对这些地区最贫困、最弱势的人群实施经济奴役之间的关系。我曾经在马尼拉和太子港的贫民窟目睹极度饥饿的孩子们乞讨食物，而那里的社会精英却在享用牛排——生产自从穷人处盗取的土地。我见过多米尼加共和国农民手中的大片肥沃土地被剥夺，交给美国和德国公司去饲养牲畜，而这些牲畜注定要成为廉价的汉堡包外卖。我听说过这类"上好土地"怎样被养牛场"得手"，而小土地持有者被迫退入粮食生产难以为继的深山的事件。

与工业化动物蛋白生产相关的简单数学很能说明问题。在一个每年有数百万人死于饥饿和与之相关的疾病的世界里，我们仍然莫名其妙地坚持极其低效的行为，用植物饲养动物来实现生产循环，而不是在第一时间将植物视为食物。宁愿饲养产肉动物，而不直接喂食人类的方式导致我们损失了本来可供我们消费的多达 90% 的热量。正如"低碳"倡导者乐于指出的，动物基食物不含碳水化合物，而实际上碳水化合物应该在真正健康的膳食中占大约 80% 的比例。这颗星球上的工业化养殖动物所消耗的热量远超全体人类。从这个角度来说，世界人口饥饿的问题在很大程度上似乎并不是生产或分配问题，而更像是一个涉及人类优先级排序的问题。

工业化养殖和规模化牲畜养殖也损害了它们所占用的土地，使贫困国家几乎不可能在未来摆脱贫困。我们在拉美国家见证了这个十分令人沮丧的事实，这些地区的雨林每天都遭到砍伐，然后转化为种植牛饲料的田地。几年后，土壤肥力就会被耗尽，风雨会侵蚀仅存的耕作层。通过大量使用氮基化肥和除草剂，工业化农业可以勉强实现小幅度的粮食增产，但几十年后，剩下的只有失去活力的土地，那是一片需要千年时间才能恢复的生态沙漠。当然，造成这种浩劫的跨国公司不必受苦，它们只需要转移到下一片肥沃土地去经营——只要还找得到。被留下来承担后果的，只能是当地的农民。

如果你有兴趣解决人类贫困这个全球性问题，你就会有很多选择。你可以在 Facebook（脸书）上为反贫困方面的最新进展"点赞"。你可以向你信任的救济组织捐款。你可以签名参加网上请愿。你可以自愿募捐。你甚至可以加入某个宣传团队或者救济团体，参与实际工作。然而，你可以参与的一项最重要的行动，是向不可持续的饲养场的系统说"不"，因为它征用了生计农田并将其用于为我们生产肉类，为富人赚取金钱，为大众带来痛苦、奴役和饥饿。你可以停止消费工业化养殖的肉类和生产的奶制品。

食物关联性

我们有一个问题。不，我们有很多很多的问题。我们会像堂吉诃德那样悲叹接踵而至的每个问题，而很少看到它们与我们所选择摄取的食物之间存在的关联。我们创建了专家小组来帮助我们逐个解决问题，似乎它们是孤立存在的。因此，我们看不到关联性，从而看不到整体性。我多次应邀为环保团体讲课，曾被问及我如何看待环境和健康问题之间的明显关联。

选择植物基食物而不是动物基食物，能在很多方面减轻痛苦。它能缓解我们身体的痛苦。[12] 它可以通过减少集约化动物养殖行为，最大限度地减少动物的痛苦体验。它还可以减轻与全球贫困和饥饿相关的人类的痛苦。鉴于所有原因，向促进、宣传并鼓励贫困国家发展"天然蔬食"的项目投资，而不以简化主义方式尝试逐个解决所有问题（仿佛它们之间互不相关），显然更具经济性和有效性。

我们所面临问题的相关性远远超过了它们之间的无关性。试想，星系是由星团组成的，星团是靠引力凝聚的。这些社会问题也是以同样的方式组合的，只不过它们之间的引力是我们选择摄入的食物。

这些问题可以通过消费"天然蔬食"加以解决，但每个问题所占的比例当然各不相同。不过就本次讨论而言，这些比例并不重要，因为事实上我们可以通过改善饮食这个统一方法对所有此类问题产生积极影响。在缓解和消除这些问题的过程中，没有任何饮食或生活方式比日常消费"天然蔬食"更加全面、更加有效。

我们未能解决此类问题（正如我们未能解除我们的健康危机）的唯一重要解释，是我们在范式驱动的情况下不能也不愿去探索其更大的背景。我越思考各种范式的意义及我们认识不足的原因，就越明白它们在以微妙而强大的方式控制着我们的思维。我越思考简化主义在这些范式中的作用，就越明白简化主义在以什么方式增加我们审视各种范式及其边界的难度。简化主义精神监狱是阻止我们造福自身、彼此和地球其他众生的元凶。我们需要学习如何寻找将看似无关的众多事件和活动连接起来的自然网络。只有这样，我们才能最终发现迷惑我们的各种答案——无论是全球变暖的答案，还是世界人口饥饿的解决方案，抑或是针对我们社会最可怕的健康问题的富有同情心的有效治愈手段。

3

第三部分
微妙的权力及其操控者

我们在第二部分看到，简化主义范式所起的是一种精神桎梏作用，它阻止将科学、政府和行业领域的先进智慧用于解决某些重大问题。更重要的是，简化主义实际上导致并加剧了诸多此类问题。总之，简化主义科学所导致的后果是不健康的。

仔细观察这座简化主义范式监牢，你就会发现其牢门实际上是洞开的。我们可以自由踱出我们的精神监牢，随时投入整体主义的世界。纵观历史，各种范式曾经不断涌现，在发挥其影响力之后销声匿迹，取代它们的是能更有效捕捉现实并成功推动共同福祉的其他范式。有证据表明，我们目前的简化主义范式是不对的（具有讽刺意味的是，这个证据在很大程度上是由简化主义科学提供的）。那么，我们为何不走出那扇门？答案在于，有关健康的信息受到有悖于共同利益的各种利害关系的长期操控—企业界更关心的是自己的利润，而不是我们的健康。

在接下来的几章，我们将审视这个业界群体及其他操控力量。我们将调查显然是为了营利的企业界群体，如制药、医疗和食品行业。不过，我们也会关注那些听命于微妙权力的群体。我们会看到，我本人的学术研究领域处于高度妥协状态，我被鼓励从事忽略任何社会用途和健康相关性的简化主义研究。我们将观察一家科盲媒体，它在报道中对涉及营养问题的政党路线全盘接纳，声称营养对健康的影响很有限，甚至毫无影响。我们将见证一个被企业界收买并被专职说客挟持的政府。最后涉及美国癌症协会（ACS）等治疗筹资机构及美国营养与饮食学会（AND，前美国饮食协会，2012 年 1 月更名）等专业组织，我们将就其不堪一击的软肋开展调查。

第 13 章

了解这个系统

我们能做的最冒险的事情莫过于维持现状。

——鲍勃·艾格

我在过去几十年的研究生涯里有一种幼稚的想法，以为只要分享有关"天然蔬食"的事实，就足以说服我的同事、决策者、新闻记者和企业家。我坚信进化论原理，同时认为人们一旦见证了事实（更重要的是，对此有亲身体验），自然就会改变自己的观点。

　　现在回过头来看，我未免过于天真。在这方面，我不像我持简化主义理念的同事那样，能够轻易辨明简单事实。人类贪图权力，更惧怕丧失权力，这样的例子不胜枚举，但我仍然认为分享事实就已足够。总有一天，证据会变得十分令人信服和势不可当，即便是 AND 和 ACS（这两个组织的名字在我看来根本就是一回事！）也不得不向真理低头，承认植物基营养是健康生活、健康社会和一颗健康星球的基石。科学家们将合力发声，倡导理性饮食，呼吁制定促使全民参与的社会政策。新闻记者们将大显身手，极力宣传这些大好消息，讲述鼓舞人心的变化故事。政府官员将匆忙取消针对致命食物的不当补贴，并出台定能在数年内将保健成本降低 70%~90% 的营养准则和方案。而业界领袖作为富有远见的企业家，也将欣然接受植物基营养作为其自助餐厅和健康保险计划的基础，以保持竞争性优势，吸引、挽留身心健康的雇员，进而从他们的劳动中获益。

尽管有支持植物基膳食的有力证据，但上述情形无一发生。植物基营养作为一种降低患病率、肥胖程度和昂贵保健成本的方法，依然遭到边缘化和造谣中伤。记者们仍将基因疗法吹捧为补救途径，而罔顾多吃植物、少吃肉类和加工食品的好处。作为乳品、肉类、糖及其他加工食品代言人的游说者几乎都介入了政府法规的制定过程，并控制着与营养相关的大部分信息传播。我们的学校午餐计划表明，美国政府没有致力于向大众灌输健康的膳食习惯。一些公司靠缩减承保范围和外包相关工作来应对保健成本危机，而不是解决其根本成因。

我在此描述的，并非一个旨在避免你认识植物基膳食真相的滔天阴谋。我批评过的许多业内人士都确信他们自己的公关能力。许多养牛户、奶农和高果糖玉米糖浆生产者都认为，他们在向一个饥饿世界提供高品质的热量。在面对营养与人类健康这一宏观图景时，许多科学家和普通大众一样困惑。在报道每一项简化主义研究成果时，许多记者都会基于一个真正的错觉，他们误认为自己是在描述全面事实，而不是单薄的、具有误导性的、不现实的一孔之见。许多政府官员私下承认植物基膳食的巨大好处，但在面对财大气粗的企业界反对派时，他们相信这种理念宣传会对自己的政治前途造成负面影响。

问题并不在于人心不古或恶念环生，而是系统遭到了破坏。我毕生从事学术和专业研究，而且和大多数同事一样，我为我们机构的教养、客观性和民主传统深感自豪。事实上，我相信我在许多场合体验过这些美德。但后来我终于意识到，我们是在作茧自缚，对经济利益贯穿全部科学进程乃至其他进程的微妙方式一无所知。

系统最重要的特征就是其柔韧性，我历尽艰辛才学到了这一点。我曾经花费数年时间，与决策者、企业家和客户分享最佳科技信息，但还是没对整个系统造成多大影响。你可以调整所有细节，可以校正你需要的所有科学依据，但如果目标没有改变，系统仍会生成它一贯的结果。保健系统的合理目标应该是促进健康，这当然是我们的既定目标，但这并非它的真正目标。为了发现这一目标，我们必须像对待任何其他系统那样，去观察它的行动内容，而不是它的行动宣言。

如果我们的保健系统有一个健康的目标，它就能以促进健康的方式运行。也许它看起来笨拙、粗糙且迟钝，但系统的内置节点将形成对各种方法、技术和干预方式的支持，从而势不可当地将我们所有人推向终身健康。不过，现实情况显然并非如此。我们保健系统的目标并不健康，它以公共利益为代价，为少数行业谋利。

是的，利润是我们保健系统的核心目标，是它扭曲了一切。

一个虚拟的保健系统

此处提及的"保健系统"，不单指医生、护士、医院、药品和手术器械，它指的是影响我们健康的社会中的所有内容，包括农业政策、学校午餐计划、防污染法律、公共营养教育、优先科研供资和安全措施等。听起来，这里的复杂程度或许难以想象，难以进行管理和重组，而且颇为琐碎。不过，让我们来想象一个虚拟系统，其首要目标是改善公共健康。在这样一个系统中，此类元素和政策会自然而然地趋于生成更好的健康结果。

由于接受过营养生物化学训练，我往往会基于营养表述来思考这个世界。而构成任何一个现代健康社会的营养基础则是信息——就此处而言，是有关健康的信息，即供个人、政府、非营利组织、公司和媒体消费的一种关键科学产品。图13-1是营养信息在卫生保健系统内的传递流程简图。

在一个理想社会里，"信息循环"的动机是让社会各阶层的人都享有健康生活权。这个目标将推动信息循环的主要投入，即对公众健康意义重大从而值得研究的问题。科学家会抱着极大的好奇心和积极性来解决这些问题，在合作与竞争中提出最具创意、最强大、最有效的研究设计。从极端简化主义到极端整体主义，诸多研究会带来更多问题和争议。最终，一个"充分证据"会累加生成，而检验其内在模式的标准，将是它预测健康结果的自身能力。它不会是"真相"——科学从来不是"真相"——但它会接近这方面的人类认知极限。

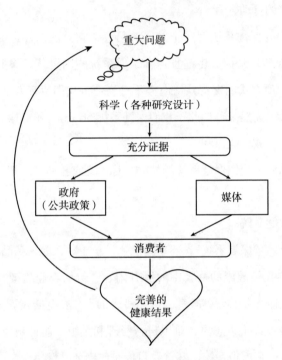

图 13-1　一个理想化的虚拟保健系统

接下来，这种充分证据将循环进入社会其他层面。包括行业期刊和报纸等公共媒体机构在内的媒体将向大众公布证据，从而将其纳入个人的生活方式选项。政府将基于充分证据制定公共政策，以推动大众福利。这二者将成为公共健康信息的主要来源。业界的任务将是基于此类证据开发与健康相关的商品和服务，因为最有效的东西往往最畅销。企业将在证据的基础上，竞相开发、销售能够更好地服务公众健康的新产品和新服务。而专业融资机构将把它们的慈善事业和营销活动建立在完善并利用充分证据的基础上，从而为整个行业提供服务。这一切最终将导致完善的健康结果。然后，通过揭示健康研究的不足之处，业界会提出一系列新的重大问题，从而永不停歇地持续追求可能实现的最佳健康。

图 13-1 如果是我们这个世界的真实情况就好了。遗憾的是，这个旨在促进成员健康的理想化的社会图景与我们系统的真实运行情况相去甚远。

真实的保健系统

让我们审视一下实际情况，看看营养"信息"如何在图 13-2 那样的保健系统中传递。它不是为了生成更好的健康结果，而是为了生成利润。

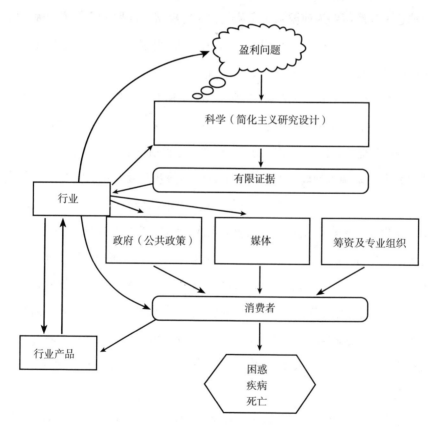

图 13-2 真实的保健系统

一旦信息循环的目标变为利润而不是健康，那么它的一切都将被扭曲。科学作为以好奇心和资金为原料的信息生成手段，创建了一种有关简化主义研究的单一文化，它服务于利润，而不是健康。作为研究成果的有限证据会排除全面、简单、强大的解决方案，从而形成无数临时性的局部解决方案，最终让事态变得更糟。正如缺乏营养的加工食品无法通过代谢发挥健康功能，缺乏智慧的加工信息也无法通过代谢成为睿智的、有怜悯心的或有效的社会政策。

　　这是利润扭曲型信息循环的运作方式。在顶层，被提出的问题与盈利能力更为相关，而不是人类健康方面的突破。当你没有经费从事研究时，何必劳神思考问题呢？为何要基于无从支付研究经费的问题去开创事业呢？所以，这个系统已然排除了如何让更多的人吃到健康食品的问题，它更热衷于制造可以申请专利并高价销售的药片和药水。

　　这些问题包括我们现在所谓的"科学"。所有实验室、仪器、试管和白大褂，都只是达到唯一目的的手段：用以回答要求给出科学解释的问题。不过，与一个健康信息循环不同的是，科学在这种情形下并不会穷尽所有可用的研究方法来调查问题，相反，它把自己局限在高度简化的实验研究设计中，而这被视为唯一适用的证据搜集方式。并非巧合的是，这些方法最适用于药物测试，而最不适用于生物行为的复杂变化。当然，这种系统性制约只能生成非常有限的证据，然后会作为"真相"被提交成报告并加以推广，而罔顾这样一个事实：狭隘经验所反映的，只能是由动机不明者提出的更加狭隘的问题。这种证据有两类受众：媒体（行业媒体／接受行业广告资助的媒体），以及判定证据对公众健康的影响并就其使用提供政策建议的政府和私人智库。不过，这两类受众获得和使用这种证据的方式在很大程度上受制于行业调控。

　　企业界利用这种有限证据——或者，至少是公众可能回应的证据——研制新产品（包括商品和服务），并游说政府宣布此类产品"符合保健标准"。

这样标注的程序和药片差不多是在威胁医生和医院，因为后者惧怕背离此类治疗手段可能招致的诉讼。对于那些基本不持批评态度的媒体，企业界所提供的新闻稿只会强调支持其产品应用的证据。企业界还会以广告形式向公众灌输证据，对偶有表现的产品好处夸夸其谈，对其严重副作用则以小号字体描述，或是一带而过，从而进一步扭曲了证据。

证据最终会被过滤、被扭曲，其范围和意义都会被放大。违背预期表述的任何信息都会被淡化处理，或者遭受质疑。这有意无意地为业界提供了便利，可以增加针对我们的各种销售产品，无论是药物、程序、营养品、保健品、价格不菲的跑鞋鞋垫，还是瓶装膳食。我们听到的健康忠告全部是这样的信息："你需要食用乳制品来摄取足够的钙，那样就不会得骨质疏松症"，或者"如果你的胆固醇高，你就需要服用他汀类药物"。

利用这样的信息，宣传团体（职业利益集团和筹资机构）可以激发公众支持、募集资金并捐助科学活动。鉴于科学依据的局限性，他们会捐助那些为其感兴趣的疾病寻求魔弹疗法的人。宣传团体还通过公关和游说影响公共政策——试问哪个政治家宁愿违背 ACS 的意愿，背负"癌症帮凶"的骂名？

这一切都意味着我们在现有系统中没有自由选项：我们的选择有限。我们只是在权衡同样不起作用的魔弹疗法。我们买其所卖，踊跃参与针对万恶疾患发起的永不停歇的"圣战"，听从主流的健康忠告（因为忽略它似乎就是一种愚昧和冒险的做法），并把时间、金钱和精力投入我们所钟爱的抗病社会。这一切在名义上都是为了改善我们自己和他人的健康，其结果却是一个日益加剧的无穷循环，在充斥着混乱、疾病和猝死的同时，这个系统的控制者和管理者却从中渔利。如果更仔细观察就会发现，我们作为消费者所购买的这些产品无疑来自一个利欲熏心的行业，我们在为这种整体混乱埋单。每个人都能做到的一件最重要的事情，就是改善我们自己的膳食和健康，这个主张的原因就在于此。我们可以选择退出，以"金钱投票"的方式反对这个系统。我们买得越少，这个行业在扭曲科学研究和政府政策方面的投入就越少。

需要强调的是，这些负面结果并不是现有系统的目标。它们只是一种不可避免的副作用，而导致它们的一个首要目标是，其行为构成并维系着这个系统的某些行业能够不断增加利润。如我所说，这个故事并非关乎个别人的邪恶意念，与此相反，促成目前这种混乱局面的大多数人都确信他们是在行善：他们在发动对付癌症的战争；他们在揭示我们基因的秘密；他们将或许急需的营养添加到药片和食品中；他们正在外科技术领域取得突破；他们正在降低贫困人口获得热量的成本；他们正以更加有效的方式制造动物蛋白；他们向渴求减肥及保健建议的公众报告新的发现。然而，这些美好愿望最终促成的，只是更高的利润和更多的病痛。

我还想澄清的是，我并非在反对资本主义、自由市场或利润。一个系统的所有构成元素尽其所能地争取生存和发展是无可厚非的。事实上，这样的集体动机正是整个系统保持其稳定性和灵活性的基础所在。森林可以延续千秋万代（直到人们将其砍伐），并不是因为森林里的有机体都很无私，能够善待彼此，而是因为每个有机体都在独善其身的同时惠及了其他成员。但是，这个森林系统的目标是实现生物量和生物多样性的最大化，所以它要奖励为此做出贡献的参与者。叶落归根的树木所得到的奖品，是富集的分解物，它们会把落叶变成营养，并最终回馈树木。将氮素排泄回土壤的鸟类所得到的奖品，是密密麻麻的蠕虫，而庇护它们的落叶，正是拜鸟类氮素所赐才得以长大。如此等等。就我们的保健系统而言，问题并不在于个别元素的自私行为，与此相反，问题在于哪些自私行为得到了系统的奖励，哪些自私行为受到了系统的惩罚，而这个系统的目标是利润而非健康。这个问题并非自由市场所固有，而是源自一个被最强大参与者操纵的市场，这些参与者往往为此勾结本该服务于人民却背弃其天职的政府。

系统当然会强化自身，否则难以为继。在这方面，我们保健系统的运行会有力推动利润动机而不是健康动机。为了维持现有系统的有序性，它还会形成同样强大的力量，借以抵消有关更明智、更经济、更完善的举措的所有科学依据。不过，一旦资源不足以继续维持系统目标，就必然会导致系统崩溃。当我们的疾病防治系统的高昂成本无论是在经济方面还是在健康方面都有可能给全社会带来灭顶之灾时，这样的情形就会出现。

在一个追求公共福利甚于少数派利润的系统中，企业和个人仍有可能赚到很多钱，恰如橡树和山核桃树依然能在森林中呼风唤雨。他们尽可以无限期地保持获利，因为系统的其他成员也在蓬勃发展。

简化主义的获利流程

在解释追求利润对保健系统有何影响之前，讨论其中的缘由非常重要。为什么简化主义意义上的科学、药物和食品会比它们的整体主义同类更加有利可图？归根结底，健康不是比不健康更有利于经济吗？健康人口能提供更富有生产力的工作者和更多渴求美好生活的消费者。难道我们不应该通过它对个人福祉的贡献程度来衡量我们的经济水平吗？

简化主义之所以和企业利润最大化如影随形，是因为简化主义会在解决现有问题的同时导致新的问题。尽管给全社会造成了经济负担，但对某些行业来说，每个新问题都代表着更可观的获利机会。

另外，简化主义解决方案比整体主义解决方案更容易被推向市场。以下是针对任意问题的潜在解决方案系列图，一端是"神奇"解决方案，另一端是"现实"解决方案（见图 13–3）。

"神奇"	"现实"
即时	费时
简便	费力
可靠	复杂

图 13–3　针对健康问题的"神奇"及"现实"解决方案

与费时、费力、复杂的"现实"解决方案相比，被描述为即时、简便、可靠的"神奇"解决方案更具吸引力。你会发现，大多数消费者广告往往更钟情于"神奇"解决方案，而不是"现实"解决方案。从减肥解决方案和金融服务，到清洁用品和美容产品，产品越神奇就越容易销售，就越能吸引人购买。构成"神奇"解决方案基础的知识产权的所有者可能会因此获取暴利。而事实上，简单的简化主义解决方案可以通过申请专利取得所有权，其他解决方案则不能。

由于简化主义解决方案旨在解决局部问题，相比整体主义解决方案，前者更容易被神化。担心心脏病发作？嗯，你要做的只是每天服用几粒 ω–3。那只需要几秒，就像……嗯……吃药那么简单。得了糖尿病？嘿，这是笔帽上带有数字计时器的胰岛素注射笔，你永远不用担心剂量和计时问题——或者膳食改善问题。超重了是吧？饮用一种食欲抑制饮料，或者干脆缝折胃部，从根本上让你没办法再暴饮暴食。

"神奇"解决方案治标不治本。症状可以很快得到抑制和约束，消除病因却要费劲些，这往往意味着要投入更多的时间。暂时性消除一个孤立症状是相当容易的；消除病因则比较复杂，需要当事人的更多参与和较强的责任感。

现在来考虑治疗心脑血管疾病、糖尿病和超重的整体主义解决方案："天然蔬食"饮食法。这首先要消除一个根本原因，即我们的身体试图摄取富含加工食物和动物产品的膳食。与药片、针剂、手术相比，"天然蔬食"的疗效可能一样快速或者更快，但它需要持续维护。与之相比，执行简化主义干预措施容易得多。改变一个人的生活方式可能具有挑战性，它要求改变者付出努力、承担责任，并且愿意尝试新体验，培养新习惯，开发新技能。

我们所处的简约世界、我们的快速生活方式、我们基于广告的经济，这一切使得简化主义快速解决方案比持久、全面的整体主义解决方案更容易推广。对业界投机商而言，简化主义解决方案额外制造的产品和服务需求（用于管理初始解决方案副作用并抑制其他"标准美国膳食"症状的药物等治疗手段需求，以及初始解决方案失败时的紧急手术需求）是一个附加好处。而这方面的盈利是指，逐利企业有充裕的资金进行全方位投入，以确保未来的更大收益。总之，它们权力在握。

微妙的权力

一提到滥用权力者，我们就会联想到令所有人畏之如虎的恶贯满盈的好莱坞反面角色：《美好人生》中的银行家亨利·F. 波特，《星球大战》中的达斯·维达，《飞越疯人院》中的护士拉契特，等等。这些反面角色典型利用暴力、威胁和诡计为自己创造以权谋私的有利环境，几乎把权势的威力发挥到了极致。一旦有人使用这种明目张胆的策略，你就要留意了。金钱在这方面也能畅行，你可以贿赂公职人员，请求对你的违法行为网开一面，或者雇用暴徒吓唬对手，要他们默默顺从。但还有一种相对隐秘的权力，我称之为"微妙的权力"：权力的运作方式适度、有效，从而不真实暴露其力量和来源。

作为例证，让我们来看看为何数百万名美国学生在吃校餐时喝牛奶而不喝水。这么做给乳品业带来了两大好处：巨大的财务回报，以及就所谓消费牛奶的健康价值对年轻人开展早期教育。诚然，乳品业并没有在每所学校部署稽查，以迫使校方购买牛奶、食品服务人员提供服务、学生饮用牛奶。它们不必这么做，只需施加微妙影响，就比苛刻的专政手段更能让人服从。

乳品业在过去 60 年里斥巨资游说政府，要求推广乳制品，使其成为良好营养的基石之一。现在的学校管理人员还是孩子时，就在学校的灌输下认为乳制品是"四类基本食物"之一。乳品业在政治影响方面的投资进一步扩大，开始资助大幅度补贴牛奶生产的政府农业政策。凡是在学校午餐计划中采用补贴食品的学校，必须将牛奶作为一个选项。美国联邦当局并不要求孩子们真的去喝牛奶，因为没必要出面，地方学校主管机构就会做这项工作。

这些机构的人接受过深入培训，相信牛奶对强壮骨骼和牙齿至关重要。乳品游说团已经成功迫使联邦政府购买了数十亿加仑①的牛奶，准备用于包括监狱、退伍军人医院、军队在内的其他联邦计划。我指的是你们的非自愿客户！

除了适用于美国政治机构的微妙干预措施，乳品业每年还花费数百万美元，向消费者宣传牛奶能促进健康的所谓好处。紧锣密鼓的推广已经持续了很长时间，我们差不多都明白这是有偿行为，是一种商业驱动的广告宣传，而不是公共服务声明。我们大多数人只接受牛奶对我们有好处的说法，而"喝牛奶了吗？"宣传活动则利用时尚达人成功说服年轻人：牛奶能让你瘦身、富有、健康、性感。

乳品业的利益还导致社会向许多健康相关非营利组织投入了巨资，以便它们就乳制品的好处发表极为有效的公开声明。这些非营利组织必须争取经费，这迫使它们不能惹恼出手阔绰的长期捐助人。他们还资助被视为"研究"的学术活动，要这些研究项目首先假定牛奶的好处，再摸索日益体现创造性的不诚实做法，来"证实"这些好处。鉴于主流媒体得到了"喝牛奶了吗？"等乳品业广告的资助，它们会理所当然地忽略、漏报、质疑那些尤其表明牛奶及其他乳制品并非"有利于人体"的无数研究。由于报纸和电视新闻在数字媒体时代举步维艰，它们同样很容易受制于乳品业的微妙压力，被迫听取其一面之词。

所以，学校的管理者有充分的理由大量购买牛奶。牛奶价格低廉（拜政府补贴所赐），采购的手续也很简便（因为联邦政府已将牛奶确定为默认饮料）。健康教育和广告宣传使得学生有期待、家长有要求，所以牛奶畅销。牛奶能带来用以支付工资的利润，而取自饮水器的饮用水是没法儿收费的。为了防止学生没有被数以千计的名人"牛奶胡子"图片成功洗脑，从而把牛

---

① 美制 1 加仑约为 3.785 升。——编者注

奶当作健康食品，乳品业还用甜味剂以及促进食欲的巧克力味和草莓味来"强化"学生奶，鼓励孩子们饮用。

类似的微妙权力运作无处不在：人们购买低脂牛奶（因为低脂肪往往更健康）；拒绝早餐面包圈，代之以两个鸡蛋和 4 片培根（因为碳水化合物对你没有好处）；基于添加的 11 种维生素和矿物质选择他们的早餐谷物食品（因为这是你获得必要营养的最好途径）。这些选择似乎是自发形成的，但其实深受外来影响，牛奶、鸡蛋、猪肉和加工食品行业为此纷纷投入了数百万美元的资金。

顺便说一下，这种权力合流还导致素食者不得不经常回答这样的问题："你从哪里获得蛋白质？"似乎蛋白质只存在于动物产品中。我们也因此接受了入侵性的医疗流程，与改善我们的膳食相比，这能让医疗行业赚更多的钱。一旦有很多人做出了违背其最佳利益的"自由选择"，你就可以断定其背后有微妙的权力运作。

正如你所看到的，金钱本身就是微妙权力的杠杆。在我们这样的保健系统中，利润是终极目标，金钱是可以利用的最强大的力量，这能让金钱的拥有者悄无声息地影响政府政策、媒体、流行文化，甚至影响我们在自己家里和头脑中进行的隐秘对话。

科学家很可能获得用于研发下一代药片、添加剂、超级食品或住院治疗方案的研究经费和利润丰厚的公司合同，从而更有把握完成自己的研究。媒体对广告商产品的不利报道会招致撤回广告的惩罚，这让它们不太可能揭露事实——记者也明白自己的薪水有赖于这份收入。政客站在某些商业类别的角度上通过立法并起草法规，他们从这些法律和法规的受益行业团体那里得到给予竞选捐助的奖励。在整个过程中，你绝对看不到任何暴力行为，甚至看不到绿色指纹。没有人召集这些科学家、新闻记者和政治家并施加威胁，没有人敲诈或者贿赂他们，要求他们采取违背自己意愿的行动。但是，支持现有模式的行为会得到奖励，不支持的行为会被制裁。这些"胡萝卜加大棒"政策通常是悄然实施的，很少被指出，也从来没被讨论过。

　　这就是我们这样的系统得以延续的原因，其中，为少数人谋利益这一目标，是以牺牲我们的健康为代价去争取的，尽管这个目标未被系统内的大多数人认可。鉴于微妙权力借助了奖惩手段，人们会以本来不至于采取的方式来维持现有系统。行业利润越增长，就越有资金用于奖励更多期望行为。换言之，在微妙权力方面的花费实现了投资回报，从而为下一波微妙权力提供了更多资金。我们拥有的是一个恶性循环，它以日益体现排他性的手段，将权力集中到既有操控者手中。

　　如果说权力会导致腐败，绝对权力会导致绝对腐败，那么我们应该有可能在我们的保健系统中看到许多"合法的"腐败现象。在下一章，我们将审视某些腐败现象，看看它们是怎样阻止我们实现真正的持久健康的。

第 14 章

行业剥削与控制

我希望将敢于用实力挑战政府、
蔑视国家法律的企业权贵集团扼杀在摇篮中。

——托马斯·杰斐逊

构成我们健康系统的那些富有、强大的产业已经抛弃了"人类健康"这一初始目标，转而追求利润的持续增长。它们的金钱扭曲了研究议程、媒体对健康问题的报道，以及政府的相关政策。由于谙熟微妙的权力运作，它们的行为不会留下任何明显证据。我在本章的目标是尽可能暴露它们的踪迹，尤其涉及在信息生成、发布和使用方面的一个行业控制主要受害者：全营养。

医疗、制药和保健品产业很久以前就明白，就其利润而言，一个倡导健康膳食的国家将是灾难性的。与接受"天然蔬食"的证据相比，忽略和抹黑它才能赚更多钱。因此，让我们来看看这三个行业，弄清它们是怎样以群体健康为代价实现利润最大化的。

医疗行业

医疗机构建立的目的是治疗疾病。医生在多年培训中学习了治疗疾病的最佳科学手段。我们在作为患者求助医生时，是希望他们指出一条重获健康的明路。我们相信他们的专业知识，也相信其内心是以病人的最佳利益为重的。所以，当面对某种危及生命的诊断结果时，我们大多数人都会听从医生的建议，接受手术、放疗、化疗等主动治疗手段，即使我们有时怀疑是否存在另外一种潜在的治疗手段。

医疗机构几乎以合法手段垄断了整个市场。就我的体会和认识来说，绝大多数医生都是业务熟练的专业人士，他们基于自己接受的医疗培训和继续教育，为患者真诚寻求最佳治疗方案，并尽其所能实现这一目标。但是，正如我们看到的，我们采取的简化主义科学手段制约了这种培训。此外，就像学识卓越的任何群体一样，医生有可能对其他选项视而不见，而这些选项或许比他们的自身技能和工具更具可行性。某些医生出于在治愈疾病的同时保持清白的双重考虑，利用特权去恐吓、打压那些试图探索整体主义治愈方法的质疑者。其结果是，即便是那些最勇敢、最开明的患者也往往认为药物和手术才是拯救自身的最佳选项。

癌症和心脏病往往让我们在和医疗机构打交道时处于无能为力的地位。很多医生会利用这种力量上的悬殊，胁迫患者不假思索地服从，还要感恩戴德地相信医生是为患者自身的最佳利益考虑的。我们不止一次听说过，医生是世俗时代的神职人员，手握生死之门的钥匙，不容异端的存在。和传统的神职人员一样，他们用符号和仪式来体现并强化他们的权力（想想候诊室，玻璃护栏后面的接待员，你在翻老年杂志时还要应付的没完没了的填表）。与让我们为之发狂形成鲜明对比的是，这样的仪式有助于安抚那些对医生的意见深信不疑的脆弱患者。无论是否为无意之举，这时候的医患关系是不平衡的：一方不顾一切要活命，另一方被认为有能力救命。一旦诊断结果是癌症，医生对这种脆弱情感的无意利用就会导致惨痛的乃至悲剧性的后果。并非巧合的是，他们所坚持的治疗途径可以为医疗行业和作为其合作伙伴的制药行业提供最大的利润。

当人们发现我在职业生涯中致力于寻找可以预防和治愈癌症的方法时，他们自然会就其家人、朋友甚至他们自己的特定诊断结果征求我的意见。当然，我会强调自己并非执业医师，不能提供具体建议——他们的医生接受过多年专业教育和培训，而我没有。不过，一旦被诊断为癌症，很多人还是会坚持问我。他们会这么问："如果你本人或家人被诊断患有癌症，你会怎么做？"而我顶多能分享我对科学证据的解释，往往还建议他们接受复诊，同时劝说他们尊重自己私人医生的意见。2005 年，我最好的朋友挠破了大腿上的痣，留下了一小块痂，她决定去检查一下，必要的话就将其切除，因为癌症在她的家族中并不罕见。

几天后，测试结果出来了，医生打电话让她去一趟。她有点儿担心，要我一起去。医生走进检查室时的表情很严肃。诊断结果？3 期黑色素瘤——最严重的皮肤癌。医生建议立即给予重视，并向她推荐一个外科及肿瘤科医生团队。瞬间崩溃的她经历了每个癌症患者都很熟悉的正常情绪波动：万念俱灰的恐惧和头晕目眩的迷茫。

为了确认诊断结果，医生又对组织标本进行了两次重新诊断，之后她才同意接受手术。癌组织从她的大腿上被切除，一个相邻淋巴结的前哨淋巴结活检样本也被切除了，以检查是否出现转移。前哨淋巴结是癌细胞最可能首先扩散到的淋巴结部位，如果前哨淋巴结显示癌症迹象，那么通常认为癌症已扩散至范围更大的淋巴结"盆池"。前哨淋巴结可以被想象成一个房间——在此情形下，是一个范围更大的淋巴结"盆池"——的门廊。如果黑色素瘤癌细胞已经转移到前哨淋巴结部位，就可以假定它们也在淋巴结"盆池"内存在，因此需要予以切除，这个战术类似于为了解救一个村庄而消灭它。

几乎与此同时，我朋友和新指定的肿瘤科医生见面讨论她的治疗方案，这取决于她的新测试是否显示有淋巴结感染。我这次没有陪她，她是带着几个已成年的儿子去的。但她后来告诉我，医生给她讲了患者通常会考虑的治疗方案，包括化疗和放疗。她告诉医生，不管活检结果是什么，她都不愿接受诸如此类的治疗，医生似乎对此表示同意。她打算再过几天，等前哨淋巴结的活检结果出来了再回医院。差不多就在这个时候，她获悉结果呈阳性：前哨淋巴结显示癌细胞已经扩散到淋巴系统。3 位病理专家确认了这一诊断。

在返回肿瘤科医生那里之前，我决定更深入地了解黑色素瘤及其治疗手段。这包括访问一位非常开明和热情的病理专家，这样我就能去亲眼看一下病理诊断组织（我接受过病理组织学培训，并在我的实验室研究小组进行过大量微观操作）。

我对黑色素瘤有一定的了解。大约 12 年前，我曾采用 1995 年发表的一份黑色素瘤病例总结报告[1]，作为我在康奈尔大学的植物基营养课程推荐读物，因为那份总结表明膳食对存活率有显著影响。那篇论文意义重大，不仅因为它涉及膳食对某种严重癌症的积极影响，并相当罕见地通过了同行评议，还因为其主要作者来自一个杰出的科学小组，该小组曾就如何解释和发布替代疗法临床数据库的研究结果提出建议。该报告提供了具体证据，表明植物基膳食很有可能抑制黑色素瘤的发展，还提及对其他癌症有类似影响。此项研究的病例患者食用的"天然蔬食"，基本是由著名的（你也可以说是声名狼藉的[2]）墨西哥蒂华纳的葛森研究所指定的。存活人数显著增多，即便是最初被诊断为 3 期、4 期的癌症患者。

对于切除淋巴结的不完美后果，我也相当熟知。文献表明，切除腹股沟的主要淋巴结通常会导致腿部丧失功能，一年左右之后才能好转，同时伴有诸多副作用和不适感，更会对人体免疫系统造成严重危害。事实上，给我朋友看病的这位医生交代过，她应该做好为期一年的"休养"打算。

我还了解到，为了弥补在切除淋巴结后丧失的免疫系统活动，医生通常会开干扰素处方，这是一种强效的免疫治疗药物。因此，我寻找并发现了一项针对 2 期、3 期黑色素瘤适用干扰素及相关疗法的最新审查。[3] 它的结论是："目前尚无单一疗法（包括干扰素）能延长 2 期和 3 期黑色素瘤患者的整体存活期。"这一课题的相关研究特别复杂，涉及不同的干扰素类型、药物剂量和配制报告、黑色素瘤阶段，以及针对反应细节的诸多讨论。这么说吧，它绝对不是睡前读物。我认为，没有足够背景和经验的人——包括大多数黑色素瘤患者——是无法领会此项研究的，更别说拿它来说服肿瘤科医生采取不同的治疗手段了。

一个引起我们重视的最有趣的发现或许应该归功于我朋友的大儿子，他既不是医生，也不是医学研究者。他找到了一份经过同行评议的出版物，作者是伦敦的一个研究小组，他们对 146 名黑色素瘤患者的病历进行了总结。为了避免你怀疑本书所涉及科学知识的先进性，请看那篇同行评议文章的标题：《从前哨淋巴结转移性黑色素瘤的显微解剖学位置预测非前哨淋巴结受累情况》。[4] 实在是拗口！

文章报告说：作为研究对象的 146 名患者全部显示有前哨淋巴结转移，像我的朋友一样。根据惯例，这个发现可用于验证相邻淋巴结"盆池"的手术切除情况。由于这 146 名患者的前哨淋巴结中都有黑色素瘤细胞，他们的淋巴结"盆池"都被完全切除了。但对其淋巴结标本的回顾性复查显示，黑色素瘤细胞真正扩散到"盆池"的患者仅占 20%[5]，这表明 80% 的患者根本没必要承受切除淋巴结的痛苦。在这 80% 的患者中，有 38 人的转移仅限于前哨淋巴结的一个单一区域，即包囊区。

这些研究结果令人震惊。我打电话给该研究身在伦敦的首席研究员马丁·库克（Martin Cook）博士，他对这篇文章的报告数据极为肯定。你可以想象这个意义重大的秘密发现给我们带来了多么大的欣喜，因为我朋友的活检显示她的转移也仅限于包囊区。我拿这份出版物的复印件给我朋友的外科医生和病理专家看，他俩对这个信息一无所知。我还为要去拜访的肿瘤科医生保留了一份复印件。

掌握了这个信息，又亲自检查了组织标本，我就陪朋友一起去回访肿瘤科医生。医生以为，她此行是来告知自己中意的治疗方案和可以启动治疗的时间——尽管她此前声称不想接受其所推荐的治疗方法。当然，她的决定是自行做出的，尽管我也认为对她实施治疗是不明智的。切除淋巴结没有任何意义，只会导致严重的副作用。在临床试验中，干扰素已被证明是无效的，而且充斥着副作用。此外，黑色素瘤细胞仅在她的前哨淋巴结包囊区存在，这表明预后良好，如果她能坚持摄入"天然蔬食"，情况会更好。

我朋友的肿瘤科医生并不知道我有癌症研究专业背景，据我所知，他也不知道我曾就库克博士的研究访问过病理学家。他只知道我的存在是为了旁听，以便陪护他的病人。对这位肿瘤科医生来说，事实很简单，这是已被确诊的"晚期"黑色素瘤，它已经转移到了淋巴结的前哨淋巴结部位。因此，需要切除其余淋巴结，用干扰素或类似药物着手治疗。在他看来，这一切都极为必要，从他的态度来看，他没有给病人提出不同意见留余地。

在叙述了这些"冷酷事实"之后，医生抛出了问题："你什么时候可以开始治疗？"

我朋友重复了她早先说过的话："我不接受你建议的任何治疗方案。"

肿瘤科医生显然感到震惊和恼怒，他现在知道自己上次的礼貌态度已经不管用了。他直言不讳地说："如果你现在不这么做，再回来时就太晚了！"他断言这种"太晚"迟早会到来。

在医学知识方面占优势的一方给情感脆弱的不知情患者施加关乎其生存的压力，这绝对不是一个公平竞争环境下的做法。这无疑会导致患者接受医生的建议。癌症病人非常愿意相信自己的肿瘤科医生，他们认为医生掌握着他们的康复钥匙。

鉴于这种回应，我表示愿意和他分享我带来的一些文献资料，但被他粗暴地挥手拒绝，他显然认为那是无稽之谈。除了自己的观点，他没兴趣听别的。

我只能想象有多少类似的事情发生在美国各地的肿瘤科诊室里。基于美国的癌症发病率，我猜这种事每天会发生 2 000~3 000 件。[6] 在大多数此类访问中，患者及其朋友和家人既不能够也没兴趣去质疑医生的观点。我本人自然也吃了一惊。我不禁纳闷儿：我哪里做错了吗？他的行为充斥着顽固认识、专业无知和妄自尊大，这些此时都昭然若揭——至少对我来说如此。除了钟情于传统化疗方法的"标准治疗"，他显然对支持其他任何手段的证据都不感兴趣。

给我讲过类似经历的癌症患者没有几百人也有几十人，他们都在寻找有关营养和癌症的信息，但在有相关研究支持某种营养方法的情况下，医生却偏要坚持成功率低且有侵入性和危险性的昂贵疗法。不过，我必须更深地涉入此事，因为这次的患者是我的妻子凯伦。我知道那是一个样本规模的黑色素瘤，所以未做专门记录。它属于一种阶段性发生的观察性临床表现。不过，凯伦的唯一选择仍然是摄入没有任何副作用的植物基食物。8 年过去了，凯伦依然很健康，正和我一起享受金婚生活。其实，我觉得凯伦的饮食不仅在其癌症确诊后帮到了她，在那之前也很奏效。她腿上的痣已经长了多年，或许早就应该看医生了。在我们家转向植物基膳食之前，它极有可能是癌性痣，但此后癌变进程得以减缓或暂停，甚至可能被完全逆转。活检结果甚至可能显示为恶性的肿瘤在萎缩，而不是扩散。

回过头来看，正是以此事为代表的诸多类似故事促使我写作本书。既然我不能陪每一位患者去和医学专家进行高风险对话，那我希望在创造公平环境方面有所行动——为作为弱势一方的患者提供建议，让他们相信，在其严重病情涉及侵入性的昂贵医学治疗时，他们还有一个选项。

在某种程度上，凯伦和医生之间的互动只是这么一个故事：一位自负的专业人士强迫一位处于弱势地位的患者去做他自认为对患者有利的事情。他知道什么是标准治疗流程，而她却不知道。不过，一旦我们退后一步观察事实，每天几千次的类似互动就会让我们看到医疗行业的特点：它的利润有赖于医生的绝对信念和说服力——如果不是他们的傲慢态度在起作用。让我们花点儿时间追踪一下故事中的金钱轨迹。一旦选择手术或化疗方法而不是营养方法，金钱会流向哪里，谁会从中受益？

首先，最明显的表现是，越是给患者开出化疗、手术和药物处方，整个行业就越有进账。我们愿意相信某种化学方法和营养方法同样有效（尽管没有这方面的证据），但医疗行业总是培训并鼓励其成员选择化学解决方案，以便从中获取更多利益。在癌症治疗方面有利可图，就是医疗设备公司主导医学期刊广告的原因所在（这种广告解释了为什么医学期刊不愿公布质疑业界做法和有效性的相关结果，不过我们将在第 15 章更多关注行业期刊）。

其次，通过来回转诊，这个医学"老男孩俱乐部"能让自己的成员变得富有和忙碌。凯伦在诊断过程中看过 3 位医生，每位新医生对她来说都意味着新的挂号费，对她的保险代理则意味着高昂的费用。在走化疗路线时，我们能看到这么多医生是必要的，因为每位医生都是专注于特定简化主义癌症元素的专家。但与治疗患者的最佳方法相比，其专业化缘由与误导我们的治疗方法更为相关。如果采用这个最佳策略，那么只需一个医生开出一个"天然蔬食"处方并监测结果即可。

此外，凯伦的其他转诊医生也很可能支持首诊医生的意见。他们共享着一个模式，这要归功于不包括全营养内容的标准化教育培训，他们甚至有可能共享着一个社交圈。你大可以相信，凯伦的肿瘤科医生不会和主张"天然蔬食"的营养学家们一起打高尔夫球！

我知道，许多人会认为我在此描述的行为是整个医学界的症状，不过我要反驳这种认识。我遇到过许多为患者真诚奉献的优秀医生。这个压制和反对替代疗法建议的环境不应由医生负责，而应由培训并支持其执业的系统来负责。医疗行业的构成很难容忍具有正义感和同情心的医生违背整个行业自私、逐利和保守的态度。那些抗拒系统的医生所面对的不只是一般意义上的思想压力，还有以微妙的金钱力量为支持的思想压力。在某些情况下，甚至他们的执业许可证都可能因此遭到质疑。

制药行业

美国的社会接受了大型药企所宣扬的悲情概念，即制药业由一批大公无私的科学家组成，他们仅有的动机就是对知识的渴求和为人类服务的愿望，他们为此辛苦打拼，旨在发现治愈癌症、糖尿病或心脏病的方法。这种观念之所以存在，在很大程度上是因为大型药企善于在操纵公众情绪时装好人。大型药企有很多真正意义上的好人，但这个系统的经济规则战胜了他们的善意之举。

大型药企是一个产业，它的成员是相关企业。多数药企都公开上市，那些新兴的基因疗法公司往往由希望尽快获得丰厚回报的个人投资。它们对股东的唯一受托责任就是要带来收益。

那好吧，没什么大不了的。每家公司都有利益企图，对不对？如果大型药企靠销售帮助人们延长寿命、减轻痛苦的药物来赚钱，那有什么不应该的呢？我们应该为其盈利能力叫好，因为这笔收入会回馈系统，为发明新药、改进并完善老药的研究与开发提供资金。这只是简单常识，连营养生物化学教授都不难理解。遗憾的是，大型药企不讲常识，因为就在我们购买处方药之前，它们就以巧妙和隐蔽的方式让客户（在不知不觉中）慷慨支付了它们的大部分研究账单。

你缴税吗？如果缴税，你就在为美国政府的领先健康研究机构 NIH 贡献研究经费，该机构的研究重点倾向于惠及大型药企。你是否捐助过某个私人研究融资机构，比如美国心脏病协会、ACS 或美国糖尿病协会？如果是，你就是在直接资助研究，而这类研究经常会发明效果不佳甚至往往有害的药物，将其卖给美国人民并获取暴利。这些利润并没有流向我们这些真正的投资者，而是流向获取此类产品专利并从事制造和销售的制药公司。我们支付了双倍价钱，买到的往往是效果欠佳甚至会害死我们的东西。

然而，大型药企并不满足这么惬意的安排。在增加利润的努力过程中，它们会寻求政府给予自由市场保护，尽管它们对市场的利用程度已经无以复加。这就意味着要鱼和熊掌兼得！下面是它的工作原理〔感谢新泽西医科和牙科大学的唐纳德·莱特（Donald Light）教授和加拿大维多利亚大学的丽贝卡·沃伯顿（Rebecca Warburton）教授，他们的近期工作揭示了一些鲜为人知的确凿事实，涉及大型药企有关巨额支出的信口雌黄]。[7]

经过对其历次公布结果的在线审查，莱特和沃伯顿得出了以下结论：大型药企会就新药上市宣扬其高额研发成本，以此证明其费用和巨额利润的正当性。最常被引用的一个数字，是其单项药品的成本可以达到惊人的13.2亿美元。根据独立审查小组的结论，85%的新药要么毫无用处，要么疗效和现有药物相当。但结果表明，13.2亿美元的价码是由制药公司自行大幅虚增的。莱特和沃伯顿说，这是为了"证明更高的市场价格和获得避免自由市场竞争的更多政府保护及更多税项减免的正当性"。对成本的虚高估计有助于它们哭穷，欺骗政府通过反竞争立法，并减轻它们的税务负担。毕竟，财务拮据的医药行业将是全国性的灾难和悲剧——试想一下，如果某家制药公司不得不削减研发费用，那呼之欲出的癌症突破就永远无法实现。

在认真评估并以专业方式发布他们的研究结果之后，莱特和沃伯顿指出，"谁都不应相信"大型药企的任何药物开发成本估计数字。他们发现每种典型药物的此类成本要低得多，平均只需大约9 800万美元的开发费用（从2 100万美元到3.33亿美元不等）和不确定金额的研究费用。研究成本几乎无法估计，因为不可能知道某种药物是哪些科研活动的衍生品。此外，多数基础研究是由政府提供经费的，根据美国国家科学院及其他官方报告的数据，"84%的世界研究经费是（来自）公共或基金资源"。

一旦涉及成本估值的独立及可靠来源，大型药企就会不惜以大手笔欺骗系统。首先，它们仅仅基于22%的最昂贵药物（内部开发的新化学物）的成本提出了13.2亿美元这个数字，并暗示这是所有药物的平均值。其次，它们主张的随机临床试验费用似乎金额过大，每项试验的科目是FDA报告平均值的两倍，每个科目的费用比NIH的数字高6倍，总体而言，大型药企的试验费用比独立报告的平均值高12倍。最后，它们报告的两项试验的时长以及 FDA 审批新药的必要时长大大超出了 FDA 报告的时长。

这个故事变味儿了！大型药企还会夸大用于确定资本成本的利率，同时忽略与研发及国外避税天堂相关的大幅节税现象。莱特和沃伯顿认为，这些未纳税款"差不多足以支付全部医药研发成本"。[8]

总体而言，制药行业为新药开发支付的总成本（包括其接受的政府拨款）仅接近 7 000 万美元——而不是它们声称的 13.2 亿美元。而在 13 亿美元的基础上另加 2 000 万美元更是愚蠢之举。这一切告诉我们，大型药企正在利用假特异性的营销伎俩，让公众相信它们做过精确的数学估算。

几十年来，大型药企一直在撒这种弥天大谎。1969 年，林登·约翰逊总统在接见一批大型药企高管时曾经直言不讳地告诉他们，很显然是 NIH 在承担其研究工作，而且是公众在负担相关费用。

大型药企将此类利润进行战略再投资，购买广告时段持续宣传这个弥天大谎。美国是世界仅有的允许制药公司直接面向消费者而不是医生进行广告宣传的两个国家之一（另一个是新西兰）。[9] 在广告商的煽动下，我们中间会有越来越多的人"向我们的医生打听伟哥"和数以千计的其他品牌药物。

大型药企也不忘"教育"美国的医生。根据 2008 年的一份报告，截至 2004 年，大型药企为了推广自己的药品，每年平均在每名医生身上花费 6.1 万美元。它还组织了很多针对医生的推广会议，招待他们吃喝，并赠送度假、计算机等意想不到的津贴。在我能找到数据的最近一年，即 2004 年，这种会议在美国共举行了 37.1 万场，平均每天都有超过 1 000 场会议。这导致联邦各州每天平均有 20 次医生聚会。[10]

简而言之，大型药企利用来自纳税人的巨额补贴为其研究提供资金，并支付远远低于应纳数额的税金。它们通过虚增研发成本，从毫无猜忌的纳税人那里积极寻求税项减免。它们还获准向消费者直接发布广告，而不有效控制其宣传内容。不出所料的是，这种宽松态度导致出现了一个最新估计数据，即"在针对（调查涉及的）82 种独特产品的 192 支广告中，仅有 15 支广告完全遵守了 FDA 的处方药广告准则。此外，57.8%……没有量化重大风险，48.2% 缺乏可验证的文献"。[11] 不仅如此，大型药企的广告支出费用大大超过了研发费用。2008 年的一份报告指出，它们此前一年的宣传支出是研发费用的两倍。[12] 这完全是本末倒置！大型药企的"无私"议事日程很简单：销售、销售、销售、销售，其余时间则游说政府，要求税项减免和更多的补贴。

2010 年，大型药企的年收入为 2 890 亿美元[13]，超过了全球至少 80% 的国家的总预算。[14] 可以说，如果其结果——乃至目标——是促进健康，这或许是可以接受的。但就我们所知，根本不是这么回事。

局面已经如此糟糕，大型药企却还隐藏着更大的企图。制药商业模式的一个显著问题，是健康群体往往不服用药物。维生素、矿物质和草药可以，药品没门儿。因此，大型药企的下一步骤就是开发预防性药物，像派发糖果一样提供给每个受到心脏病、中风、癌症、糖尿病等常见杀手威胁的人——在美国这个对营养学一无所知的国度，这意味着波及所有人。

一个令人不安的"预防"企图，是提出开发一种旨在降低心血管疾病风险的"复方制剂"。[15] 这种复方制剂可能包括一些看似有效的药物，如"阿司匹林、他汀类药物、叶酸半剂量三合一降压药"。[16] 这种制剂的申明理由，是有必要"通过适用于全部或大部分人口的策略减轻心血管疾病带来的负担"。[17] 对制药公司来说，这何其无聊！

这种制剂将具备假设性益处，因此会被推荐给"已患心血管疾病的所有人以及 55 岁以上未患心血管疾病的所有人"[18]——人数极为庞大。这个估计基于缜密推测，似乎也考虑了多重个别干预的持续性影响。不过，两种或更多制剂的组合几乎起不了增效作用，而且药物组合疗法的副作用几乎不可能预知。更糟糕的是，这个思路博得了美国国内和国际知名卫生机构的信任。[19]

制药公司的游说团队在为复方制剂提议辩解时声称："初步预防应包括

多种策略：改变卫生政策和环境，改变个人行为，使用经过验证的安全药物。"[20] 他们进一步提出，生活方式干预措施要求进行行为矫正——这是对的，但他们接着声称，此类改变的成本过高，"仅有不可持续的有限影响，而且未能在大型长期性试验中减少心血管疾病的发生"。[21] 换句话说，作为对第 2 章一个比喻的呼应，如果一群人经常用锤子敲自己的头，进而引发头痛，那么叫停他们使用锤子的代价过高，也不够有效。相反，我们应该落实卫生政策并改变环境，比如发布公共服务公告，提醒大家戴头盔，建议每人每餐服用止痛药。

他们提到的报告[22] 认为，这种生活方式的改变有可能毫无用处，其影响有限且不可持续，这只是对基于一批独立行动干预措施的 39 项研究实施元分析的结果。该报告中回顾的各项研究先是采取药物干预（治疗高血压、高血糖，以及降低胆固醇），然后采取毫无意义且独立发挥作用（但不一定增效）的干预措施，以减轻体重、减少脂肪摄入量、增加锻炼，并戒烟。换句话说，提供药物并鼓励人们减肥、少吃脂肪、每天绕街区散一次步并没有给他们带来健康奇迹。这就是他们所谓的"生活方式改变"？有没有人对这种做法竟然行不通感到奇怪？

大型药企把这些存在缺陷的研究当作稻草人，声称"生活方式改变"不会改善健康结果。但是，仅将药物干预手段（未能体现足够长远的益处）与减轻体重（以健康或有害的任意方式？）、减少脂肪摄入（不是通过有意义的膳食改善，而是通过食用"低脂肪"加工食物实现的另一个简化主义结果）的含糊声明结合，绝对不是"生活方式的改变"。生活方式的改变是具有整体性、系统性、持续性和综合性的。对旨在改善健康的实际生活方式的可靠研究可以指导参与者，最起码能让他们过渡到"天然蔬食"饮食法。然而，这个领域的多数研究人员不仅不承认营养是形成并恢复健康的手段，甚至不屑对其可能性表现出好奇。

补品和营养品行业

膳食补品（不仅包括单一营养补品，还包括各种食材和草药提取物）是一个庞大产业——根据新的计算数据，它在美国的总值达到600亿美元，按整体主义模式衡量，它可谓无所不包。尽管如此，补品和药品一样，是简化主义科学的产物，其中的单一营养成分被视为独立行动者，它们在与人体和环境中的所有其他元素隔离的情况下从事"某种活动"。正如我们在本书第一部分看到的，补品的有限效用反映了创造它们的有限科学：天然食物环境之外的营养素，其作用非常有限，有时还会造成严重伤害。

不过，这并未阻止补品行业的发展。为什么要阻止呢？既然有那么多研究项目可供选择，而且选择支持服用补品的研究项目（无论存在何种潜在缺陷）之后还有那么多钱可赚。

现在，补品行业让这个过程具备了某种"科学性"。针对单一营养成分的新科研以非常肤浅的方式对其促进人类健康的能力加以宣传。公司将这些新发现的"营养素"制成药丸，组织公关活动，编写旨在鼓励茫然无知的公众买药的营销计划。但不总是这样。补品行业通过利用较新的政府政策寻求放开销售某些保健药丸的方法，从而从最初的小打小闹崛起为坐拥数百亿美元的庞然大物。

营养补品行业始于20世纪30年代，在数十年里仅有适度增长。不过，它在20世纪70年代和80年代初实现了崛起，这得益于两个事件。第一件是在1976年，美国参议员威廉·普罗克斯迈尔（William Proxmire）和他的同事成功修订了食品和药物管理法规，允许食品公司在没有医生处方的情况下出售维生素和矿物质。[23] 此前，含量超过每日建议剂量150%的任何制剂都需要开具处方。第二件是，美国国家科学院在1982年发布了广泛传播的膳食、癌症和营养报告，正如我们讨论过的[24]，该行业借此赋予其产品合理性。该报告由13位科学家（包括我在内）耗时两年完成，讨论涉及在十字花科蔬菜等天然植物中存在的单一营养成分。尽管我们提及某些维生素和矿物质，但我们无意鼓励营养补品行业，我们已经在执行摘要中澄清了这一点。业界无视我们的结论，声称我们的说法自相矛盾，似乎他们更懂我们的意思！

这个当年刚刚起步的行业现在红运当头。普罗克斯迈尔的修正案打开了市场，而在补品制造商看来，美国国家科学院的报告提供了可以证明其产品合理性的科学证据。这是怎样的一个组合！但是，增长的障碍依然存在：这个行业还不能提出达到FDA标准的具体健康主张，以帮助销售自己的产品。批评人士有理由为炒作式主张担忧，因为这种不当行为的证据已经显现，证明它们严重歪曲了美国国家科学院报告。事实上，美国国家科学院已经呼吁联邦贸易委员会（FTC）调查此事，并请我出任美国国家科学院的后续法庭诉讼代理人（该诉讼已持续大约3年）。我的工作是审查该行业提交的意在支持其主张的相关证据。我证实了大部分证据是伪造的，联邦贸易委员会对此表示认同。

无论是美国国家科学院还是联邦贸易委员会，它们都没有找到支持这些新兴健康主张的任何证据。然而，这个行业还是找到了为其生意开绿灯的途径，并越来越自由地提出了改善健康的主张。在我看来，尽管过去（和现在）对它可以提出的健康主张有些许限制，但它基本上找到了方法（微妙，然而有力），可以宣传营养补品的健康益处并发展它的产业。我并不熟悉旨在为未来几年营养补品行业发展铺平道路的监管流程和法律裁定，因为我更多参与的是我的研究，而不是政治把戏。不过我确实知道，这个行业是在持续增长的——为确保补品行业有一个友好型监管环境而支付的律师费也是如此！越来越多的人屈从于密集的行业广告，并相信健康可以源于瓶装维生素和矿物质药片，于是行业收入随之攀升。

1994年，随着修订《美国联邦食品、药品和化妆品法案》的《膳食补充剂健康教育法》出台，这个已然颇具规模的行业得以进一步发展。除了其他"家务"琐事，这部修正案还旨在实现补品具体标注要求的标准化，从而赋予补品科学信誉和品质保证。大多数补品和膳食成分现在可以归类为食物，这是一个业界乐见的变化。通过这一点，补品行业已经和汽车、教堂、苹果派一样，成为美国景观的一部分。它已经晋升为精华级食品，和乳制品颇为相似。

根据 2008 年的一份报告 [25]，多种膳食补品在过去 30 年里有了很大的发展，从原来的字母编号维生素（A、复合 B、C、D、E）和矿物质延伸到了益生元、益生菌、ω-3 脂肪酸和多种机能性浓缩食品。但是，这些产品的所有健康主张几乎都依赖于我们在本书第二部分揭穿的那种目光短浅的调查结果。

我提到过此类调查数据，但它们值得我再次全面阐述。68% 的美国成人服用膳食补品，而有 52% 的人自认为是其"固定"用户。[26] 截至 2007 年，美国补品的市场规模为每年 250 亿~300 亿美元，其维生素单项消费额达 74 亿美元。据更新的估计，美国补品的市场规模已达 600 亿美元。2007 年，全球膳食补品的销售额共计 1 870 亿美元。然而，随着"健康"产品市场的迅猛发展，真正变得更加健康的，只有补品行业的财务状况。

正常现象

很多其他论著都在详述企业资金是如何损害政府和机构政策的，而不涉及对我们健康状况的影响。我可以仅就自己亲眼所见的事例写出一整本书，我已经在《救命饮食》中分享了部分内容。同时，本书讨论的 3 个行业——医疗、制药和补品行业——并非我们健康系统仅有的组成。食品行业，尤其是动物产品及垃圾食品行业（我和儿子汤姆在《救命饮食》中进行过详细研究）也是我们健康系统的重要组成部分，我们将在本书第三部分的剩余篇幅探讨其影响并得出这一结论。不过，这 3 个行业在最大限度上直接受益于简化主义健康范式，所以它们一直在竭力促进并维护该范式。

我只希望你们从我在这里总结的例子中认识到，以有利于简化主义健康解决方案的方式打压全营养能获得多大的经济利益，以及业界距离追求更大利润份额的目标还有多远。在我们当前的保健系统中，这些例子并非例外——它们是正常现象。看似造就我们福祉的业界奉献行为，往往是伪装成各种健康举措的纯粹利润把戏。我们接下来要探讨的，是业界仅对有把握生成企业利润的产品、服务和信念实施鼓励的诸多情形——首先是业界对科学本身的影响。

第 15 章

研究与利润

批评别人比做好自己更容易。

——本杰明·迪斯雷利

此时，你可能会疑惑：为什么科学机构会附和这些危害健康的计划？为什么健康领域的科学家们会做研究支持给我们带来如此麻烦的战略？答案是，在这个扭曲的健康系统里，学术研究一直期待的真相目标已被其他目标取代：金钱、地位、影响力和人身安全等。一个健康信息系统的基础在于信息本身的质量，而这种产业利润动机恰恰扭曲了提供此类信息的学术研究的开展过程。

我们回顾一下信息在一个理想社会卫生保健系统中的流动方式。进入这个循环的是值得研究的重大问题。科学家通过一系列健康多样性研究设计共同应对这些问题，其范围从极端简化主义到适度整体主义，无所不包。这种多样性服务于多个用途：首先，一旦它们或多或少地达成一致，我们就能对结果报以极大信心；其次，简化主义研究为整体主义研究提供了新的问题、参数和限定，反之亦然；最后，不同类型研究的冲突结果能向我们表明可能需要在哪些领域重构我们的假设并寻求模式突破，从而更加接近真相。和在任何生态系统一样，多样性有助于复杂性、适应性，以及科学信息的健康生成。

在我们的利润驱动型系统中，这种多样性研究所实现的增值会被牺牲。与多角度导出不同，证据的分量只能基于被现有模式视为可信的数据——这类数据是某种简化主义研究设计的结果。这种可接受性有限的研究方法和研究数据被用于制定更能创造利润的"解决方案"，反过来又导致发现需要加以研究和处理的更多问题。

我们需要问的是为什么。而你将看到的答案是，尽管科学家提供的不实信息会损害国民健康，但如果这些信息能够支持行业目标，科学家们就会得到奖赏，不然就会受到惩罚。

科学的困境

科学结合了整体观察、简化观察和追求人类福祉的实验艺术，这是它最优秀和最实用的一面。但在今天，我们几乎完全忽略了整体或系统观察艺术，而热衷于精确量化和琐碎操作。我们在健康学科中根据精确度错误判断科学调查的质量，并关注细枝末节——换句话说，关注其简化程度。"真正的"科学家会进行部分调查，而不是全面调查。但这会损害真正的科学目标。当今大多数科学家实际从事的应该叫技术，而不是科学。

这种区分相当重要。技术是指某种手段，即完成某项任务的途径。它是应用科学的最后一个步骤，自由想象的探究结果将通过这个步骤为新产品和新服务提供创建依据。正如在医学研究中司空见惯的，一旦这个"自由想象的探究"阶段从科学路线图中被消除，我们就不再有真正的科学。科学是由科学方法定义的，它是一种不带偏见的真理追求，并乐于被证伪。技术是由市场潜力定义的，那些答案中可能带有金钱印迹的问题才被认为值得研究。

现代技术流生物学家有望深入观察 DNA 和细胞代谢，但无法在某种程度上体现对人类福祉等课题的专注。一个如此宽泛的追求恰恰是非科学的。由于将科学探究的允许范围局限到了细枝末节，我们已经忽视了人类进步的真正意义。我们将进步等同于开发新技术、新产品和新服务，而不是追求人类的福祉和幸福。

这并非新现象。至少一个世纪以来，科学一直屈从于工业利润，这是因为资本主义设计了知识产权保护制度，从而可以对其发现和发明能转化为产品、商品和资本的知识产权持有人进行充分奖励。一旦专利、商标和版权文书等提供了这种保护，工业资本主义的发动机轰鸣声就能畅通无阻地响彻整个社会，利用技术进步创造利润，然后对系统进行再投资，以资助更多研究和进步。系统变得可以自我复制和自我延续，初始市场成功为后续市场提供了资金。

科学生成并用于创建资本的各种事实和信息是保持自由市场发动机运转的燃料。一项研究有望生成的事实和信息越有用，即燃料越好，就越可能获得研究资助。如果最终贴不上商业标签，就有可能得不到资助。

正如我们所看到的，一种营养技术手段——为产业谋利的那种类型——包括药物、补品和浓缩型强化食品。这些产品的利润极高，还受到知识产权法的保护。这类科研的经费充足，市场回报也很丰厚。与此相反，研究全植物食品的营养效果却没有真正的市场潜力。你无法就食用水果、蔬菜、坚果、种子和五谷杂粮的相关建议申请专利。所以，业界缺乏投资此类研究的动力，研究人员也无意研究并验证此类主张。

在一个受制于最强大参与者并因此受损的自由市场模式下，人类的健康、幸福和总体福祉不能也不会得到全面提升。与全营养不同，自由市场发动机给予我们的是个别适销产品：补品和保健品。一旦我们缺乏适当营养并因此致病，市场发动机会迫使我们采用简化主义解决方案：服用专利药物，接受昂贵手术。研究界自始至终都在按业界设定的节拍行动，一边以我们的福祉为代价大量炮制新的赚钱方式，一边伪装成高尚的真理追求者。

追逐金钱

你是否好奇过是谁在提供资金，以支持那种调查基本生物原则、奠定后期应用基础的医疗研究？大学教授——至少是那些终身教授——的工资由其所在机构保证支付[1]，但这不足以支付专用实验室研究设备的费用，也不足以补偿承担所有繁重工作的研究生助理和博士后的时间成本。

正如政治人物必须花费大量时间筹集竞选资金，大部分科研人员也要投入大量时间申请并维护经费补贴。除了大学，研究经费的主要来源都是私人企业和政府。由于寻求资金的研究人员太多而可供争取的研究经费相对有限，资金方面的竞争非常激烈。私人公司和政府机构不得不权衡自己的决定，考虑减小拟批准研究补贴的规模。

我们所说的研究，其范围从非常基础、近乎深奥的调查，一直到或许被称为技术开发才更恰当的极具应用性的实验（尽管基础和应用的界限往往很模糊，甚至在单一机构中也纠缠不清）。这两种类型的研究各有用途，不过一旦涉及资金，我们的系统还是会偏向后者——即使资金不是来自企业。

在兼顾基础性和应用性的所有健康研究中，大部分是由制药行业或其支持机构（如 NIH）提供资助的。由于期望获得丰厚的投资回报，制药行业的供资决定自然要倾向于应用科学，它们用于评估研究计划的首要标准往往是潜在收益。不过，即使是政府供资，也要通过 NIH 或美国国家科学基金会（基础研究的主要来源）等机构进行，并以直接或间接方式强制几乎所有的健康和营养研究执行简化主义标准。

遗憾的是，在过去几十年里，我发现企业部门在逐步扩大地盘，并优先进入大学和相关研究机构的基础研究领域。这种蚕食性影响几乎体现在所有层面，从个别研究设计（研究内容和研究方式）到科学家们对其研究结果的解释方式，再到他们选择的事业发展方向。

资金如何影响研究设计

如果一个基础研究申请人希望得到资助，那么他实际上需要确保所提出假设的"针对性"——一个简化主义暗语。为了成功争取此类研究经费，申请人应该希望研究某一种营养素的具体生物效应，而不是其食物来源的生物效应，或者希望调查解释某种效应的关键生化机制，而不是调查一系列潜在机制。在研究界的贬义用语里，整体主义研究被描述为"审前调查"或者"散弹战术"。

在基础研究中，每个新的简化主义发现通常都会导致一个明显问题："接下来做什么？"研究人员的答案几乎是一成不变的（往往也是合法的），那就是建议开展更多的研究（这自然能保证我们实验室的经费和运转！）。因此，这些研究人员限制了洞悉更重要现象的自身能力，而那应该是他们作为基础研究科学家的使命所在。通常情况下，"接下来做什么"还几乎等同于另一个简化主义问题，即让之前的研究成果更加贴近市场。我们科学家是否要在这些研究讨论中表明自己的商业意图并不重要，一旦获利，研究结果终将获得其价值和相关性，进而影响我们对后续步骤的考虑。无论这些研究采取何种设计和执行方式，它们都是在进行商业开发。潜在的市场价值被证明是吸引研究企业的强大磁石。事实上，随着时间的流逝，我越来越确信这方面的唯一目标是市场潜力，即便对最基础的非应用性生物医学研究而言也是如此。

我认为，研究人员本人甚至不必知道这些假设情形，他们可以完全无视这个问题。这种言论有可能得罪许多研究人员，他们会否认自己的研究目的是市场应用，是为了自己和雇主获得潜在的经济回报。不过，就其所在系统而言，它的首要动机仍然是某种经济投资回报。金钱回报是推动我们这个生物医学系统的主要燃料，而且几乎所有生物医学专业研究人员都是这个系统的一分子，与系统的利益息息相关。研究投资看起来越能产生回报，全社会就越是表现出热情和拥护，从消费者和企业家到政治家和研究资助机构，概莫能外。

经费如何损害科研诚信

有证据显示，在经费压力的诱导下，研究人员会以欺诈手段博得供资人的欢心。我所说的并非伪造或虚构数据之类的严重科研罪责，而是更微妙的东西。2005年6月的《自然》杂志刊登了一篇标题出彩的文章，即《行为不端的科学家》，根据它的报告，对接受过NIH资助的3 000余名在美研究人员的调查表明，15%的人承认"修改过设计、方法或研究结果，以应对某个资金来源施加的压力"。[2] 一旦我们根据职业生涯阶段归类数据，事情就会变得更加有趣。在处于职业生涯早期阶段的研究人员中，报告有此行为的人员仅占9.5%，而在处于职业生涯中期阶段的研究人员中，这个数字飙升至20.6%。看来，这个行业很擅长训练科学家顺应市场动机。这一增长同时表明，现有研究人员越是浸身于这个系统，就越不愿意扰乱它。他们在实验室里投入了太多的时间、精力、个性和专业地位，经不起经费方面的闪失。

有关同一调查的另外两项供述，有助于我们了解这些问题做法是如何合谋损害整个健康研究领域的。第一项，15.3%的健康研究人员承认"在自认为数据不准确的直觉基础上，忽略了对某些观测值和数据点的分析"。也就是说，他们在以个人好恶做出定夺！即使一些离群数据苦苦挨过了简化主义研究设计，还会有1/7的研究人员基于直觉或者说偏见将其轻易忽略。第二项，12.5%的研究人员声称，他们在充实自己的研究日程和支持自身结论时，会忽略其他人对瑕疵数据或者可疑数据的判读。换句话说，他们假定支持自己观点的有害研究其实是有益研究，并在论文中引用其结果来支持自己的观点。所有供述共同构成了医学研究"发动机"，它对基本事实持草率态度，使用选择性数据支持事先谋划并得到预付经费的各种结论，并且不太可能与研究赞助企业的销售及市场营销日程形成冲突。

我认为，上述情况实际发生的比例较低的原因有几个。第一，这是一种自觉行为，其中很大一部分都是下意识完成的。许多研究人员对于赞助人的期待和压力给他们的研究的诚信施加的腐化影响，确实毫无察觉。第二，"有害"行为通常会被调查对象略去不表，即使在本案例保证匿名的情况下也是如此。第三，调查回应率还不到42%。拒绝回应的58%的调查对象或许面临较大的资金压力，而凡是完成并反馈自愿性调查的人，基本上都无可隐瞒，对自身行为的负疚感也最低。

此项调查并未对设计的性质或已变更研究的方法性修改加以审视，不过，我长期作为被资助人以及建议对此赞助实施评估的同行评议委员会成员，这方面的经验告诉我，这类研究几乎肯定会转向高度简化主义方向——变得更加具体，在因果关系方面给出更多假设，而减少"混乱"的观察设计。

资金如何影响职业发展轨迹

创建并维护一个系统，让它专注于脱离现实的单一营养素，这样做的营养学家会得到奖赏，而他们如果研究现实世界的真实食物和真实人口，就会受到实质性惩罚。这种区分不仅体现在单独的研究项目中，还体现在研究人员的职业选择上。比如中国科学家刘瑞海。你可能记得第11章提到的刘教授，他所做的早期开创性研究表明，一个苹果的抗氧化活性是苹果内维生素C所显示活性的263倍。一旦认识到这个差距，刘教授就面临一个选择：他的研究应该往哪个方向深入？

他本来可以选择证明各种植物和化学品的一个共同效应，即"整体大于各部分之和"。我们现在从其他人的研究中得知，他的研究本来有可能揭穿补品和营养品行业通常会导致危险的各种误导性主张。他本来可以投身自己的事业，致力于探索这样的观点：与服用只含食物"活性成分"的药丸的简化主义方法相比，食用植物基食品是一个更好的选项。

但是在学术界，这种职业发展轨迹是得不到任何资金支持的。所以，尽管身为一名优秀的研究人员（他其实很出色），他还是选择了简化主义方法，这是他的唯一选择，只有这样才能获得经费。如果他有意获得职务晋升和终身职位——如果他想有能力负担任何其他研究所需的设备和援助——这是个不假思索的决定。

由于选择了简化主义路径，刘教授能就许多有趣的想法开展调查。他搜索苹果中的其他维生素 C 类化合物，以解释维生素 C 化学活性和推定生物活性的不同。他确认了它们的化学结构，判定了它们的吸收过程及消耗后的散布过程，发现了它们的代谢方式，也了解了它们在这些方面的有效性。在这些调查中，他的表现无可挑剔，他的声望和专业地位让许多人羡慕不已。他的目标很容易吸引资金。他手下有一个颇具规模的研究生小组，其研究成果已经在一些优秀的同行评议期刊上发表。

问题并不在于简化主义方法了无趣味，或是它不能给我们提供有价值的东西。我当然热爱我所做的简化主义研究——它具有挑战性，也是一种智力刺激，而且只要我"专注于"自己的拟定问题，我就总能获得大量公共资金，以便体现创造力，并将其用于似乎具有吸引力的项目。研究生们利用这样的研究来发展其批判性思维、优化实验设计、提高研究和写作技能，这对于他们本人、科学界乃至全社会都是非常有用的。

问题也不在于简化主义研究是一个职业选项。相反，问题在于它是唯一的职业选项。每年都有数以千计的年轻人加入从基础生物学到应用科学领域的研究人员行列，他们都会遵循刘教授的职业路径。由于遵循了这样的传统简化主义路径，研究人员总是会得到各种方式的奖励。这种方法更容易获得资金，同时也是一条形成并提高个人科学声望的更稳妥的途径。

在西方学术界，如果刘教授完全尊重他在中药方面的整体主义根本观点，我认为他就得乞求经费，失去像样的实验室和积极上进的研究生，而且无缘得到终身职位。科学家一旦成功着手简化主义研究，就几乎不再可能转向整体主义轨道，否则他们的毕生努力就会面临风险，经费、设备、声望和影响就有可能化为泡影。所以，一旦确立经费充裕的研究事业，研究人员就会变得更加屈从于自己的研究成果和该学科的主导模式。

我无意质疑我朋友和同事们的选择，因为我了解并欣赏刘教授在工作中的尽心尽力、锲而不舍和言行一致。相反，我担心的是他所处的环境。他的例子充分证明了所有研究人员都会面临的选择——考虑到我们的系统，这根本算不上选择。

经费助长专业短视化行为

研究资助者的简化主义议程不但鼓励简化主义研究设计，还奖励有关重要问题的相对狭隘的思考。这导致研究领域越来越趋于专业化。

正如把"人类健康"当作一门真正学科的话会显得过于宽泛，如果"生物学"变得包罗万象，从而超出了一个合理的研究领域，那它也会流于宽泛。你将无法成为生物学家，而只能成为生化学家、遗传学家、微生物学家、神经生物学家、计算生物学家或分子生物学家。"自然学家"将不复存在，但是会有动物生理学家、生态学家、进化生物学家、昆虫生物学家、海洋生物学家、植物生物学家和生物多样性生物学家。甚至会有一些现在听起来未免古怪的分支学科（我从康奈尔大学生物系网站的汇总表中进行了复制）。康奈尔大学的分子生物学与遗传学系（附带说一句，它和生物学系完全不同）提供以下研究生课程：生物化学、分子和细胞生物学，生物物理学，遗传学、基因组学与发育，比较、人口及进化基因组学。

随着生物医学对我们无限复杂的生物学的深入了解，分支学科的日益细分在某种程度上是不可避免的。要了解的东西太多，所以，将这方面的知识划分成生物化学、遗传学、病理学、营养学、毒理学、药理学等分支学科是很自然和有用的。志趣相投者一旦能以更精确的共同语言进行交流，就更容易开展理智的思想讨论。

问题是，这些分类加深了一种错觉，即每个专业的研究内容各不相同。这些分支学科各自为战，从而开始形成知识藩篱，将有可能为讨论更宽泛健康话题做出建设性贡献的其他分支学科拒于门外。你必须身为病理学家，才能被病理学家们看重；遗传学家则自认为不需要向营养学家学习；等等。事实上，这些飞地（我把它们看作小洞穴）不仅变得局促、狭隘，而且遭到排斥和孤立。

因此，作为某个生物医学学科或分支学科领域的资深研究人员，是很难全面了解其上级学科的总体生物医学研究状况的。为了避免被视为"杂而不精"，生物医学研究人员往往只专注于某个领域。他们对拿铁锤砸钉子的事情可能无所不知，而一旦需要使用榫卯结构、螺丝结构或者胶水实现更好的效果，他们就束手无策了。

其他著述者多次提到过这个问题，各机构也曾为此制定旨在促进分支学科沟通的跨学科交流方案。不过，即便是在这些跨学科方案里，也延续着某些群体特征，人们仍然头顶着各种标签。至于研究本身，掌握单个学科的专业知识比全面了解它们之间的关系更加重要。

对于日趋专业化的生物医药研究学科的特点，我表示接受和理解。但它有一个通常会被忘掉的缺点，而且问题非常严重。一些这样的专门分支学科自然地导致出现了相对有利可图的简化主义解决方案，所以它们得到了更多的可用经费。随着它们获得更大份额的研究资源，它们就在整个研究界取得了前所未有的支配地位，还因此获得了一个主导公共舆论的平台。总之，它们开始控制有关自己上级学科的对话，尽管这不一定是有意识的行为。它们的看法变成了主流观点，而不是平等观点。它们之所以取得主导地位，并不是因为它们的观点更适合解决现有问题，而是它更能产生投资回报。

公众需要了解这个高度碎片化的环境，因为这种碎片化是导致公众困惑的一个重要原因。第一门分支学科就某个特定主题表明了观点，第二、第三门分支学科从不同的角度出发，也提出了各自的观点——有时这些观点会形成冲突。未就此类问题接受过训练的公众只能去猜测正确答案，尽管所有答案都可能不靠谱儿。还记得盲人和大象的故事吗？这些内向型的分支学科都严重受制于它们对"完整"故事的了解。

当某人具备生物医学家资格时，那只意味着他对某个专门分支学科的某一部分精通，并不一定意味着他比外行更有资格公开评论整个生物医学领域的总体状况。事实上，鉴于这些研究专家的高度专业化，他们更没资格就总体状况发表意见。这有点儿像终日坐井观天的青蛙，无法给我们描述外面的世界。

就误入歧途的科学精英论而言，生物医学研究领域的最好例子莫过于自封为遗传学家者——尤其是"分子遗传学"分支学科领域的那帮人。他们现在往往拿到很大份额的生物医学研究经费，因此，无论是在专业领域还是在公共领域，他们都成功确立了自己的主导地位。他们有充足的资金，能以有利于自身利益和观点的方式去创建并关联研究结果。他们可以扩展自己的研究边界，不时纳入其他学科，但仅仅考虑自身需要。例如，遗传学家只肯承认营养学是一门和他们完全不搭界的学科——如果他们不愿承认营养学是一门科学的学科！如果二者确有交集，营养学就会被定义为遗传学的一门分支学科，比如在"营养基因组学"或"表观遗传学"领域。这样的话，营养学在最好的情况下会成为遗传学的分支，在最坏的情况下会与健康完全无关。遗传学家控制了对话。这不是两个平等伙伴之间的信息交换，而是遗传学家出于容易"应付"公众的考虑，以严重歪曲和控制营养信息对公众至关重要的方式对营养学加以利用。

此外，将健康科学分解并丰富为日益专业化的学科，能让营利性研究的资助人从中牟取巨大利益。在任何一个自由市场系统中，竞逐有限资金的对手越多，争斗就越激烈——经费申请人就越会被迫夸大自己研究计划和研究方法的重要性，竞相取悦财大气粗的资助人。

经费如何决定社会的研究重点

偶尔出于潜意识的"谋利"议程会给几乎所有受资助的研究附加一系列简化主义和市场导向条件，这也会影响各学科获得经费的优先次序。某些学科会比其他学科得到更多经费。正如我们所看到的，遗传学话题比营养话题热门得多。相比西蓝花的预期市场潜力，基因疗法改善免疫系统的预期市场潜力能够吸引更可观的资金。资金流向遗传学药物测试的原因，并非这些方式最有可能改善人类整体健康，或最具成本效益，而是因为它们是满足人类健康需求的最有利可图的方式——换句话说，它们是满足市场需求的最佳途径。

如果从大型药企的年收入中拿出 5 000 亿美元，用于针对公众的"天然蔬食"营养教育，并确保向所有美国人廉价提供新鲜、有机、可持续种植的产品，你能想象这样会给美国人民带来多大的健康收益吗？我们几乎无法想象这样的举措，因为在现有系统中，这似乎是完全不可能的。但这是为什么呢？如果"天然蔬食"能够如此积极地被全力推广，那全社会围绕一个营养学"曼哈顿计划"开展共同行动会是无法想象的吗？因为我们知道，健康研究和方案反映的是谋利行业的优先事项，而不是体现公共利益的科学。这样的举措会支付健康红利，而不是美元股息。（尽管从长远来看，节省保健费用最终也会带来美元收益！）

在这个问题上，业内向适应市场的简化主义主张的倾斜影响了政府资助行为，尽管从表面上看，这并非由利润动机驱动。以 NIH 为例，这个美国政府机构也是全球健康研究领域最负盛名、最具财力的供资方。NIH 下属 28 个机构、项目和中心，致力于研究癌症、老年病、眼睛保健、酗酒等诸多人类健康与疾病方面的问题。不过，其中没有一个机构专注于营养问题（当然，除非你开玩笑地算上酒精滥用与酒精中毒研究所）！在 NIH 寥寥无几的营养学研究经费（仅占该研究所心脏病和癌症专门预算的 2%~3%，甚至比 NIH 其他下属机构和项目的经费都要少）中，大部分资金用于调查孤立营养素在随机临床试验中的效果，研究适合特定药物服用者的最佳营养素，或就个别营养素的功能开展生物研究（尽管曾有几个 NIH 项目偶尔考虑基于整体主义的健康研究和临床实践——当然，并未使用"整体主义"这个怪异词语！——但这些研究在很大程度上还是被有关食品与健康的政策辩论忽视，基本停留在学术文献领域）。可悲的是，公众已经开始相信这些研究重点是实现我们健康目标的最佳途径，但事实上，它们只是实现更大盈利的最佳途径。

探秘经费与研究

作为一个研究经费长期申请人，以及多家研究资助机构（确定哪些研究资助申请可以获得经费）的同行评议人，我很清楚经费是如何决定研究重点的。我既了解将研究问题勉强归结为研究评估小组可接受的形式的挫败感，也了解寻求简化主义答案的压力。

多年来，我越来越意识到简化主义研究的局限性，并开始为此忧虑。一旦观点发生变化，我就发现自己越来越难以克服不安情绪，无法再讲授传统的（简化主义）营养观点——用我当年学到的方式。就算我正在简化主义范式中前行，我还是意识到有所缺失。

然后我开始收到各种不好的警告，比如我曾被一个前同事私下警告，他来自 NIH 的某个研究申请评议小组（也就是所谓的"研究部"），该小组当时正在审查我们关于再度供资中国项目的最新（以及最终申请成功的）资助申请。在申请中，我表示渴望研究饮食与癌症之间复杂的生物学关系，并探索我们的在华工作如何给我们提供独特机会，开发更复杂的病因模型来取代线性机理模型，以反映更具整体主义特征的病发状况。这显然是引起同行评议小组密切关注的一个原因。我的同事讲（他这么做无视了通常施加给审查人员的缄默法则），我的申请已经近乎描述整体主义研究策略，这很危险，他建议我别再用整体主义论调支持我的研究。我得到的提醒是，我正在挑战生物医学研究的基本原则，而这么做会牺牲这个研究项目的第三期也是最后三年期的急需经费。不久之后，我选择中断自己积极从事了 30 多年的实验性研究计划，这在当时对我来说是一个痛苦的决定，因为实验性研究一直是我的终生事业，而且我喜欢和学生们一起工作。我无法再说服自己编写经费资助申请——如果只是为了研究脱离现实的、具有高度针对性的琐碎假说。[3]

不过，这种选择——退出系统，甚至直接挑战系统——并不是所有研究人员都能做出的。当时，我们的计划拥有规模最大、经费最多的研究小组，其所在的营养科学系被长期视为美国国内最佳院系，这让我能够自由探索各种以微妙手段推翻现有范式的问题。其他人（尤其是事业刚刚起步、正在争取留任者）却承受着更大压力，屈从于研究界的行业友好愿望。

另一方面同样存在压力。从 20 世纪 70 年代末到 80 年代末，我一直是NIH 下属国家癌症研究所（多个癌症研究机构之一）的研究资助审查小组成员，曾多次遇到踌躇满志的申请人提出将广泛存在的偶然因素纳入调查，以研究其生物效应，也就是说，要以整体主义观点审视问题。没有经过进一步的优先资助审查，这些"审前调查"和"散弹战术"就被断然否决，无一例外。我通常都赞成此类否决，因为申请人很多时候确实漫无目的，也意识不到重点所在。但并非总是这样。我们小组的习惯性否决还反映了我在科学领域发现的尤为明显的不安现象：相信高度针对性假设——而非审前调查——才是唯一值得投资的类型。

我偶尔会获知在类似于我们在华项目的系统分析模式下得到资助的最新研究。不过，在此之前，我们的项目一直是以这种方式解读数据的唯一项目。我们在中国的经验以及我们的实验室工作完全改变了我对营养的认识。如果我们资助一些更具非简化主义意义的研究，试想我们还会学到什么？

逐利性供资的社会成本

对于绝大多数生物医学研究人员和从业人员投入工作时的个人激情和诚挚态度，我有切身体会。不过，由于其所在系统迫使他们只能从事简化主义研究，这种激情和诚挚很难产出良好、有效的科学成果。

正如我们在本书第二部分讨论的，简化主义研究本身是极不充分的。就其定义而言，它缺乏形成有价值的结论所必需的全面认识。它的解决方案仅在"真空中的球形奶牛"条件下适用，而无法在现实中持续。不过，利润动机不但会通过行业供资顺序来制约研究人员从事严谨科研活动的能力，还会导致严重的消极后果，比如，在企业界的推动下，存有争议的研究成果会尽可能快速地转化为利润。

作为简化主义研究成果的健康产品和服务大多以注射剂、药片和药水的形式被提供，而资助者（或者应该说是"投资人"）通常会在充分挖掘、整合作为其依据的研究结论之前，就将这些产品和服务迅速推向市场。当然，公司会对新产品和服务进行测试——事实上，它们可以为此不惜血本，豪赌自己的随机对照试验能够显示积极的健康效益。有时它们的确会如愿以偿。不过，要认定这些积极成果确有前景，还需要假设这些极具针对性的短期成果真的能够带来长期健康。这种假设具有风险，通常是无稽之谈。

总之，市场压力造就了基于不成熟研究见解的产品，其长期效果不可预知。不出意外的话，这些产品要么作用有限，要么最终会造成实际伤害。

我们在第 11 章讨论的维生素 E 就是一个很好的例子。一项突出研究表明了体内维生素 E 水平和健康心脏之间的关联。[4] 企业界把维生素 E 当作一种心脏健康补充剂，着手将其迅速推向市场。然后，开始有越来越明确的证据（业界尽可能长期忽略的证据）表明，维生素 E 补充剂实际上会增加前列腺癌和继发性心脏病等疾病的患病风险[5]，进而增加整体死亡率。对于这个涉及维生素 E 的确凿新信息，研究人员的反应导致了一个共识，即游戏必须继续。[6] 每个人都想方设法挽救维生素 E 市场，或者在无力挽救维生素 E 时寻找一种替代品。显然，大家很愿意证明继续营销此类产品的正当性。

我所谴责的当然不是自己所在研究领域的成员（尽管某些人会因此表现出更多创造力和勇气！），而是我们整个研究界——它深受市场力量的影响，听凭市场界定我们的预期目标。我们大都听过一句老话："有钱能使鬼推磨。"不过，在我的科研同事和医生朋友中，很少有人能真的明白金钱在过去和将来所扮演的污浊角色。难以从内部审视的情况普遍存在。当我们身处野兽腹中时，我们怎能知道吞食我们的是何种野兽，或者它究竟是不是野兽？

很多时候，在更大程度上推动我们从事重点研究的是个人奖项，而不是业界利益。但是，为此类研究提供经费并依赖其研究成果的是公众，在现有系统中，他们正因此受到惩罚。在研究界，个人可以通过遵循简化主义行事规则来寻求个人成功，但是作为一个团体来说，我们根本不是在接近健康目标。

第 16 章

媒体问题

对权威的盲从，是真理的最大敌人。

——阿尔伯特·爱因斯坦

科学数据支持我们就健康问题做出决定。公众利用数据做出生活方式及购物选择；医生利用数据诊断并治疗患者；政府官员利用数据制定政策；业界利用数据创建、完善服务，并提出相关健康主张；保险公司利用数据决定对哪些疾病和治疗手段给予承保。而这只是科研成果触及并影响我们日常生活的部分方式。

　　研究和这些消费群体之间的关键环节是媒体。专业期刊基于编辑的看法，对研究论文调查结果的有效性和重要性加以评估并发表。主流媒体报告此类成果（以便一般读者也能读到），并基于证据提供评论和生活建议。如果没有媒体，科学发现就无法得到认可和应用，就会枯萎在科学家的头脑和实验室记录里。所以，在从信息生成到信息应用的传递过程中，媒体发挥着不可或缺的作用。

　　在理想情况下，媒体并不只是一个渠道，用以波澜不惊地完成从创建者到社会领域的信息传递过程。媒体在传统上还充当着某种权力制衡角色，无论是政府权力还是科学权力（深入窥探自然并公开它的秘密，这无疑是一种权力）。媒体的这种监督功能要求对数据及其可靠性开展批判性思考。它要求提出尖锐问题，要求新闻独立，还要求动机透明，以便信息的终端消费者能就不同媒体渠道解读科学证据的方式做出明智的评估决定。

遗憾的是，这种独立、明智的关于健康的新闻非常罕见。无论是《美国医学会杂志》这样的专业期刊，还是公共广播公司这样的主流媒体，都有赖于翔实、勇敢、公正的健康报道。之所以特别举出这两个例子，是因为它们是各自媒体类型中的标杆，是你眼中最不可能篡改真相的媒体。我挑选它们，并不是因为它们比其他媒体更糟。事实上，你在报纸和晚间新闻中可以轻易找到更不理智、更不诚实的健康报道。我只想让你明白，问题不在于"少数害群之马"，而在于媒体置身其中的系统，即媒体力图报答的逐利实体。

专业研究刊物

专业期刊是研究成果通向大众消费的第一站，它们的影响力和声望不尽相同。《自然》《美国医学会杂志》《新英格兰医学杂志》上的文章一旦看起来有趣并有相关性，往往就会成为晚间新闻。其他权威刊物往往不太出名，仅为其涵盖领域的从业人员所知，例如《癌症研究》《美国心脏病学杂志》和专注于特定学科及分支学科的其他数百家刊物。此外，一些二级期刊凭借被顶级刊物认为"不符合标准"的贡献得以幸存，并在领域内享有一定知名度。

期刊用于应对不良研究的最重要保障措施被称为同行评议。这意味着编辑部会将提交发表的稿件发送给两三个符合资格的评议人员（同一领域的资深科学家），由他们对研究质量和成果意义加以评估。评议人员对稿件作者保持匿名。这个系统旨在过滤不成功、不可靠的研究。一旦光荣完成此项任务，它将成为科学诚信的最重大保障之一。在我看来，未通过同行评议的任何疑似权威文章均不应被引用作为任何证据。

不过，一旦评议人员将自身偏见带入决定，并预先确定某些研究课题已经出界、特定研究设计（比如整体主义研究设计）不合法规、某些结论绝不可能正确（换句话说，他们顽固坚持自身模式而不思扩展或突破）时，同行评议就会出现闪失。同行评议很容易沦为囚禁好奇心和创造力的铁笼，以确保不予发表的方式阻碍诸多有前途的研究方向。这种情况的发生过于频繁。并非巧合的是，颇为严重的简化主义偏见渗透了同行评议过程，因为这种偏见可能有利于刊物的自身经济利益——可以吸引或保留广告商。

我们对比过简化主义和整体主义研究设计，你或许记得，我提到过药效是简化主义研究设计最适用的主题。它成就了以简化主义视角研究简化主义现象——例如某种单一功能药丸——的合理性。无怪乎医学期刊会在取悦大型药企的情况下赚得不亦乐乎。主流报纸和杂志等专业期刊的资金，在很大程度上来自广告发布。《新英格兰医学杂志》的前编辑马西娅·安杰尔（Marcia Angell）报告说，制药行业 2001 年的医学期刊广告费用为 3.8 亿美元。如果没有这笔收入，这些期刊就无法生存。所以，难怪同行评议过程不会恩将仇报，对期刊下手。

大型药企还以更加隐蔽的文章加印方式资助医学刊物。一旦某权威杂志发布的某项研究支持某家制药公司的主张，这对刊物销售而言就是个利好消息，因为面对拥有相关药物处方权的医生，制药公司的宣传方式之一就是由医药代表向其提供价格不菲、油光可鉴的文章加印本（通常会附送一盒甜甜圈或发烧友赠券）。这些刊物乐得享受加印带来的高额利润，《英国医学杂志》前编辑理查德·史密斯（Richard Smith）说，利润率可达 80%。[1] 2010 年发布的一项研究[2]还就可观的加印销售额和行业资助研究之间的关联情况进行了调查。换句话说，由制药公司出资的研究报告更有可能为刊物带来巨额利润。我们谈论的资金有多少？一笔加印订单耗资数百万美元的情形并不罕见。[3]

撇开医学期刊同行评议委员会是否偏爱显示积极药物作用的研究这个明显问题不提，我们可以看到的是，整体主义研究不可能沦为一个加印利润中心。宣传食用加工食品，以及工厂化养殖肉牛、乳制品和家禽会加大患病风险符合谁的经济利益？即便是"天然食物"零售商全食公司（Whole Foods）也靠加工食品牟利。《华尔街日报》于 2009 年报道，全食公司首席执行官约翰·马吉（John Mackey）承认："我们卖了一堆垃圾。"[4]

总之，如果不是受到制药行业资助人的全面压力，医学期刊发表旨在宣扬药物效用和其他营利性干预手段效用的简化主义研究也是有其经济动机的。其他模式和观点在医学文献中严重缺失，导致文献阅读者——医生、研究人员、政策制定者和公众——误认为经过医学期刊过滤而留存的部分偏颇数据其实代表着更多真相。

我在自己的职业生涯中多次见证过医学研究期刊的发表偏倚，尽管我们可以在高级别期刊上发表关于动物蛋白的研究成果，但就这些成果的更广泛意义给出进一步评论却是另一回事（我打算在本书完成后大力推动此项工作）。

我曾在第 3 章提到我和同事彼得·马吉的谈话，他是我们业内顶级癌症研究期刊《癌症研究》的主编。我告诉他，我的实验室正在筹划一项新实验，它将把蛋白质对肿瘤生长的显著影响和由某种真正强效的化学致癌物产生的公认影响进行对比，我猜测，此项实验将表明：就与癌症发展的关联程度而言，相对温和的养分消耗变化比接触强效致癌物质更为紧密。他对此表示怀疑，但同时表示，如果我们确实得出了这样的结果，他会考虑在杂志封面上强调我们的研究成果。

然而，我们刚要着手发表，我的主编同事就退休了。他的继任者和新一届编辑审查委员会倾向于消除营养对癌症的影响。他们希望论文能体现更具"智力刺激性"的思路——论文要审视分子层面的癌症演变，而且这些思路最好能涉及化学物质、基因和病毒。尽管我们严格遵循简化主义实验程序，然而在营养对癌症的影响方面，我们的调查几乎近似于非科学。毫无疑问，《癌症研究》拒绝发表我们的论文。

在和 True North 健康中心主任兼创始人艾伦·戈德哈默博士合作之后，我又在医学期刊那儿吃了一回闭门羹。我俩共同完成了一次回顾性分析，旨在了解他的禁食计划对患高血压病人的戏剧性影响。[5] 分析论文中的 176 名患者的血压全部有所下降，而且大多数人的血压是在开始禁食数天后下降的。禁食起效很快，超过了此前测试的任何降压药物，而且没有副作用。这被证明是一种非同寻常的有效干预方法，但被《美国医学会杂志》和《新英格兰医学杂志》之类的期刊（其收入依赖于降压药物的巨额广告费）谢绝发表，尽管评议人员提出了发表建议。它们选择了自己的财富，而不是我们的健康。

关于科学期刊的偏倚和强势，我目睹的最极端的情形是围绕一项存在严重缺陷的研究[6]发生的。据称，此项研究证明，在帮助超重和肥胖女性减肥方面，存在风险的阿特金斯减肥法比其他 3 种膳食法（包括奥尼什博士的低脂肪膳食法在内）更加有效。2007 年 3 月，此项研究在《美国医学会杂志》上发表，但文章严重歪曲了研究结果。例如：作者声称，根据膳食建议，奥尼什膳食法被试的脂肪含量被限制在 10%。但是，对数据表的认真审查表明，奥尼什计划的参与者据信在 12 个月内实际消耗了大约 29% 的脂肪热量。然而，作者坚称他们进行了公平对比。《美国医学会杂志》的信函部编辑罗伯特·戈卢布（Robert Golub）博士为这种欺骗行为推波助澜，他拒绝就此项研究的严重缺陷发表专门批判文章，也拒绝发表由奥尼什博士、约翰·麦克杜格尔博士、埃塞斯廷博士和我独立提交的评论文章。鉴于《美国医学会杂志》无视这些意见，我致信戈卢布博士，谴责其刊物的反科学行为，敦促他至少发表一篇批评此项缺陷研究的文章。他的答复很是精辟：

亲爱的坎贝尔教授：

您的来信已被拒绝，我们不会就此事给予进一步电邮回复。

戈卢布博士应该被免职，以示惩戒。这是缺乏最高级别的诚信所致。但在现行医学出版制度下，这种事情屡见不鲜。毕竟阿特金斯基金会超越了膳食范畴，它是一家价值 10 亿美元的企业的宣传机构。该机构通过每年多达数百万美元的资金捐助发号施令 [7]，而不在意出卖自己职业信誉的医生和研究人员非常乐于在全球最值得信赖的医学刊物上应节而舞。

主流媒体

大多数人不读医学期刊；相反，他们的健康新闻来自报纸、电视新闻和大型传媒公司所属的新闻网站。在理想情况下，报道健康热点的新闻记者会细读顶级医学期刊，参加专业会议，并就新发现和研究进程对科学家进行采访。他们利用自身的科学素养和科学背景（往往很浅薄）评估研究发现，并解释给缺乏专业科学知识的公众——包括大多数民选官员。健康记者的一个重要贡献，是通过表明新信息与现有知识的契合程度，为新的研究结果设定背景。它是不是证实、否定、扩展或细致补充了现有模式？

总之，面向公众的媒体的报告主题应该公正、严密而翔实。但是，这些特征很多时候全然不见。大多数媒体都屈从于其所属大企业集团（比如各大网络和平面媒体）、广告客户或承销商、政府监管机构，乃至民选官员（比如属于公共广播及政府提供支持的其他公共媒体）施加的微妙权力。

营利性和绝大多数非营利性媒体都只是在附和业界和政府的原则。这种原则强化了简化主义范式，并额外制造出一些耸人听闻的轰动性新闻，不断刺激公众的反应："对抗癌症的科学突破！""基于亚马逊超级食品的新减肥药！""巧克力能治抑郁症吗？"我确信，你一定见过很多诸如此类的标题和预热广告。

如果主流健康媒体能够更专业——更具科学素养、独立性和全面性，那么，在劣质研究设计和医学期刊偏见导致的真相扭曲方面，研究机构将难辞其咎。记者及其代表和引导的公众将要求更多元的研究设计，要求对现有认识的局限性给出更清晰的解释，要求更多地追问那些真正关键的问题。毕竟，社会大众才是所有经费的最终来源——美国联邦税收通过 NIH 投入了各项研究，美国的健康保险费用和共同支付费用注入了制药公司，我们的慈善捐赠支援了患者群体和患者权益团体。如果媒体真正做到自由、公正，它们将代表我们的利益。相反，它们几乎毫无例外地以业界喉舌身份行事，传播业界期望我们接受的一面之词，同时还要将其伪装成全部真相。它们或积极或被动地杜撰证据，赋予美国满目疮痍的健康系统合法性，使之看上去似乎是唯一结果。

正如我们所看到的，简化主义研究可能生成断章取义的"真相"，其作用只是误导、迷惑我们。一旦媒体报道这些似乎意义重大的琐碎情节，就会加深公众的困惑。它们分享缺失背景的琐碎认识，涉及燕麦中的纤维、西红柿中的茄红素和胡萝卜中的维生素 A。它们有一天告诉我们说，一天一杯红酒可以帮我们活得更久，但我们第二天就发现，哪怕一杯红酒对肝脏来说也是毒药。今天提倡低脂膳食，明天就是全脂膳食论调。这种报道的结果是什么？大多数消费者无所适从，在虚假的希望（"嘿，沙丁鱼预防心脏病发作！"）和宿命论（"看起来什么都能要了你的命，还不如别再提心吊胆了。"）之间摇摆。这种两极化营养态度有利于向我们推销这类食物和医疗手段（治疗由不良食物选择导致的疾病）的业界投机商。这些困惑和哄骗还使得不良意图蒙混过关，而且相对合理。

我在此描述的报道不可避免地倾向企业界利益。偏见并不一定意味着撒谎，它也可能意味着用琐碎的细节拼凑出重大发现。

另一种偏见形式涉及省略不方便透露的数据。在每年新增的生物医学发现中，媒体的报道比例可能只占一小部分。媒体应当承担其作为过滤器的法定功能，选择分享最重要的有效发现，同时忽略其他发现。但是，一些媒体以此项职责为借口，拒绝报道某些最好、最重要的健康信息，因为这些信息要么不符合简化主义范式，要么有损于广告客户或赞助商的目标。

媒体未给予我们良好的营养和健康信息，偏见无法对此做出充分解释。另一个问题在于，许多在健康和营养领域最有影响力的记者极其缺乏科学知识。由于他们无法以批判性手段对业界、政府和学术界提供的健康信息进行质量评估，他们通常会扮演这些机构的喉舌，而不是公众知情权的倡导者。许多文章包含略做改写的公司和政府新闻稿，穿插着公司公关代表随手奉上的专家访谈内容。因此，半真半假的简化主义观点会伪装成科学智慧，然后不加质疑和消化地被提供给我们。由非科学家报道科学内容并无不妥，我也无意限制辩论或压制言论自由，但我确实希望记者能认识到自己的专业局限，而不是无中生有，制造能力假象。

总之，媒体告诉我们的健康和营养故事，其脚本作者正是从我们的苦难中获取利益的人。我有太多媒体对食品和健康之间的密切关系实施操纵、迷惑和压制的亲身体验，不得不信。

公共广播公司的拼凑、遗漏和执行不力

2007 年年初，大约在我着手撰写本书原稿的同一时间，《PBS 新闻一小时》栏目主持人吉姆·莱勒（Jim Lehrer）在节目中报道了美国癌症协会发布的一条振奋人心的消息：2004 年，美国的癌症死亡率连续第二个年头出现下降。[8]最值得注意的是，这据说是相比 2003 年的一次"暴跌"。这条新闻的报道方式让人觉得当时算来已有 36 个年头的癌症之战终于要出现转机。接着，该栏目的记者玛格丽特·沃纳（Margaret Warner）在节目中采访了美国癌症协会的首席医疗官。他神采飞扬地给出了几条尤其包括肺癌、乳腺癌和前列腺癌在内的癌症死亡率暴跌的理由：更好的治疗，更多的筛查，少吸烟。总之，这是一次愉快的报道和采访播出，巧合的是，它刚好赶上美国癌

症协会的年度筹款活动。

第二天，这个故事如约出现在我的所在地，即北卡罗来纳州罗利的本地报纸头版。[9] 此后不久，当时的布什总统被说服前往附近的 NIH 实验室，并宣布"今年的（癌症率）下跌为有史以来最大幅度"。[10] 此外，记者转述道，这次"暴跌"格外让人充满希冀，因为它是一年前发轫的一个新趋势的延续。

与把事业重心投入消除癌症的所有人一样，我被这个奇妙的声明蛊惑了。但我没有轻信电视和报纸上的报道，而是决定稍加探究，仔细审查一下报道提及的新数字。它们包括：2003 年每 200 个癌症病例所对应的 2004 年死亡人数减少了 1 人，大约下降 0.5%。[11] 鉴于其报道方式，这并非我预料中的"暴跌"。尽管支持减少癌症的任何此类证据（无论多小）都算是好消息，但我怀疑，当天该新闻、后续媒体报道或总统演讲的任何受众所估计的跌幅绝不会是如此微不足道的 0.5%。

此外，2002—2003 年的总体癌症死亡率跌幅仅为 0.07%，即每千例死亡人数减少不到 1 人。这些数字与美国癌症协会声明的夸大其词极不相符，却被媒体在未做调查或鉴别的情况下相互转载、大肆报道，并经总统之口公然实现了合法化。此情此景，让我不禁叹服癌症行业对媒体和白宫的操控。面对这样的公关手段，我还能怎么办！

尽管就技术而言，这条癌症新闻的大部分细节都是正确的，但它的陈述却是误导性的。把不足 1% 的癌症死亡率跌幅说成"暴跌"，是完全错误的。花费这么多时间讨论这一微小跌幅及其疑似原因，不啻小题大做。

我对癌症有所了解。差不多 40 年来，我一直在推进自己的癌症研究实验计划，而且我是几个癌症病因相关政策专家咨询小组的成员，并在 ACS、美国国家癌症研究所、美国癌症研究院和世界癌症研究基金会的研究资助评审小组任职。事实上，某些小组还是我负责组织的。所以，我说媒体在歪曲真相其实是经验之谈。我的研究背景和亲身经历赋予我一个普通媒体消费者被剥夺的视角。

ACS 这份新报告有可能被公众记住的唯一信息是：感谢我们的所有捐助人，癌症治疗方法的探索终于开始得到回报。你也许认为我对这份癌症死亡率报告的担忧有些过分。我不同意这种看法。在这个信息过载的时代，我们依赖"我们终于赢得了抗癌战争"之类的消息来感知世界，并指导我们的行动。如果赢得这场战争意味着在 36 年间投入数百亿美元从事癌症研究（是的，数百亿美元，而且主要供资方是美国政府的 NIH，它的 2012 年癌症研究预算为 59 亿美元 [12]）仅换来癌症死亡率的少许变化，那它实在是太漫长了。这种被误导的过度自信是我们真正战胜癌症的唯一重大障碍。真正赢得抗癌胜利需要个人利用我们的食物选择权利。如果我们只是坐等下一个医药突破或基因工程奇迹来搭救我们，我们就无法利用自身拥有的强大实力来终止灾难。与此同时，制药 / 医疗行业会从我们持续寻求癌症治疗方法的过程中获益，垃圾食品及工厂化养殖企业集团则会从掩盖癌症病因相关知识的过程中获益。

如果我当时是一名记者，担负着与公众分享 ACS 新闻稿的任务，我只会提出几个问题：癌症发病率的跌幅有多大？谁选用了"暴跌"这个词？谁资助了报告？哪种癌症的患病率出现下跌，哪种保持不变甚至出现上升（如果有）？（当然还有这个问题：为什么与刚刚纳入调查的中国和其他许多国家相比，美国的整体癌症死亡率如此之高？）

为什么没人在栏目里提出这些问题？这是出于偏见还是无知？我无从知晓记者讲述这种故事的真实意图，所以我只能猜测是这两种错误的共同结果。此外，极为紧凑的新闻周期和日益紧缩的预算不利于记者耐心、周到地考虑，从而会直接采用为其定制的新闻稿。

广告压力下的遗漏性误导

就在《救命饮食》出版之后不久，我接受了安·安德伍德（Ann Underwood）的电话采访，她是《新闻周刊》的资深编辑，见多识广。采访一开始，她就告诉我，她的"资深编辑"对这本书很感兴趣。我们的谈话持续了将近两个小时，她本人似乎很关注我们的谈话内容所蕴含的深意。显然，我有点儿希望我的这次访谈能够见报，尽管安德伍德告诉（也许是警告）我，她要获得编辑委员会的批准才行。她极富条理的提问和个人激情让我意识到，我有望看到一篇非常精彩的文章。但在接下来的几个月里，什么动静都没有。后来我收到一期名为"医学未来特别版"的《新闻周刊》，其内容全部涉及健康问题。这就是它了，我想。

我打开杂志，想看看他们在20多篇指向未来的各种医药主题文章中都说了些什么。除了涉及膳食和2型糖尿病关系的一个相当肤浅的项目，这些文章完全忽略了营养因素。它们的内容全都与新药物、新手术和遗传学相关。如果我还待在实验室里，而不是穿梭在公众之中，我就会很容易被这期杂志呈现的机会迷惑。针对细胞活动方式的基础研究是惊心动魄和令人痴迷的，但这期《新闻周刊》特别版所呈现的内容对公众来说意义更为重大。营养是唯一一个最全面的健康和福祉促成因素，《新闻周刊》却将其忽略，这也是在给读者帮倒忙。

失望之余，我翻阅杂志前面的介绍材料，找到了理查德·史密斯在担任《新闻周刊》董事长兼总编时的一封措辞缜密的信：

> 在《新闻周刊》，我们有长期报道科学、医学和健康问题的卓越传统。现在，随着生物医学研究进入新的发现时期，我们荣誉推出本期特别版（以飨我们的订户），报道将在21世纪迅速改变医学面貌的各项进步。
>
> 我们很高兴强生公司选择成为本期特别版的独家广告商。我对《新闻周刊》读者的期待抱有信心，广告商对本期杂志的编辑内容没有任何影响。

强生公司是《新闻周刊》"医学未来特别版"的独家广告商，同时也是世界最大的医疗器械公司之一，难道我应该相信《新闻周刊》对强生广告投入的依赖绝对没有影响它对以营利为目的、同时忽视营养的简化主义健康报道的极力推崇吗？尽管我敢肯定强生并没有派出高管坐镇《新闻周刊》的编辑会议，对每篇文章做出定夺，但财务吃紧的新闻杂志实在不可能去得罪这样的实力派金主。[是的，财务吃紧。2007—2009年，《新闻周刊》的收入下降了38%。2010年，它作价1美元被卖给了音响领军人物西德尼·哈曼（Sidney Harman），条件是后者承担其4 700万美元债务。[13]]

　　在《新闻周刊》调查后不久，我接到了苏珊·登策（Susan Dentzer）的电话，她是《PBS新闻一小时》栏目的健康记者。谈话大约持续了一个小时，交流很充分。登策女士的提问无疑很恰当，我想她似乎颇感兴趣，尤其是她声称要尽可能争取让吉姆·莱勒采访我。她没做出承诺，但我还是受到了某种鼓励，因为我接受过那个节目的采访。

　　我的希望最终破灭了，采访一直未能实现。为什么呢？我确实不知道。但我的确注意到，越来越多的企业赞助商正在为该栏目出资，它并不会特意关注我的营养观点。该栏目的某人一定意识到，那些大企业赞助商不会欢迎我的观点。既然有那么多安全无虞的故事可以讲述，何必去冒资金被回撤的风险？

　　近年来，大公司在资助《PBS新闻一小时》等据信比较公允的节目时，更加擅长掩盖自己的踪迹。约翰·S和詹姆斯·L.奈特（John S. and James L. Knight）基金会是目前最大的节目赞助商之一，其总裁兼首席执行官阿尔贝托·伊巴古恩（Alberto Ibargüen）是百事公司董事会成员。[14]奈特基金会的受托人安娜·斯潘格勒·尼尔森（Anna Spangler Nelson）自1988年以来一直是韦克菲尔德集团的普通合伙人[15]，这家总部位于北卡罗来纳州的投资公司持有该州多家医疗和生物技术公司的股份。[16]E. 罗伊·斯坦普斯（E. Roe Stamps）四世自2006年起担任奈特基金会的受托人，他是投资集团Summit

Group 的联合创始人兼执行合伙人，这家投资集团的组合包括：专业分子诊断实验室 ApoCell 公司，负责分析大型制药和生物技术公司的抗肿瘤化合物治疗效果；专业解剖病理学实验室奥罗拉诊断（Aurora Diagnostics）有限公司，其网站宣传可以"快速访问尖端实验室流程"[17]，包括基因重组在内；其他几家医疗技术及保健公司。受托人厄尔·W. 鲍威尔（Earl W. Powell）捐建了迈阿密大学鲍威尔基因治疗中心。[18]

我并非在此批评奈特基金会或其受托人。经研究，《PBS 新闻一小时》的其他几家出资人也会导致类似结果。就我而言，这个基金会还是做了不少有益的工作的，事实上它还对不符合公司利益的"小项目"提供了广泛支持。此外，它让有能力提供政策指导和资金帮助的成功及富有人士担负受托责任，从而成就了慈善组织的事业。但我确实想指出：对一个本应体现公允的新闻机构来说，即使作为其资金来源的受托人和高管所在的系统面对质疑和曝光要求，其内部利益冲突依然不会被披露、被报告和被坦白。

我对《PBS 新闻一小时》这种公共供资新闻节目持有偏颇立场的猜测有可能是错误的，但大约 20 年前和公共广播公司的接触让我觉得它所标榜的"新闻独立"有些好笑。在《纽约时报》《今日美国》《星期六晚邮报》就我们的中国项目撰写重头文章数年后的 1992 年，公共广播公司拟定了一个有趣的构思，要对比报道 3 个农村社区（分别位于意大利、美国和中国）的膳食和卫生习惯。至少，科罗拉多州的一个摄影团队告诉我，公共广播公司（位于芝加哥）已经和他们签订了收集素材的合约。他们走访了康奈尔大学、中国和英国牛津大学，并在中国对我和我的朋友、北京同行陈君石博士进行了一次联合采访。

我认为我们在北京的录影谈话很顺利，尤其是我们谈到与美国以动物为主的高脂肪膳食相比，中国农村以植物为主的低脂肪膳食有很多健康益处，而美国农业部的膳食指南咨询委员会（设计了著名的"食物金字塔"）普遍认可这种典型的美式膳食。我当时提出——现在甚至更有冲动去做——我既不是典型美式膳食的青睐者，也不是该委员会政治敏锐性政府建议的拥护者。

一切进展顺利，科罗拉多州的制片人在电视节目播出大约两周前就善意提醒我们到时关注。他们说我们会喜欢那期节目，尤其是将由大名鼎鼎的新闻主播朱迪·伍德拉夫（Judy Woodruff）提供解说。我们的朋友和同事在指定时间聚集在电视机前，但根本没有看到所承诺的内容。节目没有对 3 个农村社区的膳食状况进行对比，更重要的政策讨论部分也被删除了。陈博士和我被列入片尾字幕，仅此而已。第二天早上，我打电话给我的科罗拉多联系人，询问事情的缘由。他说当最终产品播放给公共广播公司工作人员看时，他们不喜欢我对膳食指南和美国农业部实施进程所做的批评。所以，他们干脆删掉了纪录片里的批评内容，连同陈博士和我提供的支持证据。剩下的则是误导性的片面陈述，借以向美国人民保证他们的膳食是健康的，美国政府也在保护民众的健康。

以公允著称的公共广播公司是否有可能没有那么公正？在播出该纪录片的 1992 年，阿彻·丹尼尔斯·米德兰公司（Archer Daniels Midlands，即 ADM）最亮眼的身份就是《PBS 新闻一小时》栏目的主要赞助人。这家公司截至 2011 年已从包括销售牲畜饲料在内的全球业务中实现了 700 亿美元收入。我只能怀疑，当公共广播公司的高层拦截我在纪录片里的评论时，ADM 的支持会是一个考虑因素。也许我猜错了，那么有劳你来判定。[19] 这次接触公共广播公司的早期经历，给我留下了任何情况下都无法愈合的情感伤害，以至于苏珊·登策后来就《救命饮食》采访我时，我不由得陷入了回忆。

我把这两次公共广播公司的经历建立了一个档案，标注为"遗漏导致的失实报道"。当公共广播公司删掉我对美国膳食指南的评论时，它的报道价值随之打折。可笑的是，与我现在的观点相比，我当时的评论其实是相当温和的！

作为这个故事的后续，我听说一个名人朋友参加了 T. 柯林·坎贝尔基金会的在线讲座，他告诉我最近曾和公共广播公司的一个联系人交谈，得知我的《救命饮食》访谈其实已被转发给《PBS 新闻一小时》栏目的员工，以示对他们的鼓励。不过，我从未受邀作为莱勒的节目嘉宾。

微妙的权力和媒体

我在这儿讲的媒体故事根本算不上跌宕起伏。你无法将《新闻周刊》和公共广播公司在其部分健康报道中忽视营养问题作为题材，制作一部扣人心弦的电影。我也不认为马特·达蒙有兴趣在银幕上讲述我的故事。没有人撒谎、欺骗，或者串通。据我所知，不存在涉及巨额封口费的黑幕交易。据我所知，进行倾向性报道的记者甚至根本不知道他们在做什么，也不知道他们正在回应的压力。这些人正派、诚实，只想填补播出时段，向观众传播娱乐和信息，回避诽谤言论，为了保住自己的工作，不去冒犯最终为其薪水买单的人。这是最有效和最阴险的微妙权力运用：没有指纹，没有伤痕，没有流血，没有恶臭。只有貌似清白的科学故事报道，似乎是充分而明确的真相。但是正如我们所看到的，故事缺失部分所带来的牺牲，无非是数不尽的人类苦难。

/ 第 17 章 /

政府误报

唯一的善是知识，唯一的恶是无知。

——苏格拉底

联邦政府在我们的健康领域扮演着重要角色。它负责供资健康研究，核准药物和治疗方法，确定针对联邦机构和学校午餐计划的营养建议，制定营养标识规则，等等。在美国，人们应该享有一个民有、民治、民享的政府。这应该转化为：一个政府力图利用其政策去发现、资助、促进最有效的疾病预防和治疗手段，从而最大限度地实现公众健康。很遗憾，现实并非如此。

　　基于我在健康政策和信息方面的经验，我不得不说人民遭到了不公平对待。我们正在被误导，而且后果很悲惨。有关医疗保健改革的全国性辩论在很大程度上偏离了主题，民主党人和共和党人双方在争论该谁付钱，而不是什么能真正保障人民的健康。国家营养政策在迎合富商巨贾的利益，而不是客观性的科学。政府健康机构几乎不承认营养是大众及个人的健康因素之一。如果有人要求你制定旨在误导最广泛民众的公共健康政策，同时要求其方式可以危及公众健康，但要保证制药、医疗和垃圾食品行业可以从中渔利，那么，你能做的不会比现在更到位。就像我的朋友、前农牧业游说家霍华德·莱曼（Howard Lyman）说的："我们有金钱可以收买的最好政府。"

政策制定者是否不谙世事，以至于意识不到这些效果与其既定目标相反？不可能。由于可以不受限制地接触各级政府官员，企业界用"胡萝卜加大棒"手段促成了支持亚健康简化主义治疗手段的政府政策，从而赚取巨额利润，却把我们推给病魔。

企业界如何收买政府

大型制药公司、大型保险公司和大型医疗机构都是美国政治候选人最重要的捐助者。监督组织 OpenSecrets.org 报告，在 2011—2012 年选举周期的国会议员募捐总构成中，卫生专业人员（医生、护士、营养师等从业者个人以及美国医学协会等大型专业机构）排名第四（近 1 900 万美元），其次是排名第六的保险业（近 1 500 万美元）和排名第十的药品／保健产品（超过 900 万美元）。[1] 这意味着他们会在指导卫生政策时发挥显著的杠杆作用：他们可以协调数百万美元以捐助施政纲领对其有利的候选人，也可以另外部署数百万美元，用以击败不合作的候选人。2009 年，奥巴马总统正是在美国医学会大会上宣布了其医疗保健改革计划的公共保险选项。[2]

一个更具效率和效益的卫生保健系统，无法使所有此类行业受益。与此相反，如果从明天起，每个美国人都接受了"天然蔬食"，这些行业就会陷入大麻烦。你可以认为，从营养等生活方式因素入手改善健康其实也是一种"反增长"，尤其表现为反美国。毕竟，当人们因为采用健康膳食而避免进手术室时，他们没法儿为 GDP（国内生产总值）做出贡献。选择奶酪汉堡包、大份薯条加可乐这种膳食对经济有利，但由此导致的心脏病和高昂住院费用对经济更有利。

这些行业请得起最好的说客，被聘用的说客大多有良好的社会关系和说服能力。和以往相比，业界和政府监管机构之间的"旋转门"转得更快了。

监管机构为行业说客和利用其学位进行不当增收的所谓科学家们定期提供录用机会。政府官员辞去公职到某个相关私营行业就业也成了惯例。约翰斯·霍普金斯大学向媒体发布，2009 年，NIH 院长曾和礼（Elias Zerhouni）博士在辞职后到该校担任某项职务。[3] 他在那个岗位上只待了 4 个月，之后就加入法国赛诺菲制药公司，担任其研发部门新掌门[4]，这个职业变动被 NIH 网站随手删掉，取而代之的报道，是那些前任主任在随后的职业生涯中纷纷回归学术界。

2010 年，于 2002—2009 年担任 CDC 主任的朱莉·格伯丁（Julie Gerberding）在辞去公职后不久就在默克疫苗公司找到了有偿就业机会。[5] 这种结合为默克公司带来了巨大的好处，使它能够利用格伯丁博士在联邦政府和世界卫生组织的各种关系和影响力，在美国和世界各地销售更多疫苗。不过，职业变动也引发了不当行为问题。当然，格伯丁博士在 CDC 任期内每年都推动为全体美国人接种流感疫苗（为她赢得了"四眼天鸡"的绰号，因为她每年都会预言的流感大流行从未成真），最起码这种行为也能博得未来雇主的欢心。

我们没有任何证据表明，格伯丁博士蓄意推动令其未来雇主谋利的疫苗接种政策。但是，如果你是政府官员，有意利用疫苗作为控制孤独症[6]等疾病的主要策略，那么你很难忽视的一个事实是，你的任期很短，如果你正确出牌，任期结束时会有一个私营部门的工作在等着你。加上似乎专门为药品营销部门制定的卫生政策，这种取悦业界的内在激励应该能让我们保持警觉，不再对政府部门全心全意追求公众利益的说法寄予厚望。

在企业界看来，游说者的工作不单是握手言欢、陪打高尔夫球和及时奉上饮料。他们还要替心存感激、人手不足的立法者和机构领导编纂法律和规章。在企业界的大力鼓励下，游说者的工作就是将有可能危及利润的任何表述一笔勾销。尽管没有公之于众，业界团体会派驻游说办公室到国会和华盛顿K街①，这个事实已经成为常识。多年来，我见过许多政府高层决策者。尽管他们往往私下承认我的营养和健康观点应该成为公共政策，但据我所知，这个政治体制会对主张推动膳食和健康重大改革的任何民选官员施以惩罚。公司利益方不只是资助选举，他们愿意也能够终止政治生涯，挣脱连续性立法流程，只要他们嗅到有可能威胁其底线的任何细微动向。这意味着法律的颁布是为了推动最富有阶层而不是大众的利益。

所谓的医疗保健之争

过去4年最激烈的政治辩论就是医疗改革。毫无疑问，美国的医疗保健系统遭到了严重破坏。但是当你审视公告中提到的证据时，你开始意识到，几乎所有的人都没有留意事情的关键所在：美国代价极为高昂的医疗保健系统之所以遭到破坏，是因为它不能让人们保持健康，而且看起来它在这方面的兴趣不大。美国投入了太多资金，换来的是极为有限的健康水平。所有其他问题都是这个核心真相所引发的症状。

近年来，一支由作家、学者、政治家和商业领袖组成的虚拟大军已经提出了旨在解决"医疗保健问题"的诸多意见和拟议方案。自由派倾向人数众多的未投保群体，坚持由可投保群体分摊这一负担。保守派试图在医疗保健领域保护"自由市场"，却没有意识到这个市场远未达到自由的程度。双方偶尔会达成协议，但协议通常局限在如何简化医疗保健服务的提供流程上。

在大多数情况下，医疗保健之争会集中在供应而不是需求方面，还会就应由谁支付费用以及为何费用如此高昂进行激烈争论。

我们喋喋不休地讨论在不同群体中转移支付责任，似乎这些方案有助于控制美国极为紧张的医疗费用：2009年约为2.5万亿美元。[7] 将这些讨论和

---

① K街，美国著名的"游说一条街"，智库、游说集团、公关公司云集。——编者注

方案局限在资金问题上未免过于狭隘。这些政治阴谋往往借助大力宣传和媒体报道（或者我应该说是夸夸其谈？）大行其道，这时不时会取悦政治家和特殊利益群体，却难以解决根本性问题，即我们为何陷入如此病态，为何无法治愈我们的疾病。

不过，这些讨论并非完全没有结果。它们确实起了转移注意力的作用，让人们不再关注如何改善健康这个真正重要的问题——这个问题直接指向营养，而不是药物和医院。通过这种误导，它们以我们的健康为代价，让系统继续为利润动机服务。

旨在控制医疗保健成本的一个最著名的计划，是20世纪90年代引入的健康维护组织（HMO）立法。随着引入HMO，医疗保健成本的膨胀在多年内略有放缓，但这个趋势已被证明是短命的。医疗保健成本已经重返其稳步攀升势头，并且没有新的停顿迹象。

与医生艰苦谈判实现的初步节约和规模效率根本无法解决实际问题：我们中间有很多人会患病，而医疗和制药行业很难将其治愈。控制成本和控制疾病是两码事。健康维护组织提到了所谓的预防医学，但只是泛泛而谈，以至于这个消息几乎没有产生任何影响。总的来说，该组织的膳食建议可以归纳为"多吃蔬菜，少喝苏打水，选择瘦肉"。就像告诉烟民把一天4包烟减少为3包——绝对是往正确方向迈出的第一步，但是远远不够。鉴于它过于肤浅、不够充分，这个关于"稍微吃好些"的信息被普遍忽视。

在削减成本方面，健康维护组织并无决定权。一旦资金紧张，一些私营部门雇主就会砍掉健康保险计划、裁员、关门歇业，或者将其业务和就业岗位外包到国外，因为他们在国外往往可以合法忽视工人健康，无须为此投保。美国汽车业从底特律大举迁往墨西哥就是一个典型的例子。通用汽车公司在美国每制造一辆新车，就要支付1 500美元的雇员医保费用。[8] 如果我们继续倾尽所有填饱这头医保怪兽，它最终将拖垮我们的整体经济。

健康误导——联邦政府的良苦用心

在第 5 章，我们曾对美国政府推动简化主义营养观点的方式略做讨论，重点是政府的营养成分数据库和 RDIs。不过，其简化主义本质只是故事的一部分。[9]

在食品包装上打印 RDIs，是联邦政府告知人们可食用及避免食用东西的最有效、最普遍和最持久的方式。正如我在第 5 章指出的，RDIs 是简化主义营养的终极结果。绝大多数包装都会列出十几种营养成分，似乎那就是全部营养素，或者是所有重要的营养素。建议数量也以每日克数的百分比形式列出。据我所知，美国人并非公制重量或百分数方面的专家。正如我们看到的，对营养成分几乎不可能进行如此精确的测量。而制造商都善于调整分量，大幅度降低脂肪、糖和钠的含量——有时会降至零含量，尽管产品可以包含某种合理含量。总之，RDIs 看似科学，但它迷惑了美国公众，将他们的注意力从何种食物促进或危害健康这样的简单事实上成功转移。

让一个不良系统更加可悲的是，RDIs 对绝大多数人而言普遍过高。要确定某种营养成分的 RDIs，通常要先对服务个体样本组中人体特定功能的营养素最低需求量进行评估。这个量有时被称为日最低需求量（MDR）。例如，我们可以判断需要多少蛋白质（根据含氮量测定）来补充样本组人体每天流失的氮。不过，由于结果数值仅能代表全部人口中的极小样本，所以需要调高日最低需求量，以确保大多数人（比如说 98%）能满足需求。这个显著调高的数字就成了 RDIs。

所以，即使我们认可日最低需求量能精确表示我们实现整体健康的必要数量（这本身就是一个非常危险的假设），当我们消耗某种营养素的 RDIs 时，从理论上讲会有差不多 98% 的人的摄入量超出我们的日最低需求量。此外，包括多数卫生专业人员在内的大部分人都错误地认为，这些建议限额只是需求底线。这种假设鼓励我们消耗超出需求的营养成分，从而有利于销售诸如补品、强化食品、营养食品等营养型产品。

事情还没完。根据我的经验，某些营养成分的 RDIs——正如对它们的普遍解释那样——长期偏高，以至于它们鼓励消费动物基食品。你是否听过这样的奇谈：为了强健骨骼、预防骨质疏松，我们需要摄入大量的钙？美国的钙建议量（1 200~1 300 毫克/日）显著超出不消费乳制品且补钙较少国家的摄入量（400~600 毫克/日），但这些国家的骨质疏松症患病率低得多。[10] 有令人信服的证据支持较低钙摄入量建议，不过我只想说，乳品业对提供此类建议的委员会长期保持着致命影响力，敦促这些"无偏见专家"（他们的说法）认可高钙性 RDIs。[11] 核黄素（维生素 B_2）的建议用量长期以来也被设定得很高，而且有一种误解，认为乳制品是这种维生素的丰富来源——20 世纪 50 年代以来的一个谬论（事实上，乳制品并非核黄素的丰富来源，至少与某些植物相比是这样的）。[12] 此外，胆固醇的"每日剂量"被设置为 300 毫克。将胆固醇纳入清单是一种暗示，说明它是一种营养需求。但它不是！人体自身就能生成我们所需的全部胆固醇。膳食胆固醇仅来自动物基食品，这种看似健康得多的建议其实毫无意义！

然后就有了关于蛋白质的史诗故事，这种营养素很久以来就是政府的宠儿。几十年来，蛋白质的 RDIs 一直占热量的 10%~11%，这已经是绰绰有余了（高于"天然蔬食"的蛋白质平均消耗量，这并非巧合）。许多人认为，蛋白质热量平均占比为 17%~18% 的膳食是一种不错的健康做法，这也是美国人消耗蛋白质的现有平均水平。2002 年，美国国家科学院食品与营养委员会在没有任何可信证据的基础上得出了一个结论，认为我们可以消耗多达 35% 的蛋白质热量，而不会有健康风险[13]——这个数字是长期存在的 RDIs 的 3 倍！报告出台时，美国国家科学院院长兼任乳品业重要顾问，而配套政策委员会（美国农业部"食物金字塔"委员会）的多数成员（6/11）也和乳品业有着隐秘的交往。乳制品群体甚至为报告本身提供了资助。以这样的速度，要不了多久，政府就会建议你在厨房水龙头旁边安装一个"奶"龙头。

现有系统根据行业利益制定并解释 RDIs 和指导意见，实乃无耻之举，尤其是这些行业利好标准及其支持文件构成了诸多政府方案的基础。这些所谓的官方项目为美国学校午餐计划、医院膳食，以及妇女、婴儿和儿童方案的运行方式提供了科学和政治理由。[14]

作为编写 1982 年美国国家科学院膳食、营养与癌症报告的专家组成员，我记得我们的一个主要争论焦点是：我们应该基于现有证据为降低膳食脂肪致癌风险提出何种适当目标。一旦证据明确指向一个相当低的数字，我们是否应该将其降至总热量的 30%（当时的平均水平为 35%~37%）？争论与证据无关。相反，我们担心的是一个低至 20%（仍是"天然蔬食"建议水平的两倍）的诚实的膳食脂肪建议的政治适口性。30 年前，这样的陈述有可能宣判我们的报告自取灭亡。我们最终选择不低于 30%，这遵从了来自美国农业部的一个重要小组成员的意见，他让我们确信，这么做会导致减少消耗蛋白质和动物基食品。30% 这个数字为自此一直成为公共陈述部分内容的低脂肪膳食设定了界限。它为阿特金斯狂热者等提供了一个伪基准，为其"所谓的低脂肪膳食不起作用"的观点树立了一个稻草人。我们的委员会在政策声明中隐藏证据的做法，有效保护了动物性食品行业，根本没有起促进人类健康的作用。

真正的营养成分已经被边缘化为潜在的健康来源，尽管如此，联邦政府仍然坚持忽视甚至掩盖美国医疗系统致命游戏的真相。正如我们在第 1 章看到的，CDC 的公开网站已经从美国主要死亡原因列表中轻易删除了医疗系统的不幸事件，尽管事实上"医生失误、用药错误，以及药物和手术导致的不良事件"[15]，是继心脏病和癌症之后的第三大死亡原因。这些是医疗系统所导致的死亡，其中近半数是由处方药的不良反应造成的。

你可能认为，药物及手术相关死亡之所以未被列入 CDC 列表，是因为政府已经判定那些医疗致死数字不正确，或许是研究人员弄错了。不过，享有盛誉的《美国医学会杂志》已经对这一明显事实进行了总结和报告。[16] 美国卫生与公众服务部医疗研究与质量局是一个联邦机构，1999 年，它被授权监测发生在美国大多数医院的医疗事故。它一直在努力争取让所有美国医院系统监测此类信息，截至本书写作时，它已经积累了大约为期 5 年的相关数据。迄今为止的趋势表明，这些统计数据是正确的，"医疗事故"的数量也在增加。此外，就可避免死亡的总人数而言，这可能只是"冰山一角"。例如，对所有住院患者的一个子集进行分析得出的结论是，2000—2002 年，美国范围内"发生了超过 57.5 万例可预防死亡"。[17]

这份较新的报告证实了这类失误仍然是死亡的"主要"原因。事实上，该报告的作者认为这一死亡数字太大，以至于应该被视为"流行病"。作为政府出具的报告中的流行病，这种死亡原因怎么可能不被政府的独立网站列为主要死因？当然，这种公开对医疗业务很不利，而且如果说美国政府在这方面有所顾忌，那就是医疗机构的经济利益，因为医疗机构是政治候选人、政党和政治行动委员会的主要捐助者之一。

NIH 的企业议程

正如我们已经讨论过的，NIH 将极少量资金投入营养研究，并将其中大部分经费用于支持有关个别补充食品（而不是全食）效果的简化主义研究。NIH 的相关新闻报道较少，但它对医疗研究方向的影响却很大。它的 280 亿美元年度预算资金介于美国全部生物医学供资的 68%~82%，就全球而言也占相当分量。它的两大资助依赖机构是美国国家癌症研究所和美国国家心脏、肺和血液研究所——分别对应两大死亡原因。当然，并不存在对应第三大原因的"医疗事故与不良药效预防研究所"！正如我已经提到的，也不存在"营养研究所"。

NIH 被认为是一个客观研究机构，不过，在供资优先次序方面当然不存在所谓的客观性。让我们花点儿时间，简单了解一下美国国会是如何分配纳税人资金的。在收到 NIH 官员的证明材料和预算提案之后，国会在其总预算中向 NIH 提供资金。然后，NIH 在其下属机构负责人中分摊预算，再由每个负责人将资金分配给不同的方案领域。鉴于各级机构在拨款过程中基本上会相互竞争，它们往往会对大权在握的国会议员高度敏感。无论机构负责人个人如何开明，他都得把所获得的绝大部分资金投入以营利为目的的简化主义研究，否则，从行业说客那里感受到自身经济压力的国会代表会对此予以谴责。投入系统分析范畴的资金并不多，从而无法帮助我们以更高效、更具怜悯意味的方式重新确定我们的健康经费分配次序。另外，几乎没有多余的经费用来研究卫生政策的社会影响——都是些微不足道的课题，比如 RDIs 和学校午餐计划如何影响人们的实际健康。

NIH 以资助形式分配资金。为此，它希望邀请有资格的人士坐镇资助申请评审小组，就旨在竞逐资金的众多提案做出评判。NIH 所谓的"资格"比"评估研究设计和研究潜力的专业资格"更具体，也更微妙。被认为有资格评判研究资助重点的人都顺利获得过 NIH 的补助资金，这个循环有助于继续将创新性的整体主义研究排除在选项之外。

我曾在 NIH 和多个非政府癌症研究资助机构内部的资助评审小组任职。几年前，美国国家癌症研究所的连续两任主任共同邀请我参加过一次主任研讨会，向主任及其大约 15 名下属介绍了我对癌症和营养之间关系的看法。在我向一个新的研究资助评审小组提出建议之后不久，我再次做了题为"营养与癌症"的演讲，希望给这个重要课题指出一些重点。尽管这个新的小组已经建立，但它的名字改成了"代谢病理学"，从而背离了它的初衷。在演讲中，我表示担心新名字会掩盖就营养及其预防、逆转癌症的能力（我当时正在自己的实验室里论证这一现象，并已在"中国健康调查报告"中得到了人体证实）开展研究这一目标。我问当时的主任萨姆·布罗德（Sam Broder），标题中怎能不出现"营养"这个词。在一番激烈讨论之后，他厉声说道："如果你还是这样说话，那你干脆回康奈尔去吧。"布罗德坚持认为他们已经在资助营养研究，但显然我们对于"营养研究"的定义是不同的。和现在一样，NIH 的营养研究当时仅占总预算的 2%~3%，而且大部分经费都投入了补品临床试验。两个小时的讨论（好吧，是争论）让我无所适从。[18]

从 NIH 就当前"不治之症"的病因及未来治疗选项发表的公开声明中，你可以清楚地看到它的简化主义议程。为了引用一个充斥着简化主义哲学的尤为适用的 NIH 供资项目实例，我再次研究黄曲霉毒素和肝癌之间的可能关联。NIH 网站有个页面谈到此种关联，我是在 2012 年 3 月访问相关内容的，而差不多 40 年前，莱恩·斯托洛夫（Len Stoloff，FDA 霉菌毒素研究组时任组长）和我首次发表了对黄曲霉毒素是一种人类致癌物的质疑。NIH 的这个网页开头就说：

> 近 40 年来，美国国家环境健康科学研究所（NIEHS）资助的科学家们一直在研究黄曲霉毒素（霉菌生成的一种天然毒素）对肝癌的促成作用。他们发现接触黄曲霉毒素会导致基因变化，从而对黄曲霉毒素和人类癌症风险之间的关联有了更好的认识。这些发现也被用于制定癌症预防策略……
>
> NIEHS 资助的麻省理工学院科学家们首先指出接触黄曲霉毒素会导致肝癌。他们的研究还表明了黄曲霉毒素具备致癌潜能的原因，即它能生成被称为加合物的畸形 DNA。[19]

请看其简化主义假设：黄曲霉毒素通过改变 DNA 导致癌症——似乎这是一个简单的线性过程，不会受到数以千计的其他反应和互动的干扰。不过，我们还是看看 NIH 接下来说了些什么（尽管仍然忽略了营养对病发过程的显著影响）：

> 约翰斯·霍普金斯大学的研究人员……最先测试叶绿酸（一种用作非处方膳食补充剂和食品着色剂的叶绿素衍生物）对降低黄曲霉毒素接

触人群肝癌风险的有效性。在中国江苏省启东市进行的研究表明，每餐消耗叶绿酸可导致与黄曲霉毒素相关 DNA 加合物的尿液含量水平降低 55%。这些研究人员认为，通过阻断该加合物进入胃肠道，叶绿酸可降低黄曲霉毒素水平。此类结果表明，在黄曲霉毒素高暴露值地区，服用叶绿酸或食用富含叶绿酸的绿色蔬菜可能是一个降低肝癌风险、符合成本效益的实用途径。[20]

研究人员已经确认了一个生物指标——可供他们测定与癌症发展有潜在关联的东西。在这种情况下，这个生物指标就代表着与黄曲霉毒素相关 DNA 加合物的尿液含量水平。他们还确认了一种单一营养素，即叶绿酸，它能以生硬的简化主义方式阻断此类加合物进入胃肠道。

你是否注意到这部分内容有两处相当惊人？首先，绿色蔬菜被提及，但口气颇为不屑。叶绿酸才是"实用和符合成本效益的"，而不是菠菜、西蓝花和甘蓝。NIH 正以不会对潜在的药丸销售造成实际危害的方式，表态支持食用更多的绿色蔬菜，以预防癌症。

其次，这种机制描述依赖于毫无依据的假设（其认可度甚至不如上述网页），即尿液中的黄曲霉毒素相关 DNA 加合物与癌症的发展存在关联。尽管这有可能是事实，但绝对无法肯定。要想基于尿液中的某种加合物对癌症进行量化，无异于通过清点儿童卧室垃圾桶里的包装纸，来测算孩子在万圣节吃掉的巧克力数量。

文章的最后是一个不出所料的提示：基因发现可以解释为什么有些人会在接触黄曲霉毒素之后患上肝癌，而有些人不会。

约翰斯·霍普金斯大学研究小组努力确认肝癌的遗传基础，他们在后来被确诊的肝癌患者的血清内发现，一个重要抑癌基因 p53 发生了突变。这一发现有可能最终促进旨在检测、预防并治疗易感染个体肝脏疾病新战略的形成。[21]

　　总结：为了应对肝癌的危害，美国的政府供资医疗研究机构建议我们服用旨在减少胃肠道吸收致癌物但结果证明毫无治疗作用的药物，并承诺开展代价更高的基因疗法研究，以便有一天能让我们摆脱自己的身体缺陷。这里根本没有提及营养因素，除非将其视为一种更易获取的膳食补充剂的载体。

　　我与文章最后提及的约翰斯·霍普金斯大学研究小组的负责人共事过。他是一位训练有素的化学家，和大多数化学家一样，他在骨子里是个简化主义者。他对肝癌致病原因这个问题的探讨始于一个强烈偏见，即认为致癌物黄曲霉毒素是人类肝癌的主要病因（你应该记得，我在自己的职业生涯早期曾认为这或许是事实）。因此，他选择重点监测可能存在的食物中的黄曲霉毒素污染，这就需要对食物进行常规分析。让他颇为兴奋的是，他和几个同事还专门为此创办了一家潜在营利性公司。此外，他和约翰斯·霍普金斯大学的其他同事计划在中国开展一项 NIH 供资的临床试验，以检验 NIH 网页提及的有关叶绿酸和相关药物或能预防肝癌的评估结果。

　　正是在他职业生涯的这一时期，他和我的研究小组合作，参与了我们旨在探索黄曲霉毒素与肝癌相关性的项目。我认为他的实验室有最可行的方法，可以通过分析尿液中的黄曲霉毒素相关 DNA 加合物估计出黄曲霉毒素的接触情况，而且与他合作能让我们更好地评估这种情况与肝癌死亡率之间的疑似关联。令他感到遗憾（在商业及其他方面）的是，这种关联并不存在——尽管采用了 3 种不同方式记录黄曲霉毒素接触情况，对黄曲霉毒素和人类肝癌的调查相比于所有其他研究也更加全面。[22]

　　然而，此项研究结果并未在 NIH 的网页上公布，这一遗漏促成乃至鼓励了各种营利性商业行为，其中还包括对少量黄曲霉毒素进行化学分析（由约翰斯·霍普金斯大学研究人员正在创办的公司提供）。

这是简化主义——和你的税款——在发挥作用。NIH 的做法不是为了预防癌症，而是充当真实健康方面的一种心理培育手段："没必要改变你的饮食。你喜欢的话可以改变，不过吃药会容易得多，也便宜得多。不必担心，通过确认肝癌基因，我们差不多已经解决了这个问题。只要再给我们几年时间，我们就能找到根治办法。"这些都是安慰之词，其后果非常严重。

　　这就是我们在本章看到的所有政治操控和资金压力的最终结果，与其说这个现实版本源于真相，不如说是由大型药企、补品生产商、医院、医生，以及加工产品、工业化肉类及乳制品的营利议程导致的。如果说这些力量能对一个理应为我们寻求最佳利益的强大政府机构造成如此重大的影响，那么，我们又怎能相信政府的保健准则呢？

第 18 章

光明使者的蒙蔽

当寻求真理与政治宣传混淆时，
对知识的追求就会矮化为对权力的角逐。
——阿尔斯通·蔡斯

如果我们列出一份健康领域的"好人"名单，名列前茅的肯定是那些致力于战胜疾病和传播良好卫生习惯福音的无私社团。我指的当然是患者宣传及筹资团体，比如为治愈严重疾病进行筹资和宣传的美国癌症协会和美国多发性硬化症协会（MS 协会），以及美国营养学会（ASN）和 AND 等专业组织，它们为其专业成员尽可能有效地开展工作提供必要的教育、交流和领导机会。不过，它们的捐赠和公关活动，即它们的资助和筹款活动只是强化了其所在系统——一个颂扬简化主义研究而忽视营养问题的系统。

　　一个可悲的事实是，很多此类组织更愿意为制药公司和食品行业站台，而不是为患者呼吁，也不分享科学真相。由于这些恶狼披着无私服务的羊皮，它们尤其能够蒙蔽我们。

　　美国癌症协会和 MS 协会等患者权益团体的表面存在意义是消除特定疾病。根据 MS 协会网站的描述，它"旨在供资前沿研究，通过宣传推动变革，促进职业教育，提供有助于多发性硬化症患者及其家人继续享受生活的方案和服务，从而帮助受多发性硬化症影响的人们"[1]。用"癌症""糖尿病""心脏病"或者任意数量的疾病或身体部位代替"多发性硬化症"，你基本上就能获知每个此类宣传团体的使命宣言。专业医学协会也有类似目标，主要区别在于它们侧重于特定医疗专科，而不是该专科治疗的特定疾病。例如，美国营养与饮食学会"致力于通过研究、教育和宣传，提高国民健康水平，推动饮食专业的发展"[2]。这两类组织都对治疗和治愈情况保持关切，但它们同样热衷于权力和影响力；大多数疾病社团的目标是将自身确立为可就该疾病制定国家政策的"官方"机构，专业社团也往往寻求权力，以便为其成员制定标准和准则。

这些组织非常看重自己避免公众遭遇欺诈和执行不力后果的守门员角色，但这种把关很容易扼杀创新方法和新兴范式。从讽刺的角度来看，这些组织开始具备了垄断迹象，它们通过牺牲其世界观挑战者的利益，来设法维护自己的权力。对于谁是合法从业者，谁是"江湖骗子"，每个疾病社团和专业组织的内心都有假设对象。这些假设通常秘而不宣，直到有挑战者出现，提出有悖于主流观点的治疗方案或研究议程——存在于这些组织以及我们整个卫生保健系统的主流观点，就是简化主义范式。所以，尽管许多好心人为此付出了真诚努力，但这些组织实际上是在妨碍治疗和治愈，这正是它们在公关和筹款活动中极力妖魔化的情形。

企业界资金发挥作用

在一个健康的系统中，这些组织（尤其是非营利组织）会是独立的，仅对其服务的成员和患者负责。不过，和我们在这最后几章观察的其他团体一样，支持这些组织的主要资金来源也是制药和医疗行业。

这些组织在多个方面都有赖于业界。多数组织都由企业捐款提供大部分经费，从而会不可避免地扭曲其政策和信息，以讨好其供资人。许多组织都和资金雄厚的大公司结成合作伙伴，没有这样的伙伴共同开展各项活动和举措，非营利组织就无法取得成功。在这方面，业界和政府之间存在一道旋转门，它为非营利组织的高管和研究人员提供额外奖励，将他们的各项行动调整为业界认可的钥匙。一旦这些高管和研究人员的非营利组织任期结束，他们就有可能被上述行业聘用，作为说客或"思想领袖"，也被称为"关键意见领袖"——他们已被证明可以有效影响其同行的杰出医生或者医疗研究人员。

让我们仔细审视几个非营利组织——两个疾病社团和两个专业团体。我对它们相当熟悉。

美国癌症协会

美国癌症协会致力于在全球根除癌症。它资助研究，发起患者教育，激励公众行动，打破谈癌色变的禁忌，对癌症患者及其亲人而言，这一切让世界变成了一个更加美好的家园。美国癌症协会的勇敢禁烟运动已经显著降低了美国的吸烟率，成功谴责了烟草的使用。所以，谁还会像吝啬鬼那样去抨击它的工作？对它稍加指责就会招致民怨，似乎那意味着承认自己钟爱癌症。不过，美国癌症协会是降低美国癌症发病率的重大障碍之一。塞缪尔·爱泼斯坦（Samuel Epstein）是 2011 年出版的《国家癌症研究所与美国癌症协会：对癌症预防和利益冲突的罪恶漠视》一书的作者[3]，他称该协会是"世界上最富有的非营利组织"。美国癌症协会每年向癌症筛查和医学研究投入数亿美元，却在膳食的研究和宣传方面一毛不拔。尽管爱泼斯坦的书侧重于环境致癌因素而不是膳食因素，但它揭露了美国癌症协会的口是心非和利益冲突，值得仍被该协会蛊惑的所有人阅读。

如果要你负责一个致力于根除癌症的资金雄厚的强大组织，你希望它在癌症研究方面处于什么样的地位？我首先会制订一个研究方案，旨在了解该疾病的自然生物复杂性，然后会试图利用各种自然界工具恢复健康。我会鼓励开展广泛研究：简化主义与整体主义，机械与动态，缓解与治愈，对抗与预防（研究和干预越是多样化，发现新东西即偶然获得真正突破的概率就越大）。我还会将绝大部分下拨经费用于公共宣传，告知公众营养在癌症预防和治疗中的已知作用。与此相反，美国癌症协会寻找可以选择性杀死癌细胞的简单化学品解决方案，即忽视以自然方式恢复并保持健康的综合方法。在这样的目标中，美国癌症协会无异于某些公司的公关部门，比如制药公司阿斯利康资助了美国癌症协会的乳腺癌宣传活动，而并非巧合的是，这家公司制造并销售多种乳腺癌药物；生物技术公司安进的首席执行官戈登·宾德（Gordon Binder）还兼任美国癌症协会董事。除了阿斯利康和安进，以下公司也上了美国癌症协会的"圣剑捐助者"花名册（这意味着其年度捐资在10万美元以上）：百时美施贵宝、葛兰素史克、默克、诺华等大型药企，以及基因泰克公司。[4]

美国癌症协会数十年来成功开展了值得称赞的禁烟活动，除此之外，美国癌症协会的研究和宣传经费全部投入了"预防性筛查"（晚期症状诊断是否自此被视为预防措施？）和癌症发展的相关分子机制，这有可能促成最新毒性药物或基因操纵。

乳房X光检查作为最常见、最赚钱的乳腺癌筛查形式，是美国癌症协会的实践与精神支柱之一。爱泼斯坦指出，美国癌症协会的5位前任会长都是放射专家，而且，乳房X光胶片制造商杜邦也在大力资助该协会的乳房健康宣传计划。美国癌症协会"乳腺癌宣传月"的高潮是"全国乳腺日"，活动经费由多家企业赞助商承担。美国癌症协会不仅大力推广乳房X光检查，还在有关乳腺癌筛查的政府指导意见威胁到赞助商的荷包时采取置之不理的态度。2009年，美国预防服务工作组发现，在50岁以下女性群体中，每年拍一次乳房X光照片的风险大于其潜在好处，他们因此建议该年龄段的女性每年开始接受两次常规筛查。[5] 美国癌症协会出于对放射行业的感激之情，仍在40岁以上女性群体中推广每年拍一次乳房X光照片的做法。

美国癌症协会不只接受制药和健康保险公司的资金，垃圾食品行业也是一个慷慨、活跃的捐助者。美国癌症协会的"圣剑捐助者"名单包括温迪、麦当劳、联合利华（创造了数百个食品品牌，包括 Rama 人造黄油、Bertolli 橄榄油，Hellmann 蛋黄酱、Knorr 汤料和 Ben & Jerry's 冰激凌）和可口可乐。不过，美国癌症协会并未在任何膳食问题上采取强硬立场，这或许并不奇怪。美国癌症协会的建议（仅在网站上遮遮掩掩地公布了几个指南[6]）含混不清，不会对其资助者的底线构成威胁。目前的膳食建议实例包括：

- 阅读食品标签，更多地了解分量和热量。

- 食用高热量食物时，减少分量。

- 限制汽水、运动饮料和果味饮料等含糖饮料的摄入量。

- 限制包括糕点、糖果、含糖谷物早餐在内的精制碳水化合物食品和其他高糖食品的摄入量。

- 选择鱼类、禽类或豆类代替红肉（牛肉、猪肉和羊肉）。

- 如果食用红肉，选择瘦肉或减少食用量。

这些建议并未对肉类和垃圾食品行业带来实际财务风险。美国癌症协会限制（不是避免）某些食物的建议相当于要瘾君子"限制可卡因摄入"，其严肃性不足以对任何读者造成某种影响，其力度也绝不至于显著改善任何人的健康［这个组织在很大程度上偏离了自己的初衷，一个世纪前，它的创始人弗雷德里克·霍夫曼（Frederick Hoffmann）倡导对作为癌症发展关键因素的营养开展研究！ 3 年后，霍夫曼被踢出董事会，并于 1922 年在纽约莫宏克湖（Lake Mohonk）举行的首次年度会议上遭到抨击］。

你也许会奇怪，我怎么没有提到某种关于"限制摄入"乳制品的不温不火的美国癌症协会建议。这是因为根本没有这样的建议。尽管证据充分，但美国癌症协会并没有在建议中提及避免或者减少消费牛奶、奶酪或任何乳制品。事实上，根据美国国家乳业委员会 2008 年 1—2 月资料汇编，美国癌症协会建议男性和女性"首先通过低脂肪或无脂肪乳制品等食物来源"来增加其钙摄入，进而降低罹患大肠癌的风险。[7]

美国癌症协会并不满足于推广旨在治疗和预防癌症的外科手术、药物及放射学手段。这个协会积极资助针对"另类"癌症治疗、护理及预防建议宣传者的恶毒攻击。该协会的替代及补充性癌症管理方法小组委员会（这是它的原名，在其最坚定的管理者和支持者那里还有一个非正式名称：江湖医术委员会[8]）拒绝对主张以自然、非专利、非医学手段治疗癌症的任何从业者提供资助，事实上还要将其列入黑名单。（为了避免你对"天然蔬食"被视为"江湖医术"心存疑虑，在此列出美国癌症协会的两个"需要避开的治疗信号"："该治疗手段是否声称只会带来好处，没有任何副作用？"以及"推广者是否有对医疗或科学界的攻击行为？"这纯粹是一种妄想症！）

在一次针对我本人和我的研究的抹黑宣传中，我对美国癌症协会的这种敌意有过切身体会。20 世纪 80 年代初，膳食和营养话题几乎被完全屏蔽，只是在美国癌症协会发表由我参与起草的 1982 年膳食、营养与癌症报告时，该协会才对营养话题勉强放行。大约在同一时期，一批私人筹款机构组建了一个癌症研究新社团，即美国癌症研究院（AICR），自那时起到 1986 年以及 1990—1997 年，我都曾担任其高级科学顾问。美国癌症研究院的唯一使命是强调癌症的饮食原因。起初，我天真地认为，一个致力于根除癌症的协会应该欢迎有望减缓或者逆转癌症进程的任何研究或政策手段。但我错了，结果证明美国癌症协会对美国癌症研究院深怀敌意。我惊讶地发现，在美国癌症协会会长发给其国内地方办事处的美国癌症研究院事宜备忘录中，我本人竟然遭到了诋毁。美国国家乳业委员会又把这份备忘录发给了媒体，因此连咨询专栏作家安·兰德斯（Ann Landers）也提到了此事！

几年后，美国癌症研究院已成功建立（美国癌症协会终于承认这是大势所趋），美国癌症协会邀请我担任其新专家小组的 6 名永久成员之一，负责评估以营养在癌症控制中的作用为重点的研究资助申请（我想"永久"的意思是，鉴于协会认可我在美国癌症研究院启动过程中的作用，我可以根据自己的意愿长期保留这一职位）。我认为，这代表着美国癌症协会有了令人耳目一新的观念改变，它对饮食和营养与癌症之间的相关性有了全新的、真正的兴趣。我在该小组任职了多年，然后因个人工作负担加重而被迫辞职。我当时还表达不出对它的明确看法，但我开始对其专注于简化主义研究感到失望。

短短数年之后，美国癌症协会管理层更新，观点为之再变，从而回归了其反营养本质。2003 年，作为年度筹款活动的一部分，美国癌症协会赞助了在亚特兰大（其总部）举办的"牛肉大亨狂欢"活动。鉴于动物蛋白消费和癌症之间的已知关联，我质疑此种行为，并得到了美国癌症协会时任会长的答复。她说，这次狂欢"与牛肉无关"，"活动与牛肉产业或其相关各方没有任何关联或者合作，也并非意味着本协会对牛肉行业的某种认可"。它只是一次"狂欢"活动。

由于技术所限，我想有些人会接受这样的解释，即协会不会建议活动参与者增加牛肉消费。不过，考虑到美国癌症协会的公关（其业务所在）经验，我很难想象它相信自己的说法。它永远不会举办一次"万宝路牛仔马拉松"来为癌症研究募捐。

美国癌症协会的确可能拒绝了与牛肉产业正式结盟，以避免可能导致的负面宣传，但是如果倡导植物基膳食，它的损失就会更大，甚至会危及那些牛肉大亨的银行账户。美国癌症协会非常支持用化学药物治疗癌症，而不含动物产品的营养不适合此类计划。鉴于这个全美组织与牛肉大亨们相处融洽，截至目前，它几乎没有考虑优先对营养在癌症发病与治疗中的作用进行认真研究。

MS 协会

MS 协会为另一类疾病组织提供了例证，它的公正性及其宣称的改善人类健康的愿望被企业供资和教条式的反证据立场共同掩盖。

和美国癌症协会一样，MS 协会的主要捐助来源是食品和医药行业。2011 年，来自制药公司的直接捐款总额仅占该组织 1.65 亿美元年收入的 4%[9]，另有其他企业捐助者每年捐助数百万美元。尽管如此，制药公司直接参与了推动 MS 协会大举筹资的各项活动：由坚信自己在为事业做贡献的善良的人组织的数百次步行、跑步和骑行活动。Bike MS 项目的大型网站赞助商是 Pure Protein 公司（该公司制造营养棒、营养奶昔和营养粉，这些"营养"显然有助于健康，但同时含有太多加工成分，包括三氯蔗糖、水解胶原蛋白、山梨糖醇、麦芽糖醇粉和棕榈仁油）和生产、销售多发性硬化症药物芬戈莫德（Gilenya）的诺华制药公司。

在随意浏览 MS 协会网站的过程中，我不时发现该协会的经费依赖于某些公司，这些公司的利润并非源于治愈疾病，而是源于销售可能引发疾病的加工食品。北卡罗来纳州的一个 MS 协会地方分会是由金栏杆（Golden Corral）餐饮连锁公司提供赞助的。2011 年，莎莉集团（Sara Lee）通过其"消夏酒会计划"筹集到 11.1 万美元。2012 年，莎莉集团的母公司美国宾堡面包集团（Bimbo Bakeries USA，不，这不是我拼凑出来的名字）在美国各大卖场进行了夏季促销活动，通过销售旗下一些品牌的垃圾食品为 MS 协会筹集资金。

在 MS 协会的描述中，其"女性抗击多发性硬化症午宴"活动显然具备包括"产品品尝、品牌曝光和媒体报道"在内的"有形营销好处"。[10]它没有提及（但是不言而喻）的是，将企业品牌和 MS 协会的名字相提并论，会让消费者认为该品牌产品有助于"抗击"多发性硬化症，或者至少不会成为多发性硬化症问题的首要帮凶——就所有加工食品赞助商而言，情况并非如此。

有明确的证据证明，牛奶的高消耗水平与多发性硬化症的高发病率存在关联。长期研究也表明，选择富含植物的膳食的多发性硬化症患者的死亡率低得多（5%，与之相比，选择不健康膳食的患者死亡率为 80%）。[11] 但是，对于营养在预防该疾病和改善健康方面的作用，MS 协会的网站几乎只字不提。它关于营养的一般建议仅仅是：

> 保持基本健康对多发性硬化症或任何其他慢性疾病的患者而言非常重要。一种营养均衡、精心设计的膳食有助于实现这一目标。多发性硬化症专家建议，多发性硬化症患者应同样遵循针对一般人群建议的低脂肪、高纤维膳食。[12]

在较详细的文档中，MS 协会的多发性硬化症膳食建议推荐大量摄入低脂乳制品（补钙！）和瘦肉（补充蛋白质！），还有关于食用水果和蔬菜的老生常谈。它丝毫没有指出已证明的消费乳制品与多发性硬化症之间的关联，以及饮食对多发性硬化症生存率的重大影响。总之，MS 协会完全是在掩饰多发性硬化症的病因，它一边宣称其制药行业赞助商的产品和研究项目是我们抗击这种可怕疾病的最佳及唯一希望，一边为其垃圾食品赞助商开脱罪责。

营养与饮食学会

与美国癌症协会不同，美国营养与饮食学会并非专注于某种疾病，而是专注于某个专业领域。它的存在是为了服务注册营养师：向医院、学校、诊所、托儿所、政府机构和公众提供健康饮食构成的相关建议者。其结果是对我们有关美国营养的思维方式产生了重大影响。对营养师及被其误导的大多数公众而言，美国营养与饮食学会的建议是针对其垃圾食品行业赞助商的经济利益量身定制的。

美国营养与饮食学会的大量营业资本来自会员服务费（包括出版物、认证、继续教育和打折年会会费）和可减税捐款，但它同样收取营利性私营部门的捐款。根据其 2011 年的年度报告[13]，它慷慨的"合作伙伴"包括爱玛客、可口可乐公司、好时健康与营养中心和美国国家乳业委员会。"顶级"赞助商有雅培营养、Coro-Wise（嘉吉旗下的补品制造公司）、通用磨坊、家乐氏、玛氏公司、麦克尼尔营养品公司、百事公司、维维嚼益嚼、Truvia（嘉吉与可口可乐联合生产的一种甜味剂的经销商）和联合利华。该报告特别感谢美国牛肉协会、美国国家乳业委员会以及玛氏、百事可乐、可口可乐等众多垃圾食品制造商分别向美国营养与饮食学会捐款至少 1 万美元。

应该学会下属一个对素食营养感兴趣的专业小组的要求，我曾在颇具规模的营养与饮食学会年度会议上讲过 3 次课。最后一次是在芝加哥，当时我的登记袋外面醒目地印着美国糖尿病协会合作伙伴的名称，俨然是食品和药品利益集团的案犯存照。这是一个不错的组合，有着高度协同的议程：一个集团（食品行业赞助商）为美国各地的学校午餐方案提供软饮料和奶制品，另一个（制药行业赞助商）针对这些方案导致的不适兜售药物。

我发现，营养与饮食学会尤为可恶之处是它对营养教育的窒息性影响。营养与饮食学会控制了高校注册营养师课程的内容，以及个别州的注册营养师发证标准。营养与饮食学会还通过美国营养师注册委员会（CDR），负责对美国各地的其他营养学人士进行培训并核发执照。只有加入营养与饮食学会的强制性职业发展综合认证系统，那些护士和营养师才能保持"注册"状态，然后由营养师注册委员会决定哪些人可以接受此类继续教育，这对希望在医疗保健领域从业并获得医保报销资格的人来说至关重要。

我的朋友兼同事帕梅拉·波珀（Pamela Popper）博士亲身经历过营养与饮食学会的反自由言论恶行。她在《解决美国的医疗保健危机》一书中详细描述了自己的悲惨经历。1993 年，她在家乡俄亥俄州创办了一家传授植物基营养知识的公司，由此激怒了俄亥俄营养学理事会。理事会对她展开调查和传唤，要求她"点明"从事营养学教学的其他"非营养师"，以便对那些人也展开调查，甚至用坐牢来威胁她。该理事会的合规专员贝丝·谢弗（Beth Shaffer）告知波珀，在食品与营养问题上，"第一修正案权利"不适用于俄亥俄州。[14]

与遭到饮食业威逼的大多数人不同，波珀进行了回击。她自掏腰包，花费数万美元在该州聘请了几位顶尖律师，最终让自己的企业在俄亥俄州成功取得了合法地位。她通过电子邮件和我分享了一组演示幻灯片。这是俄亥俄营养学理事会前任执行理事、营养与饮食学会许可证工作组前任组长凯·梅弗科（Kay Mavko）发出的，他在幻灯片中敦促并指示当地的营养师向州许可证理事会"上交"他们的竞争对手。[15] 为了避免你认为我对营养与饮食学会的真实目的存在猜疑和偏执成分，我对一些幻灯片进行了复制，见图18–1 到图 18–3。

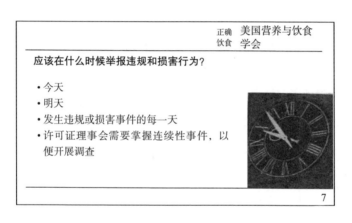

图 18–1　营养与饮食学会的演示幻灯片

注意图 18–1 中的最后一个着重号："许可证理事会需要掌握连续性事件，以便开展调查。"没有连续性投诉，许可证委员会就无所事事。另一张幻灯片发出了"垮掉"的风险警告：有懈怠行为的理事可能因执行不力被解职。营养师们必须让他们忙碌起来！演示幻灯片再次显示了超越我本人的雄辩能力，如图 18–2 所示。

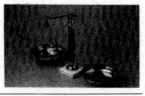

为什么你应该举报?	正确 饮食	美国营养与饮食 学会
不举报违规和损害行为		

- 不能开展调查
- 不能严肃纪律
- 理事会缺乏行动
- 许可证理事会的价值会遭到质疑
- 理事会的存在意义被削弱!
- 有可能垮掉!

10

图 18–2　营养与饮食学会的演示幻灯片

不过，凯·梅弗科和营养与饮食学会是出于善意才参与了这种政治迫害。他们只是试图避免公众听取他们所认为的糟糕的营养建议，因为相关建议者没有通过营养与饮食学会的严格认证程序。是这样吗？梅弗科的演示幻灯片再次澄清了这个问题。参见图 18–3。

为什么要举报?	正确 饮食	美国营养与饮食 学会

- 因为这是要求
- 如果注册营养师们不举报损害行为，其他群体就有可能获得某种竞争性优势
- 自满情绪将促使他们如此行事
- 理事会行动是你保护自己执业范围的资料数据
- 充满竞争性的环境要求这样做

图 18–3　营养与饮食学会的演示幻灯片

如果注册营养师们有自满情绪，那么"其他群体就有可能获得某种竞争性优势"，所以你必须保护"你的执业范围"。哇！你会明白这组幻灯片为何不在营养与饮食学会的网站上发布，以及被变身为营养与饮食学会间谍的想

法吓坏的变节会员们为何向记者揭露此事。[16]

营养与饮食学会及其州理事会盟友们感受到了不符合学会官方基调的营养教育所带来的威胁，因为它们担心自己失业。这是可以理解的，正如波珀博士指出的，当公众和监管机构认识到营养与饮食学会是"一个行业组织，而不是营养与健康领域的学术权威"时[17]，这种担心并不多余。

在营养与饮食学会的眼里，波珀博士不是一个合法的营养信息来源。那么谁才是呢？答案原来是为营养与饮食学会买单的同一行业和公司。营养师注册委员会批准的部分教育提供商包括制药巨头雅培；食品服务供应商爱玛客、索迪斯和西斯科；垃圾食品行业的前线组织，包括明确命名的可口可乐公司健康饮料研究所、康尼格拉食品科学研究所、通用磨坊贝尔健康与营养研究所、卡夫食品全球公司、雀巢保健营养品公司、百事营养品公司和美国食品公司。[18]

为了避免某些垃圾食品制造商对成为营养与饮食学会会员继续职业教育的认证供应商的好处不够了解，营养师注册委员会网站在"市场机遇"项下对此予以阐明：

- 面向一个已认证营养学专业人员超出 6.5 万人的市场。
- 在营养师注册委员会 CPE（继续职业教育）数据库中宣传个人 CPE 活动，从业者可通过邮件、传真、电话和网络访问该数据库。
- 在营养师注册委员会网站上被列为"CPE 认证供应商"。
- 准许在 CPE 营销活动和材料中使用营养师注册委员会 CPE 供应商认证标志。[19]

这实在是黄鼠狼给鸡拜年！

我的经验是，全能型组织的教育方案都会极力维护现状，尤其是对年轻人而言所谓的乳制品健康价值。他们喜欢提及自己组织下设的素食小组，但其待遇更像是一个出于政治考虑的继子，而不是营养与饮食学会真正的家庭成员。同时，素食主义仍然与研究建议推荐的"天然蔬食"营养相去甚远。它去除了肉类，但仍允许大量摄入乳制品、鸡蛋和加工食品，从而无法实现容光焕发、远离疾病的健康状况。

营养与饮食学会的工作范畴超出了营养师教育（灌输？）。2011 年，为了推进自己的政治议程，该学会还向美国国会候选人捐款 6.2 万美元。对可口可乐、百事等公司来说，通过向营养与饮食学会捐款来"漂白"其政治影响实在是一步妙棋！事实上，营养与饮食学会正在沦为其企业盟友的极为可靠的公关公司。通过其宣传、公关和强制性教育合作伙伴，它充当了食品、药品行业及其利益相关方的挡箭牌。

说这些事情让我难过，因为在我的经验中，营养与饮食学会的几位营养师会员是我在公开讲座中遇到的学识最渊博的专业人士，他们善于向公众介绍营养材料，还通常具备工作热情。我反感的是，在可接受与不可接受观点方面，该组织会对其会员施加通常不易被察觉的各种约束。

美国营养学会

我之所以把美国营养学会（原名"美国营养研究所"）纳入讨论，并非因为该学会是尤其严重的违规者，而是因为我谙熟企业捐款对这个一度健康的组织的微妙腐蚀作用。值得赞赏的是，该学会开发了一个旨在根除明显欺诈企图的利益冲突性工具箱。然而，行业利润在这个系统内的影响无处不在，以至于根本不可能真正公开尝试自我调节，无论其本意多么真诚。

我在这个学会工作了 45 年，在很多年里都是活跃人物。他们与 5 个（后来是 6 个）生物学兄弟社团联合（统称为"美国实验生物学学会联合会"），共同举办全美研究会议。在其鼎盛时期，这些为期 5 天的年度会议能吸引大约 2 万~2.5 万名生物科学家。我很享受这种气氛，可以就我们的研究成果与各位同人进行坦诚交流。一些较难忘怀的记忆包括我的学生获奖，我组织或参与研讨会，以及在正式发言中交流研究思路。

不过，有一件事情一直困扰着我，而且随着岁月的流逝愈演愈烈：这一学会每年都会向多位既定研究人员颁发所谓的权威奖项，通常还有食品和药品公司向其提供奖金。单个奖项的奖金并不多，从1 500美元至5 000美元不等，但总体而言（4万~5万美元），这些奖金会产生巨大的金钱冲击，从而导致美国营养学会不再就营养问题发表诚实的观点。业界很清楚，即使是少量奖金也能收买忠心耿耿的研究人员，这些研究人员的研究主题会被划定范围，然后他们会发现，从事完全不涉及捐助方所卖产品的研究会更容易，也更轻松。

由于担任该学会的领导职务，我开始了解到这些公司对学会事务的参与过于密切。至少对我来说，其中一个较为明显的例子是，某些学会会员——特别是美国禽蛋委员会、通用磨坊公司及其他产业的顾问——试图提议将我逐出学会，这是其在40多年历史中首次尝试对会员下手。显然，我犯了以下恶劣"罪行"：①作为癌症研究新社团美国癌症研究院的高级科学顾问，协助他们重点开展偏向植物基食物的营养研究；② 1982年，美国国家科学院专家组编写的膳食、营养与癌症报告侧重于植物基食物的防癌特性，而我是委员会的重要成员。经过调查，该学会的8人执行委员会以6∶0（两票弃权）的表决结果豁免了我所有的"不当行为"。尽管如此，这是由行业主导的会员对我的一次激烈压制，试图让我噤声。如你所知，这没有奏效！

专业协会通过向食品和药品传统公司及其利益相关方看齐，尽可能避免提及"天然蔬食"的潜在健康益处，来保证自己的存在（以及当前和未来的经费）。鉴于参与过多个专业协会的工作，我可以向你保证，它们几乎从不接受对这种饮食方式有利的调查结果——包括我长期以来从属的所有社团。

破坏性影响

你或许会疑惑，这有什么大不了的？毕竟，这些协会可以根据自己的喜好，自由发表、宣传、资助任何荒谬理论，就连你我也可以这么做。培训营养师、影响研究科学家与支配我们的饮食不同（我们有多少人咨询过营养师？），因此，这些协会似乎很容易被忽视。问题在于，由于被行业资金赋予实力并获得准政府地位，这些协会能决定允许哪些人学习并传授营养知识，以及对有悖群体路线的哪些人实施边缘化手段甚至加以制裁，从而能以诸多与其经济实力极不相称的不同方式去影响政府政策、医疗实践和公众观念。从它们对我职业行为的调查，以及我担任美国营养学会及其多个兄弟协会与美国国会预算流程之间联系人的经历中，我对这种不专业的行为有所了解。

它们在抗击疾病时利用了自己占据某种道德制高点的观念。反对它们就是支持敌人，即威胁我们本人和我们亲人的疾病。无论是谁，如果他不得不向某位患乳腺癌的邻居解释自己不为"以治愈为目的"的"粉红丝带"、慈善步行、慈善竞速、烘烤义卖、才艺表演、家庭派对、阅读小组或"名流午餐会"捐款的原因，他就会领教可能由此导致的社会排斥。正如我们所看到的，大多数身患某种疾病的人及其亲人对医院抱有最后希望。在接受旨在改善功能并减缓进一步恶化的手术、药物治疗、放射治疗或化学治疗之后，他们有可能变成现有医学实践的积极支持者和"治愈指日可待"的福音传播者。阿斯利康和默克这样的公司不会直接操控这种热情和积极性，但它们可以通过非营利组织将善良的人们孤注一掷的力量转化为季度盈利。

宣传和筹资机构特别强调它们赋予自己的人为合法性，而少数民选官员、新闻记者、商界人士，也没有知识、动力或胆量去质疑此类证据。一旦美国癌症协会发布新闻稿，即便是最受人尊敬的记者也会弃公正性于不顾，就像是为主队摇旗呐喊的本地体育解说员。在为美国癌症协会及其抗癌成就三呼万岁之后，《PBS新闻一小时》栏目和其余主流媒体会以各种敬畏之词随声附和。

疾病宣传和专业机构也营造了一种公正错觉。它们说，它们唯一关心的是改善人类健康，消灭所关注的疾病，培训专业人员，以最佳方式提供护理。由于这看似不含商业议程，我们会信任其指导原则和研究评估。当阿斯利康告诉我们，他莫昔芬是一种安全、有效的乳腺癌治疗药物时，无论准确与否，我们都知道这是一种利己主义的广告。可一旦美国癌症协会发出同样的声音，我们就会承认那是事实。

这些非营利组织与业界勾结的最严重后果，或许就是从这些所谓的"圣人"扩展到它们予以利益推动的诸多公司的"光圈效应"。随着业界的市场营销机制披上慈善美德的斗篷，大多数美国人理所当然地意识不到冒充食品的垃圾实际上是我们健康危机的最大促成因素，而冒充药品的垃圾恰好能让我们继续把钱花在食品和药品上。

个人责任退位

业界对据称在帮助我们改善健康的机构有着隐匿性的负面影响，其后果是大多数美国人放弃了追求自身健康结果的个人责任。这并非他们的过错，因为非营利组织的灌输让我们相信，我们对自身健康的影响力有限——我们能做的只是捐赠、游行、竞选，以及佩戴粉红或者黄色丝带，从而帮助整个世界清除这些祸害。绝大多数人都能彻底消除癌症、心脏病、中风、1 型糖尿病等数十种疾病所导致的过早死亡风险，但这一事实恰恰被据称想要根除这些疾病的社团积极否定。对于动辄将营养方面的上百亿美元投资和上千万小时义工时间重新定向到简化主义、专利型、营利性零散项目上的现象，我实在是深恶痛绝。其中最大的不幸是，支持这些协会的善良之人真诚地相信他们所做的是全社会关注的建设性工作，是对因这些疾病失去生命的朋友和家人的致敬。

就在我们为本书定稿时，我的案头有这么一个例子：美国癌症协会全国办公室副首席医疗官 J. 伦纳德·利希滕费尔德（J. Leonard Lichtenfeld）博士于 2012 年 10 月 3 日在该协会网站上发布博客文章，题目是"我们不仅要在乳腺癌宣传月庆祝我们的胜利，还要了解我们的不足"。[20] 这篇精美、感人的博文在祝贺最新筛查技术所做贡献的同时，还表达了对医疗机构无法搭救的那些女性患者的同情。利希滕费尔德写道：

> 患晚期乳腺癌的女性会问："我怎么办？"我理解她们的愤怒。在这些女性中，有些人在早期诊断和治疗的所有方面都举措"得当"……这些女性祈祷出现某种突破和治愈手段，她们同时怀疑那些没被确诊或者并非处于晚期的乳腺癌患者能够真正理解她们。

这些话语触动人心，富有同情心，让人感到宽慰，但同时也鼓励完全放弃抗争。他建议患有乳腺癌的女性祈祷某种突破，祈祷有某种治愈方法。因为你的解救方法掌握在合成新药者手里，掌握在新放射仪发明者手里，也掌握在基因操纵新方法的发现者手里。尽管他代表医疗机构对"滥卖（它们的）神奇药物""过度承诺并偶尔食言"表示自谦和自责，但他依然推销简化主义治疗方法，以此作为这些女性的唯一希望。这里只字不提如何预防疾病，如何赋予患者抗争能力，以及简单的饮食改变有可能截断癌症发展这一事实。

同样的情形在美国的医疗保健系统无处不在，而且这种去能力做法——无论是出于善意（我怀疑利希滕费尔德博士的情况即是如此），还是出于恶意追求利润——是整个故事中最猥琐的部分。

尽管这个世界充斥着不道德行为，但如果将我迄今为止讨论过的问题归咎于个人品德，未尝不是一个错误。如果我们不去关注个体情形，我们就永远弄不懂大局。这个问题是系统性的，相关各方都在出于自身利益采取行动，以期推动各自目标，从而维持着整个系统。麻烦并不在于或者并不总在于行动者本身，也不在于其内在动机。相反，是整个系统的总体目标出了错：企业利润高于公众健康。

我之所以挑选美国癌症协会、MS 协会、美国营养与饮食学会和美国营养学会，并不是因为它们比其他数百个疾病宣传社团和专业协会更糟糕，而是因为我对它们最为熟悉。它们并不是放在好篮子里的"坏苹果"；相反，道德败坏的根源是篮子本身，是金钱拥有发言权，以及简化主义成为官方语言的系统。它所奖励的那些社团和协会，都将其道德力量和公关能力投入昂贵而无效的简化主义方法，同时对营养的真正预防作用却采取忽视或质疑态度。

4

第四部分
最后的思考

第 19 章

做整体主义的自己

如果一只小鸟从海边衔起一粒沙子，设法将其载往宇宙中最遥远的类星体，然后飞回来重复同一过程，直到海滩和海底的所有沙子全都消失，此时，永恒才会拉开序幕。

——无名氏，

题于纽约伊萨卡户外乐园 Mate Factor 咖啡店墙壁

如果这本书的作用有限，那么我希望它至少能让你确信，我们需要改变我们的健康观念。我们必须承认，营养是我们医疗保健系统的基石，而不是脚注。我们亦须承认简化主义范式的局限性，并学会接受超越该范式允许感知范围的有效证据。如果我们要真正了解营养的含义、它对人体的影响及其改变我们共同健康的潜力，我们就必须停止将简化主义视为取得进展的唯一手段，而应开始将其视为工具之一，并仅在整体主义框架内对其结果加以适当评估。我们还必须愿意在营养范畴之外接受整体主义。人体是一个复杂系统，按不同社团归类的人体更加复杂，而与这颗星球的大自然相互交织的人类生命的复杂性更是超出了我们的想象。我们不能继续忽视这种复杂性了。

　　我意识到我在这里提出的是一种结构性改变，涉及我们看待营养、医药和健康的方式。这个过程也许并不容易，但可能性是存在的。我知道这一点，是因为我在职业生涯中对这种转变有过亲身体验。

我写于 50 多年前的博士论文涉及动物蛋白更大的生物学价值。我当时和嗜肉的所有牛肉大亨一样坚信，除了我们从肉类和牛奶中摄取的蛋白质，再也没有更好、更有益的食物了。但是正如你在本书和《救命饮食》中看到的，我今天的立场有了很大不同。我现在深信，没有比食用不含添加脂肪、食盐或精制碳水化合物的"天然蔬食"更健康的饮食方式了。

在我看来，这种转变的根源是证据——我的研究团队历经多年提出的基于实验和同行评议的证据。我的临床医学同事在随后几年提出的证据支持了这种看法，对于"天然蔬食"以各种药物和程序无法比拟的方式逆转严重疾病的能力，他们一直在独立进行可靠的记录。

不过，这种思想转变需要的不仅仅是证据。它还需要我改变对人体的认识，进而改变我对人体功能相关证据的理解方式。这是我希望本书同样能帮助你实现的转变之一。

在我职业生涯的早期阶段，甚至在我着手研究本书曾详细提及的黄曲霉毒素和多功能氧化酶之前，我和自己在康奈尔大学读书时的一位营养学教授有过一次谈话，内容涉及调查 4 种营养成分在小鸡脑软化症（脑组织软化）和小牛肌肉萎缩症这两种疾病中所发挥作用的一系列研究。研究结果表明，在这 4 种营养成分中，任何一种的活性都能显著改变其余 3 种的活性，进而导致人体对这两种疾病的反应发生变化。

我问我的教授，对其他营养成分来说，这些相互作用的普遍意义如何。他回答说，它们相当常见，但未在实验研究中得到太多关注；它们的研究难度很大，几乎不可能得到充分解释。尽管营养成分在自然界中的活动方式很复杂，但我们仍然需要对其活动进行简单的线性思考，从而生成可接受的科学证据。换句话说，即使我们能够发现整体主义框架的适用性，我们仍要像简化主义才是全部真相一样继续开展研究。

我们忽视这种复杂性的情况让我受到了极大困扰，这在某种程度上推动我选择了针对黄曲霉毒素和多功能氧化酶的研究方向。如果我不愿意质疑一个看似不容置疑的简化主义事实——黄曲霉毒素导致肝癌，我就不可能着手此项研究。如果我没那么关注复杂性观念，我就不可能去寻找黄曲霉毒素之外可以影响肝癌发展的其他因素。那么，我就不可能发现黄曲霉毒素实际上甚至不是影响肝癌发展的最重要因素。这样，我也就不会更深入地了解并欣赏我们的生物复杂性，而这正是我现在所拥有并试图与你分享的知识。

了解这种生物复杂性，对于改变我看待简化主义研究结果的方式至关重要。它让我认识到，不要将这些发现视为独立存在的完整真相，而应视为一个更大、更重要的谜团。

任何个别发现——如多功能氧化酶的黄曲霉毒素催化作用可导致肝癌，或者 β-胡萝卜素可防止肺癌——都不足以描述整个故事。因此，如果基于个别发现而不着眼于更广泛的整体主义框架（回避黄曲霉毒素以避免肝癌，或者服用 β-胡萝卜素补充剂以预防肺癌）来选择某种行动过程，其解决同一问题的效果就有可能显著低于其他方法，甚至彻底陷入险境。

我们在多功能氧化酶和动物蛋白方面的简化主义实验结果很重要，但其具体结果（例如动物蛋白是肝癌的重要致病因素）的重要性比不上这些实验所表明的生物学原则。这些原则帮助我认识了癌症的作用原理，以及就一个整体系统而言，营养是如何影响癌症以及可能存在的其他疾病的。这些多功能氧化酶实验所揭示的基本生物学特性表明，有必要在真实人群、现实世界及其所有复杂情形中调查动物蛋白的影响。

正是抱着这种心态，我们在中国农村地区设计了一个后来被称为"中国健康调查报告"的项目。我们希望不再调查单一的化学机制（很多年来，我一直在实验室里从事这种工作），而要调查或许有助于解释饮食与疾病间复杂关系的病因与效果模式。我们想寻找一个更大的实验环境，以便证实或者质疑类似我的多功能氧化酶发现的研究结果。我们找到了，从而得以实现我在营养与健康问题上的观念转变。

回首过去，很容易让人疑惑的是，这种转变怎么会那么困难，花了我那么长时间。但我当时不得不挑战诸多信念和假设，时至今日，同样的信念和假设还在干扰我的努力，影响我让自己的同事及公众确信我所了解的东西。

首先，我们崇拜动物蛋白。我们的社会狂热信赖牛奶和肉类，以至于我们难以想象自己或许犯了错，即这些食物其实可能是很不健康的。这种看法和我们几十年来接受熏陶的观点相去甚远，以至于无论多么接近真实都很难让我们相信。

其次，简化主义范式导致我们专注于割裂或排斥整体事实的部分现象。人体是一个整体主义意义上的互联系统，但我们都习惯于将它视为独立部位和独立系统的组合，其中有独立化学物质发挥不相干的独立作用。以简化主义的镜头来观察，我们会认为营养问题仅关乎独立营养成分，而不关乎全面饮食；仅关乎一个孤立研究领域，而不关乎对我们的整体健康影响最大的决定性因素。尽管以这种方式看待我们的身体和健康并未得出有效答案，但我们仍然坚持认为，如果保持同一路线，我们最终会找到答案——而不愿承认我们的方法存在某种错误。在这种范式的制约下，我们很难理解简化主义无法予以整体测量的相关概念。

最后，以利润为导向的系统激励我们摆脱非简化主义行为。与整体主义相比，简化主义能带来更大利润，它可以利用其快速、简便的修复手段，逐个应对数以千计的各种潜在问题。只要业界作为一种推动力量，可以确定提出哪些研究问题，资助哪些研究，发布、宣传什么样的结果并将其转化为官方政策，那么摆脱简化主义范式就将是一场艰苦的斗争。

生物学具有不可思议的复杂性。人体创造并保持健康的方式是数百万年的进化结果——不仅是单个细胞、器官、功能系统乃至整个人体的进化结果，更是作为食物网和大自然一分子的人体的进化结果。不过，我们这些凡夫俗子中的某些人要么出于无知，要么受贪欲驱使，力图制造独立元素，割裂整体性，用碎片为我们自己拼凑虚假现实。疾病、残疾和过早死亡成为其必然结果。

那么，我们如何制止这种情形呢？

多年来，我曾尝试发起自上而下的改变，但这根本没用。即便个别领导者相信我们的研究发现，他们也往往因为对其职位推手（包括资助其选举活动的公司）负有责任而深受束缚。即使这样并未扭曲其良好意愿，他们也要听凭政治制度的摆布。有许多途径可以引导良好但不便利的想法穿越官僚迷宫，其结果将是打了折扣、几乎毫无价值并与最初想法迥异的方案和准则。

但政府决策者同样对其选民负有义务——这让作为个人的我们充满力量。这个想法就像一粒种子，它只会从下往上萌芽、生长，只有等到根深叶茂之时才能开花结果。

对于充分相信我在本书和《救命饮食》中所分享观点的人，以及希望帮助实现改变的人，我深入思考了他们接下来可以采取的步骤。其中最重要的一步，就是改变饮食方式。食谱很简单：食用全营养的植物基食物，少摄入或者不摄入添加油、盐的食物或精制碳水化合物，例如糖或白面粉（尽管可能需要一些研究，但已经有现成的食谱可以满足你的需要——比以往任何时候都多）。没有什么比亲身体验这种变化更有说服力的了。我们关于自身健康的思维方式将发生重大转变，随着时间的推移，每个人都将如此。最终，政策将发生改变。然后，业界将被剥夺来自"病态健康"以及我们的无知的收益。

是开始一场真正革命的时候了——一场以质疑我们的个人信仰、改变我们的饮食为开端，以改造全社会为终点的革命。

致 谢

太多人的支持让本书的写作充满意义。

首先，没有妻子凯伦的支持，我就无法做到这一点。她阅读草稿，容忍我扑在计算机前——而我们本来有暇享受她可能更喜欢的事情。她是非常严肃的倾听者，也是我的想法的批评者。50 年的婚姻生活让她对我的工作了如指掌，而过去 10 年听过我至少 400 场讲座的经历，也让她明白普通读者和听众的兴趣所在。是她让我接了地气。

霍华德·雅各布森（健康科学博士）为我的手稿润色，俨然是"共同"作者。霍华德是一位才华横溢的作家（我特别喜欢他的隐喻）。他和 BenBella 出版社的编辑利娅·威尔逊使本书更具可读性，他们重新安排我的某些章节，将其衔接为合乎情理的故事。他们在这个项目上体现的敬业和奉献精神令我崇拜之至。我有幸得到了最佳编辑团队的支持，他们对本书要旨的深入探究尤其令人满意。我还要感谢本书及《救命饮食》的出版商格伦·耶夫斯，他对我的工作表现了极大的兴趣。

还有不少人为我的实验性研究和政策制定生涯做出了贡献：本科优等生、研究生、技术人员、访问学者，以及实验室和办公室的后勤人员。此外，我从数百名同事那里获益匪浅，他们和我共同撰写研究论文，和我一起在专家委员会制定食品与健康政策，为发布我们的研究成果提出批评意见。

同样值得诚挚感谢的是我的基金会工作人员，他们的领导者是米凯拉·库克和她的前辈——已故的梅根·墨菲。我对他们慷慨、真诚的支持最为感激。没有他们的贡献，我就不可能完成本书。我还要感谢我的大儿子纳尔逊，作为社会、创业和语言学方面的真正学者，他仔细阅读了终稿，对一些可能给我惹麻烦的问题做了适当处理。

最重要的是，我要感谢美国纳税人，他们为我的研究经费慷慨解囊（大部分是从 NIH 下属的美国国家癌症研究所竞争取得），从而为我提供了一个非同寻常的机会，让我得以在避免所有直接行业偏见的情况下开展实验性研究。

最后，我也非常感激康奈尔大学，它在我年届四十时委任我一个全职终身职位。营养科学系主任马尔·内什恩、营养学院院长迪克·巴恩斯、农业学院院长基斯·肯尼迪和校长戴尔·科森分别对我进行面试，并且共同授予我职位，为我提供了一个近乎无与伦比、蕴含无限可能的研究机会。单纯的文字不足以表达我对他们所提供支持的感激之情。这些绅士堪称标杆的个人哲学为学术自由观念赋予了深意，在这个充满挑战的时代，这种观念需要得到所有可能的支持。

注 释

第一部分　被系统奴役
第 1 章　现代医疗保健神话

1. Nanci Hellmich, "U. S. Obesity Rate Leveling Off, at about One-Third of Adults," *USA Today*, January 13, 2010, http://www.usatoday.com/news/health/weightloss/2010-01-13-obesity-rates_N.htm.

2. U.S. Centers for Disease Control and Prevention, "Crude and Age-Adjusted Percentage of Civilian, Noninstitutionalized Population with Diagnosed Diabetes, United States,1980-2010," last modified April 26, 2012, http://www.cdc.gov/diabetes/statistics/prev/national/figage.htm.

3 United States Environmental Protection Agency, "Cardiovascular Disease Prevalence and Mortality," last modified June 2011, http://cfpub.epa.gov/eroe/index.cfm?fuseaction=detail.viewPDF&ch=49&lShowInd=0&subtop=381&lv=list.listBy.

4. International Diabetes Federation, "Morbidity and Mortality," August 3, 2009, http://www.idf.org/diabetesatlas/diabetes-mortality.

5. B. Starfield, "Is US Health Really the Bestin the World?," *Journal of the American Medical Association* 284, no. 4 (2000): 483-85.

6. 同上。

7. Centers for Disease Control and Prevention, "10 Leading Causes of Deathby Age

Group, United States—2010," accessed December 2, 2012, http://www.cdc.gov/ injury/wisqars/pdf/10LCID_All_Deaths_By_Age_Group_a.pdf.

第2章 真相背后

1. R. A. Vogel, M. C. Corretti, and G. D. Plotnick, "Effect of a Single High-Fat Meal on Endothelial Function in Healthy Subjects," *American Journal of Cardiology* 79, no. 3 (February 1, 1997): 350-54.

2. Miranda Hitti, "FDA Approves New Angina Drug: Ranexa Is for Patients Who Haven't Responded to Other Chest Pain Drugs," WebMD, February 7, 2006, http:// www.webmd.com/heart-disease/news/20060207/fda-approves- new-angina-drug.

3. Kristin Johannsen, Ginseng Dreams: *The Secret World of America's Most Valuable Plant* (Lexington, KY: The University Press of Kentucky, 2006); Kim Young-Sik, "The Ginseng 'Trade War,'" accessed February 12, 2013, http://www.asianresearch. org/articles/1438.html.

4. L. M. Morrison, "Arteriosclerosis: Recent Advances in the Dietary and Medicinal Treatment," *Journal of the American Medical Association* 145, no. 16 (1951): 12321236; L. M. Morrison, "Diet in Coronary Atherosclerosis," *Journal of the American Medical Association* 173, no.8 (1960): 884-888.

5. N. Pritikin and P. M. McGrady, *The Pritikin Program for Diet and Exercise* (New York: Bantam Books, 1984): 438.

6. Caldwell B. Esselstyn Jr., *Prevent and Reverse Heart Disease: The Revolutionary, Scientifically Proven, Nutrition-Based Cure* (New York: Avery Trade, 2008); C. B. Esselstyn Jr., S. G. Ellis, S. V. Medendorp, and T. D. Crowe, "A Strategy to Arrest and Reverse Coronary Artery Disease: A 5-Year Longitudinal Study of a Single Physician's Practice," *Journal of Family Practice* 41, no. 6 (1995): 560-68.

7. Dean Ornish, *Eat More, Weigh Less* (New York: HarperCollins, 1993); D. Ornish, S. E. Brown, L. W. Scherwitz, J. H. Billings, W. T. Armstrong, T. A. Ports, S. M. Mc-Lanahan, R. L. Kirkeeide, R. J. Brand, and K. L. Gould, "Can Lifestyle Changes Reverse Coronary Heart Disease?", *Lancet* 336, no. 8708 (1990): 129-33.

8. Esselstyn et al., "A Strategy to Arrest and Reverse."

9. C. B. Esselstyn, Jr., "Updating a 12-year Experience with Arrest and Reversal

Therapy for Coronary Heart Disease (An Overdue Requiem for Palliative Cardiology)," *American Journal of Cardiology* 84 (August 1, 1999): 339-341.

10. Miranda Hitti, "FDA Approves New Angina Drug: Ranexa Is for Patients Who Haven't Responded to Other Chest Pain Drugs," WebMD, February 7, 2006, http://www.webmd.com/heart-disease/news/20060207/fda-approves-new-angina-drug.

11. 你可以在任何一本复杂的统计学教科书的附录中找到其所需的确切数据。我在此想表达的主要观点是，埃塞斯廷的研究及其深刻的结论可以用少量数字完成，而大多数药物试验则不够。

第 3 章　我的邪佞之说

1. T. V. Madhavan and C. Gopalan, "The Effect of Dietary Protein on Carcinogenesis of Aflatoxin," *Archives of Pathology* 85, no.2 (February 1968): 133-37.

2. Gerardus Johannes Mulder, "On the Composition of Some Animal Substances," *Journal für praktische Chemie* 16 (1839): 129-52 (the paper where he named protein, according to H. N. Munro in *Mammalian protein metabolism,* Vol. I, eds. H. N. Munro and J. B. Allison, Academic Press (1964): 1-29); Gerardus Johannes Mulder, *The Chemistry of Vegetable & Animal Physiology,* trans. P.F.G. Fromberg (Edinburgh, Scotland: W. Blackwood & Sons, 1849).

3. D. A. Schulsinger, M. M. Root, and T. C. Campbell, "Effect of Dietary Protein Quality on Development of Aflatoxin B1-Induced Hepatic Preneoplastic Lesions," *Journal of the National Cancer Institute* 81(1989): 1241-1245.

4. L. D. Youngman, "Recall, Memory, Persistence, and the Sequential Modulation of Preneoplastic Lesion Development by Dietary Protein," Cornell University: Masters Thesis (1987, T. C. Campbell, mentor).

5. G. E. Dunaif and T. C. Campbell, "Relative Contribution of Dietary Protein Level and Aflatoxin B1 Dose in Generation of Presumptive Preneoplastic Foci in Rat Liver," *Journal of the National Cancer Institute* 78 (1987): 365-69; L. D. Youngman and T. C. Campbell, "Inhibition of Aflatoxin B₁-Induced Gamma-Glutamyl Transpeptidase Positive (GGT+) Hepatic Preneoplastic Foci and Tumors by Low Protein Diets: Evidence That Altered GGT+ Foci Indicate Neoplastic Potential," *Carcinogenesis* 13, no.9 (1992): 1607-13.

6. J. Chen, T. C. Campbell, J. Li, and R. Peto, *Diet, Life-Style and Mortality in China. A study of the characteristics of 65 Chinese counties* (Oxford, United Kingdom; Ithaca, NY; and Beijing, People's Republic of China: Oxford University Press, Cornell University Press, and People's Medical Publishing House, 1990).

7. M. F. Muldoon, S. B. Manuck, and K. A. Matthews, "Lowering Cholesterol Concentrations and Mortality: A Quantitative Review of Primary Prevention Trials," *BMJ* 301, no. 6747 (1990): 309-14.

8. G. N. Stemmermann, A. M. Nomura, L. K. Heilbrun, E. S. Pollack, and A. Kagan, "Serum Cholesterol and Colon Cancer Incidence in Hawaiian Japanese Men," *Journal of the National Cancer Institute* 67, no. 6 (1981): 1179-82.

9. Madhavan and Gopalan, "The Effect of Dietary Protein on Carcinogenesis."

10. T. V. Madhavan and C. Gopalan, "Effect of Dietary Protein on Aflatoxin Liver Injury in Weanling Rats," *Archives of Pathology* 80 (August 1965): 123-26.

第二部分　范式桎梏
第4章　简化主义的胜利

1. David Foster Wallace, "David Foster Wallace, In His Own Words," *More Intelligent Life,* September 19, 2008, http://moreintelligentlife.com/story/david-foster-wallace-in-his-own-words.

第5章　简化主义入侵营养学

1. 我仍然记得 1956 年在康奈尔大学攻读硕士学位的最后一次口语考试。在考试中，我应该说出当时已知的每一种氨基酸及其化学结构，但我做不到，这差点儿让我没及格。而如今，我依然无法将它们熟记于心，尽管我已经教这门课很多年了！

2. R. S. Preston, J. R. Hayes, and T . C. Campbell, "The Effect of Protein Deficiency on the In Vivo Binding of Aflatoxin B1 to Rat Liver Macromolecules," *Life Sciences* 19, no.8 (October 15,1976): 1191-98.

3. K. D. Mainigi and T. C. Campbell, "Subcellular Distribution and Covalent Binding

of Aflatoxins as Functions of Dietary Manipulation," *Journal of Toxicology and Environmental Health* 6 (1980): 659-671.

4. "MonaVie: Discover the Beat of a Healthy Heart," Monavie.com, accessed December 2, 2012, http://www.monavie.com/products/health-juices/monavie- pulse.

5. Office of Dietary Supplements, "Dietary Supplement Fact Sheet: Multivitamin/ mineral Supplements," accessed December 2, 2012, http://ods.od.nih.gov/factsheets/ MVMS-HealthProfessional.

6. K. S. Kubena and D. N. McMurray, "Nutrition and the Immune System: A Review of Nutrient-Nutrient Interactions," *Journal of the American Dietetic Association* 96 (1996): 1156-1164.

7. T. C. Campbell and J. R. Hayes, "Role of Nutrition in the Drug Metabolizing System," *Pharmacological Reviews* 26 (1974): 171-197.

8. N. W. Tietz, *Textbook of Clinical Chemistry* (Philadelphia: W. B. Saunders Co, 1986).

第 6 章　简化主义研究

1. 安慰剂效应，即患者因为相信自己会好转而真的好起来，是最有效的有记载的干预措施之一。有些研究人员认为，任何干预措施的 30% 的效果都要归因于患者自我实现的预言，即他们相信自己服用了一种强效的药物。

第 7 章　简化主义生物学

1. T. C. Campbell and J. R. Hayes, "Role of Nutrition in the Drug Metabolizing Enzyme System," *Pharmacological Reviews* 26, no. 3 (September 1974): 171-97; T. C. Campbell and J. R. Hayes, "The Role of Aflatoxin in Its Toxic Lesion," *Toxicology and Applied Pharmacology* 35, no. 2 (February 1976): 199-222.

2. 在本章中，我使用黄曲霉毒素作为所有黄曲霉毒素类别的通用描述，但我的工作主要涉及黄曲霉毒素 B1，这是该类别中最常见且致癌性最高的一种。

3. K. Sargeant, A. Sheridan, J. O'Kelly, and R. B. A. Carnaghan, "Toxicity Associated with Certain Samples of Groundnuts," *Nature* 192 (1961): 1096-97.

4. M. C. Lancaster, F. P. Jenkins, and J. M. Philp, "Toxicity Associated with Certain Samples Of Groundnuts," *Nature* 192 (1961): 1095-96; W. H. Butler and J. M.

Barnes, "Toxic Effects of Groundnut Meal Containing Aflatoxin to Rats and Guinea Pigs," *British Journal of Cancer* 17, no.4 (1964): 699-710; G. N. Wogan and P. M. Newberne, "Dose-Response Characteristics of Aflatoxin B1 Carcinogenesis in the Rat," *Cancer Research* 27, no. 12 (December 1967): 2370-76.

5. Lancaster et al., "Toxicity" ; Butler and Barnes, "Toxic Effects."

6. T. C. Campbell, J. P. Caedo Jr., J. Bulatao-Jayme, L. Salamat, and R.W. Engel, "Aflatoxin M1 in Human Urine," *Nature* 227 (1970): 403-4.

7. T. C. Campbell and L. A. Salamat, "Aflatoxin Ingestion and Excretion by Humans," in *Mycotoxins in Human Health,* ed. I. F. Purchase (London: Macmillan, 1971): 263-69.

8. T. C. Campbell, "Present Day Knowledge on Aflatoxin," *Philippine Journal of Nutrition* 20 (1967): 193-201.

9. 同上。如果你想避开黄曲霉毒素，一个实用的建议是，当你自己剥花生吃时，扔掉那些干瘪、变色的花生仁。

10. 比起直接询问"你吃了什么"，通过化验尿液样本可以更准确地测算黄曲霉毒素摄入量。人们总会低估、高估或忘记自己吃了多少食物，有时为了让提问者印象深刻，他们还会对自己家庭的饮食习惯夸大其词，这在众多饮食调查中都是很常见的情况。

11. Campbell et al., "Aflatoxin M1 in Human Urine"; T. C. Campbell, R. O. Sinnhuber, D. J. Lee, J. H. Wales, and L. A. Salamat, "Brief Communication: Hepatocarcinogenic Material in Urine Specimens from Humans Consuming Aflatoxin," *Journal of the National Cancer Institute* 52 (1974): 1647-49.

12. Campbell et al., "Brief Communication."

13. 同上。该项实验由俄勒冈州立大学的罗素·辛胡伯博士进行。

14. Wogan and Newberne, "Dose-Response Characteristics"; R. S. Portman, K. M. Plowman, and T. C. Campbell, "On Mechanisms Affecting Species Susceptibility to Aflatoxin," *Biochimica et Biophysica Acta* 208, no. 3 (June 1970): 487-95.

15. Portman et al., "On Mechanisms Affecting Species."

16. R. Allcroft and R. B. A. Carnaghan, "Groundnut Toxicity: And Examination for Toxin in Human Food Products from Animals Fed Toxic Groundnut Meal," *Veterinary Record* 75 (1963): 259-63.

17. A. H. Conney, "Pharmacological Implications of Microsomal Enzyme Induction,"

Pharmacological Reviews 19 (1967): 317-66.

18. M. Maso, "Decrease in Mixed Function Oxidase Activity in Rat Liver Over Time," Cornell University: Undergraduate Honors Thesis (1979, T. C. Campbell, mentor).

19. Madhavan and Gopalan, "Effect of Dietary Proteinon Carcinogenesis."

20. R. L. Lewis, *The Unity of the Sciences Volume One: Do Proteins Teleport in an RNA World?* (New York: International Conference on the Unity of the Sciences, 2005).

21. Madhavan and Gopalan, "The Effect of Dietary Protein on Carcinogenesis."

22. Madhavan and Gopalan, "Effect of Dietary Protein on Aflatoxin" ; Madhavan and Gopalan, "Effect of Dietary Proteinon Carcinogenesis."

23. J. R. Hayes, M. U. K. Mgbodile, and T. C. Campbell, "Effect of Protein Deficiency on the Inducibility of the Hepatic Microsomal Drug-metabolizing Enzyme System. I. Effect on Substrate Interaction with Cytochrome P-450," *Biochemical Pharmacology* 22 (1973): 1005-14; M. U. K. Mgbodile, J. R. Hayes, and T. C. Campbell, "Effect of Protein Deficiency on the Inducibility of the Hepatic Microsomal Drug-metabolizing Enzyme System. II. Effect on Enzyme Kinetics and Electron Transport System," *Biochemical Pharmacology* 22 (1973): 1125-32; J. R. Hayes and T. C. Campbell, "Effect of Protein Deficiency on the Inducibility of the Hepatic Microsomal Drug-metabolizing Enzyme System. III. Effect of 3-Methylcholanthrene Induction on Activity and Binding Kinetics," *Biochemical Pharmacology* 23 (1974): 1721-32.

24. Madhavan and Gopalan, "The Effect of Dietary Protein on Carcinogenesis."

25. R. C. Garner, E. C. Miller, J. A. Miller, J. V. Garner, and R. S. Hanson, "Formation of a Factor Lethal for *S. Typhimurium* TA1530 and TA1531 on Incubation of Aflatoxin B₁ with Rat Liver Microsomes," *Biochemical and Biophysical Research Communications* 45 (1971): 774-80.

26. W. P. Doherty and T. C. Campbell, "Aflatoxin Inhibition of Rat Liver Mitochondria," *Chemical and Biological Interactions* 7 (1973): 63-77.

27. J. R. Hayes, M. U. K. Mgbodile, A. H. Merrill Jr., L. S. Nerurkar, and T. C. Campbell, "The Effect of Dietary Protein Depletion and Repletion on Rat Hepatic Mixed Function Oxidase Activities," *Journal of Nutrition* 108 (1978): 1788-97; L. S. Nerurkar, J. R. Hayes, and T. C. Campbell, "The Reconstitution of Hepatic Microsomal Mixed Function Oxidase Activity with Fractions Derived from Weanling Rats Fed

Different Levels of Protein," *Journal of Nutrition* 108 (1978): 678-86.

28. J. R. Hayes et al.,"Effect of Dietary Protein"; L. S. Nerurkaretal., "Mixed Function Oxidase Activity"; Preston et al., "Effect of Protein Deficiency I."

29. A. A. Adekunle, J. R. Hayes, and T. C. Campbell, "Interrelationships of Dietary Protein Level, Aflatoxin B$_1$ Metabolism, and Hepatic Microsomal Epoxide Hydrase Activity," *Life Sciences* 21 (1977): 1785-92.

30. K. D. Mainigi and T. C. Campbell, "Effects of Low Dietary Protein and Dietary Aflatoxin on Hepatic Glutathione Levels in F-344 Rats," *Toxicology and Applied Pharmacology* 59 (1981): 196-203.

第 8 章　遗传学与营养学（第一部分）

1. 几个世纪以来，助产士们都知道医疗卫生的重要性，但直到路易斯·巴斯德、罗伯特·科赫、爱德华·詹纳等人证明了微生物的存在和致病机制后，医疗机构才开始重视医疗卫生。这也是简化主义的另一个陷阱：科学家们在获得证明一些事物存在的方法之前，往往坚持认为那些事物不存在，也不可能存在，任何持相反观点的人都是无知和迷信的。

2. John Markoff, "Cost of Gene Sequencing Falls, Raising Hopes for Medical Advances," *New York Times,* March 7, 2012, http://www.nytimes.com/2012/03/08/technology/cost-of-gene-sequencing-falls-raising-hopes-for-medical-advances.html.

3. 同上。

4. 四个字母只能组成两个碱基对种类 (A–T 或 G–C)，这件事听上去不会令人觉得存在多种可能性。但是一个只有两个碱基对长的字符串可以排列成 16 种不同的序列；一个包含 4 个碱基对的字符串可以排列成 64 种这样的序列。此外，每个碱基对理论上可以连续使用无限次。想象一下，假设"字母一"包含 8 到 10 个连续的单位，"字母二"也包含几个单位，其中可能还有"字母一""字母三""字母四"中的多个单位……这样可能产生的组合几近无穷。

   如果你还没有感受到足够震撼，那么不妨再想象一下：大约有 30 亿个碱基——是 30 亿个，不是 300 万个——沿着一个 DNA 分子的长度排列。如果每两个碱基之间只相隔一毫米，那么它的总长度将达到 1 824 英里（2 935.4 千米）——是帝国大厦高度的 6 600 多倍！它们看上去随机排列，但事实并非如此。想象一下，原本有几十颗珍珠串在一条正常长度的项链上。现在，有人拿起了项链，让珍珠从项链末端脱落，散成一堆，他再把它们混合在一起，然后试着把它们以完全相同的顺序串回去。如果不能复原区区几十颗珍珠，何况 30 亿个碱基。

5. 事实上，我们撒了个小谎。有 95% 的基因物质尚未被科学家破译，这些物质都被贴上了"垃圾 DNA"的标签，束之高阁。直到最近，遗传学家们才开始认真考虑一种可能性，即这些所谓的"垃圾 DNA"，实际上是人类无法解码的重要信息。

6. U.S. Department of Energy Office of Science, "Gene Therapy," Human Genome Project Information, last modified August 24, 2011, http://www.ornl.gov/sci/techresources/Human_Genome/medicine/genetherapy.

7. 同上；J. Lazarou, B. H. Pomeranz, and P. N. Corey, "Incidence of Adverse Drug Reactions in Hospitalized Patients: A Meta-analysis of Prospective Studies," *Journal of the American Medical Association* 279, no. 15 (1998): 1200-5, cited on U.S. Department of Energy Office of Science, "Pharmacogenomics," Human Genome Project Information, last modified September 19, 2011, http://www.ornl.gov/sci/techresources/Human_Genome/medicine/pharma.shtml.

8. Lazarou, Pomeranz, and Corey, "Incidence of Adverse Drug Reactions."

9. 同上。

10. 同上。

11. 同上；U.S. Department of Energy Office of Science, "Pharmacogenomics," Human Genome Project Information, last modified September 19, 2011, http://www.ornl.gov/sci/techresources/Human_Genome/medicine/pharma.shtml.

12. Committee on Diet, Nutrition, and Cancer, *Diet, Nutrition, and Cancer* (Washington, DC: National Academies Press, 1982).

13. R. Doll and R. Peto, "The Causes of Cancer: Quantitative Estimates of Avoidable Risks of Cancer in the United States Today," *Journal of the National Cancer Institute* 66, no. 6 (1981): 1192-1265.

14. 同上。

第 9 章　遗传学与营养学（第二部分）

1. K. K. Carroll, L. M. Braden, J. A. Bell, and R. Kalamegham, "Fat and Cancer," supplement, *Cancer* 58, no. 8 (1986): 1818-25; B. S. Drasar and D. Irving,

"Environmental Factors and Cancer of the Colon and Breast," *British Journal of Cancer* 27, no. 2 (1973): 167-72; J. Higginson, "Etiological Factors in Gastrointestinal Cancer in Man," *Journal of the National Cancer Institute* 37, no. 4 (October 1966): 527-45; J. Higginson, "Present Trends in Cancer Epidemiology," *Canadian Cancer Conference* (Honey Harbour, Ontario: Proceedings of the Eighth Canadian Cancer Conference, 1969): 40-75; J. Higginson and C. S. Muir, "Epidemiology in Cancer," *Cancer Medicine*, edited by J. F. Holland and E. Frei (Philadelphia: Lea and Febiger, 1973): 241-306; J. Higginson and C. S. Muir, "Environmental Carcinogenesis: Misconceptions and Limitations to Cancer Control," *Journal of the National Cancer Institute* 63, no. 6 (December 1979): 1291-98; E. L. Wynder and T. Shigematsu, "Environmental Factors of Cancer of the Colon and Rectum," *Cancer* 20, no. 9 (September 1967): 1520-61.

2. Michael Tortorello, "Is It Safe to Play Yet?" *New York Times,* March 14, 2012, http://www.nytimes.com/2012/03/15/garden/going-to-extreme-lengths- to-purge-household-toxins.html.

3. C. Campbell and L. Friedman, "Chemical Assay and Isolation of Chick Edema Factor in Biological Materials," *Journal of the American Association for Agricultural Chemistry* 49 (1966): 824-28. 早在 20 世纪 80 年代，在开始接受"天然蔬食"饮食法之前，我就接触过这种物质。

4. J. Huff, M. F. Jacobson, and D. L. Davis, "The Limits of Two-Year Bioassay Exposure Regimens for Identifying Chemical Carcinogens," *Environmental Health Perspectives* 116 (2008): 1439-1442.

5. S. M. Cohen, "Risk Assessment in the Genomic Era," *Toxicologic Pathology* 32 (2004): 3-8.

第 10 章　简化主义医学

1. Y. Singh, M. Palombo, and P. J Sinko, "Recent Trends in Targeted Anticancer Prodrug and Conjugate Design," *Current Medicinal Chemistry* 15, no. 18 (2008): 1802-26; Y. H. Lu, X. Q. Gao, M. Wu, D. Zhang-Negrerie, and Q. Gao, "Strategies on the Development of Small Molecule Anticancer Drugs for Targeted Therapy," *Mini Reviews in Medicinal Chemistry* 11 (2011): 611-24; R. Munagala, F. Aqil, and R. C. Gupta, "Promising Molecular Targeted Therapies in Breast Cancer," *Indian Journal*

of Pharmacology 43, no. 3 (2011): 236-45; H. Panitch and A. Applebee, "Treatment of Walking Impairment in Multiple Sclerosis: An Unmet Need for a Disease-Specific Disability," *Expert Opinion on Pharmacotherapy* 12, no. 10 (March 2011): 1511-21; J. Rautio, H. Kumpulainen, T. Heimbach, R. Oliyai, D. Oh, T. Järvinen, and J. Savolainen, "Prodrugs: Design and Clinical Applications," *Nature Reviews: Drug Discovery* 7, no. 3 (2008): 255-70; P. Ettmayer, G. L. Amidon, B. Clement, and B. Testa, "Lessons Learned from Marketed and Investigational Prodrugs," *Journal of Medicinal Chemistry* 47 no. 10 (May 2004): 2393-2404.

2. 这确实令制药公司对热带雨林的保护产生了兴趣，因为热带雨林是众多潜在有效药物的一个资源宝库。但这也可能是制药业带来的唯一"正面"的副作用了。

3. Singh et al., "Recent Trends."

4. Gale Encyclopedia of Public Health, "International Statistical Classification of Diseases and Related Health Problems," Answers.com, accessed November 11, 2012, http://www.answers.com/topic/icd.

第 11 章　简化主义补充剂

1. C. Thurston, "Dietary Supplements: The Latest Trends & Issues," *Nutraceuticals World,* April 1, 2008, http://www.nutraceuticalsworld.com/issues/2008-04/view_features/dietary-supplements-the-latest-trends-amp-issues/.

2. 同上。

3. "Apples, Raw, with Skin," *Self* NutritionData, accessed November 11, 2012, http://nutritiondata.self.com/facts/fruits-and-fruit-juices/1809/2.

4. M. V. Eberhardt, C. Y. Lee, and R. H. Liu,"Antioxidant Activity of Fresh Apples," *Nature* 405, no. 6789 (June 22, 2000): 903-4.

5. J. Boyer and R. H. Liu, "Review: Apple Phytochemicals and Their Health Effects," *Nutrition Journal* 3, no. 5 (2004), http://www.nutritionj.com/content/3/1/5.

6. 同上；K. Wolfe, X. Z. Wu, and R. H. Liu, "Antioxidant Activity of Apple Peels," *Journal of Agricultural and Food Chemistry* 51, no. 3 (January 29, 2003): 609-14.

7. C. D. Morris and S. Carson, "Routine Vitamin Supplementation to Prevent Cardiovascular Disease: A Summary of the Evidence for the U. S. Preventive Services

Task Force," *Annals of Internal Medicine* 139, no.1 (2003): 56-70.

8. U. S. Preventive Services Task Force. "Routine Vitamin Supplementation to Prevent Cancer and Cardiovascular Disease: Recommendations and Rationale," *Annals of Internal Medicine* 139, no. 1 (2003): 51-55.

9. 同上。

10. H. M. Evans and K. S. Bishop, "On the Existence of a Hitherto Unrecognized Dietary Factor Essential for Reproduction," *Science* 56, no. 1458 (1922): 650-51.

11. D. Farbstein, A. Kozak-Blickstein, and A. P. Levy, "Antioxidant Vitamins and Their Use in Preventing Cardiovascular Disease," *Molecules* 15, no. 11 (2010): 8098-8110; B. B. Aggarwal, C. Sundarum, S. Prasad, and R. Kannappan, "Tocotrienols, the Vitamin E of the 21st Century: Its Potential against Cancer and Other Chronic Diseases," *Biochemical Pharmacology* 80, no. 11 (2010): 1613-31.

12. C. H. Hennekens, J. M. Gaziano, J. E. Manson, and J. E. Buring, "Antioxidant Vitamin-Cardiovascular Disease Hypothesis Is Still Promising, But Still Unproven: The Need for Randomized Trials," *American Journal of Clinical Nutrition* 62 (1995): 1377S-1380S.

13. B. C. Pearce, R. A. Parker, M. E. Deason, A. A. Qureshi, and J. J. Wright, "Hypocholesterolemic Activity of Synthetic and Natural Tocotrienols," *Journal of Medicinal Chemistry* 35, no. 20 (1992): 3595-3606.

14. 同上。

15. A. Augustyniak et al., "Natural and Synthetic Antioxidants: An Updated Overview," *Free Radical Research* 44, no. 10 (2010): 1216-62.

16. E. B. Rimm, M. J. Stampfer, A. Ascherio, E. Giovannucci, G. A. Colditz, and W. C. Willett, "Vitamin E Consumption and the Risk of Coronary Heart Disease in Men," *New England Journal of Medicine* 328, no. 20 (May 20, 1993): 1450-56; M. J. Stampfer, C. H. Hennekens, J. E. Manson, G. A. Colditz, B. Rosner, and W. C. Willett, "Vitamin E Consumption and the Risk of Coronary Disease in Women," *New England Journal of Medicine* 328, no. 20 (May 20, 1993): 1444-49.

17. H. D. Sesso, J. E. Buring, W. G. Christen, T. Kurth, C. Belanger, J. MacFadyen, V. Bubes, J. E. Manson, R. J. Glynn, and J. M. Gaziano, "Vitamins E and C in the prevention of cardiovascular disease in men," *Journal of the American Medical Association* 300, no. 18 (2008): 2123-2133; "Vitamins E and C"; I. M. Lee, N.

R. Cook, J. M. Gaziano, D. Gordon, P. M. Ridker, J. E. Manson, C. H. Hennekens, and J. E. Buring, "Vitamin E in the Primary Prevention of Cardiovascular Disease and Cancer: The Women's Health Study: A Randomized Controlled Trial," *Journal of the American Medical Association* 294, no. 1 (2005): 56-65; E. Lonn et al., "Effects of Long-Term Vitamin E Supplementation on Cardiovascular Events and Cancer: A Randomized Controlled Trial," *Journal of the American Medical Association* 293, no.11 (2005): 1338-47; D. P. Vivekanan than, M. S. Penn, S. K. Sapp, A. Hsu, and E. J. Topol, "Use of Antioxidant Vitamins for the Prevention of Cardiovascular Disease: Meta-analysis of Randomised Trials," *Lancet* 361, no. 9374 (June 14, 2003): 2017-23.

18. I. M. Lee et al., "Vitamin E in the Primary Prevention"; E. Lonn et al., "Effects of Long-Term Vitamin E"; V. A. Kirsh et al., "Supplemental and Dietary Vitamin E, Beta-Carotene, and Vitamin C Intakes and Prostate Cancer Risk," *Journal of the National Cancer Institute* 98, no. 4 (February 15, 2006): 245-54; S. M. Lippman et al., "Effect of Selenium and Vitamin E on Risk of Prostate Cancer and Other Cancers: The Selenium and Vitamin E Cancer Prevention Trial (SELECT)," *Journal of the American Medical Association* 301, no. 1 (January 7, 2009): 39-51.

19. S. M. Lippman et al., "Effect of Selenium"; S. Liu, I. M. Lee, Y. Song, M. Van Denburgh, N. R. Cook, J. E. Manson, and J. E. Buring, "Vitamin E and Risk of Type 2 Diabetes in the Women's Health Study Randomized Controlled Trial," *Diabetes* 55, no. 10 (October 2006): 2856-62.

20. W. G. Christen, R. J. Glynn, H. D. Sesso, T. Kurth, J. MacFayden, V. Bubes, J. E. Buring, J. E. Manson, and J. M. Gaziano, "Age-Related Cataract in a Randomized Trial of Vitamins E and C in Men," *Archives of Ophthalmology* 128, no. 11 (November 2010): 1397-1405.

21. I. G. Tsiligianni and T. van der Molen, "A Systematic Review of the Role of Vitamin Insufficiencies and Supplementation in COPD," *Respiratory Research* 11 (December 6, 2010): 171.

22. G. Bjelakovic, D. Nikolova, L. L. Gluud, R. G. Simonetti, and C. Gluud, "Antioxidant Supplements for Prevention of Mortality in Healthy Participants and Patients with Various Diseases," *Cochrane Database of Systematic Reviews* 3 (March 14, 2012): CD007176. DOI:10.

23. Y. Dotan, D. Lichtenberg, and I. Pinchuk, "No Evidence Supports Vitamin E Indiscriminate Supplementation," *Biofactors* 35, no. 6 (2009): 469-73; J. Blumberg and B. Frei, "Why Clinical Trials of Vitamin E and Cardiovascular Diseases May Be Fatally Flawed," *Free Radical Biology & Medicine* 43, no. 10 (2007): 1374-76.

24. Aggarwal et al., "Tocotrienols."

25. Farbstein et al., "Antioxidant Vitamins."

26. Lonn et al., "Effects of Long-Term Vitamin E."

27. Goran Bjelakovic, Dimitrinka Nikolova, Lise Lotte Gluud, Rosa G. Simonetti, and Christian Gluud. "Mortality in Randomized Trials," *Journal of the American Medical Association* 297, no.8 (2007): 842-857; E. R. Miller, R. Pastor-Barriuso, D. Dalal, R. A. Riemersma, L. J. Appel, and E. Guallar, "Meta-analysis: High-dose Vitamin E Supplementation May Increase All-cause Mortality," *Annals of Internal Medicine* 142 (2005): 37-46.

28. S. O. Ebbesson et al., "Fatty Acid Consumption and Metabolic Syndrome Components: The GOCADAN Study," *Journal of the Cardiometabolic Syndrome* 2, no. 4 (2007): 244-49.

29. E. Lopez-Garcia, M. B. Schulze, J. E. Manson, J. B. Meigs, C. M. Albert, N. Rifai, W. C. Willett, F. B. Hu, "Consumption of (n-3) Fatty Acids Is Related to Plasma Biomarkers of Inflammation and Endothelial Activation in Women," *Journal of Nutrition* 134, no. 7 (2004): 1806-11; R. J. Deckelbaum, T. S. Worgall, and T. Seo, "n-3 Fatty Acids and Gene Expression," supplement, *American Journal of Clinical Nutrition* 83, no. 6 (2006): 1520S-25S.

30. S. V. Kaushik, D. Mozaffarian, D. Spiegelman, J. E. Manson, and W. Willett, "Long-Chain Omega-3 Fatty Acids, Fish Intake, and the Risk of Type 2 Diabetes Mellitus," *American Journal of Clinical Nutrition* 90, no. 3 (2009): 613-20.

31. L. Hooper et al., "Risks and Benefits of Omega 3 Fats for Mortality, Cardiovascular Disease, and Cancer: Systematic Review," *BMJ* 332, no.7544 (2006): 752-60.

32. Kaushik et al., "Long-Chain Omega-3 Fatty Acids."

33. C. S. Foote, Y. C. Chang, and R. W. Denny, "Chemistry of Singlet Oxygen. X. Carot-enoid Quenching Parallels Biological Protection," *Journal of the American Chemical Society* 92, no.17 (1970): 5216-18; J. E. Packer, J. S. Mahood, V. O. Mora-Arellano, T. F. Slater, R. L. Willson, and B. S. Wolfenden, "Free Radicals and

Singlet Oxygen Scavengers: Reaction of a Peroxy-radical with β-carotene, Diphenyl Furan and 1, 4-diazobicyclo(2,2,2)-octane," *Biochemical and Biophysical Research Communications* 98, no. 4 (1981): 901-6.

34. R. Peto, R. Doll, and J. D. Buckley, "Can Dietary Beta-Carotene Materially Reduce Human Cancer Rates?" *Nature* 290, no. 5803 (1981): 201- 8.

35. G. S. Omenn, "Chemoprevention of Lung Cancers: Lessons from CARET, the Beta-Carotene and Retinol Efficacy Trial, and Prospects for the Future," *European Journal of Cancer Prevention* 16, no.3 (2007): 184-91.

36. G. S. Omennetal,"Effects of a Combination of Beta Carotene and Vitamin A on Lung Cancer and Cardiovascular Disease," *New England Journal of Medicine* 334, no. 18 (1996): 1150-55.

37. Omenn, "Chemoprevention of Lung Cancers."

38. A. Saremi and R. Arora, "Vitamin E and Cardiovascular Disease," *American Journal of Therapeutics* 17, no.3 (2010): e56-e65; Farbstein et al., "Antioxidant Vitamins."

39. Augustyniak et al., "Natural and Synthetic Antioxidants."

40. 同上; Farbstein et al., "Antioxidant Vitamins"; Aggarwal et al., "Tocotrienols"; Dotan et al., "No Evidence Supports Vitamin E"; A. R. Ndhlala, M. Moyo, and J. Van Staden, "Natural Antioxidants: Fascinating or Mythical Biomolecules?" *Molecules* 15, no. 10 (2010): 6905-30; E. M. Becker, L. R. Nissen, and L. H. Skibsted, "Antioxidant Evaluation Protocols: Food Quality or Health Effects," *European Food Research and Technology* 219, no. 6 (2004): 561-71.

第 12 章　简化主义社会政策

1. D. Pimentel et al., "Environmental and Economic Costs of Soil Erosion and Conservation Benefits," *Science* 267, no. 5201 (1995): 1117-23; R. Segelken, in Cornell University news release (Ithaca, NY: 1997); D. Pimentel in Canadian Society of Animal Science Meetings (Montreal, Canada: 1997).

2. Food and Agriculture Organization of the United Nations, "Deforestation Causes Global Warming," news release, September 4, 2006, http://www.fao.org/newsroom/en/news/2006/1000385/index.html.

3. H. Steinfeld, P. Gerber, T. Wassenaar, V. Castel, M. Rosales, and C. de Haan,

Livestock's Long Shadow: Environmental Issues and Options, Food and Agriculture Organization of the United Nations: Rome (2006), ftp://ftp.fao.org/docrep/fao/010/a0701e/a0701e00.pdf.

4. 同上。

5. R. Goodland, "Our choices to overcome the climate crisis," NGO Global Forum 14 (Gwangju, Korea, 2011).

6. 需要明确的是，并非所有的养牛方法都会导致全球变暖。有证据表明，一个管理良好的奶牛牧场，实际上可以通过改善土壤质量和提高草场肥力来减少碳排放量。"What's Your Beef?" National Trust, http://www.nationaltrust.org.uk/servlet/file/store5/item842742/version1/What' 2012. 虽然该篇论文中关于肉类对健康影响的结论显得很无知，但它所描述的碳封存研究似乎有据可循。

7. David E. Kromm, "Ogallala Aquifer," *Water Encyclopedia,* accessed November 11, 2012, http://www.waterencyclopedia.com/Oc-Po/Ogallala-Aquifer.html; Manjula V. Guruand James E. Horne, *The Ogallala Aquifer* (Poteau, Oklahoma: The Kerr Center for Sustainable Agriculture, 2000), http://www.kerrcenter.com/publications/ogallala_aquifer.pdf.

8. Manjula V. Guru and James E. Horne, *The Ogallala Aquifer.*

9. 同上。

10. 同上。

11. 同上。

12. Neal D. Barnard, *Foods That Fight Pain: Revolutionary New Strategies for Maximum Pain Relief* (New York: Three Rivers Press, 1999): 368.

第三部分　微妙的权力及其操控者
第 14 章　行业剥削与控制

1. G. L. Hildenbrand, L. C. Hildenbrand, K. Bradford, and S. W. Cavin, "Five-Year Survival Rates of Melanoma Patients Treated by Diet Therapy after the Manner of Gerson: A Retrospective Review," *Alternative Therapies in Health and Medicine* 1, no. 4 (1995): 29-37.

2. 早在 1936 年，马克斯·葛森博士便发出倡议，以植物为主的饮食方式或可作为癌症治疗的方法之一，但这一倡议在 20 世纪 40 年代的美国参议院听证会上遭到了严厉谴责。

3. D. Kavanagh, A. D. Hill, B. D jikstra, R. Kennelly, E. M. McDermott, and N. J. O'Higgins, "Adjuvant Therapies in the Treatment of Stage II and III Malignant Melanoma," *Surgeon* 3, no. 4 (2005): 245-56.

4. D. J. Dewar, B. Newell, M. A. Green, A. P. Topping, B. W. Powell, and M. G. Cook, "The Microanatomic Location of Metastatic Melanoma in Sentinel Lymph Nodes Predicts Nonsentinel Lymph Node Involvement," *Journal of Clinical Oncology* 22, no. 16 (2004): 3345-49.

5. 同上。

6. 这个相当粗略的估算源于每年 100 万例的癌症诊断、每年约 50 万例癌症相关的死亡病例，以及癌症患者中约 50% 的死亡率。

7. D. W. Light and R. N. Warburton, "Extraordinary Claims Require Extraordinary Evidence," *Journal of Health Economics* 24 (2005): 1030-33.

8. D. W. Light and R. N. Warburton, "Drug R&D Costs Questioned: Widely Quoted Average Cost to Bring Drugs to Market Doesn't Appear to Hold Up to Scrutiny," *Genetic Engineering & Biotechnology News* 31, no.13 (July 1, 2011), http://www.genengnews. com/gen-articles/drug-r-d-costs-questioned/3707/.

9. "Direct-to-Consumer Advertising," *Wikipedia,* last modified April 16, 2012, http:// en.wikipedia.org/wiki/Direct-to-consumer_advertising.

10. "Big Pharma Spends More on Advertising Than Research and Development, Study Finds," *ScienceDaily* (blog), January 7, 2008, http://www.sciencedaily.com/ releases/2008/01/080105140107.htm.

11. "Majority of Pharmaceutical Ads Do Not Adhere to FDA Guidelines, New Study Finds," *ScienceDaily,* August 18, 2011, http://www.sciencedaily.com/ releases/2011/08/110818093052.htm.

12. "Big Pharma Spends More on Advertising than Research and Development, Study Finds," *ScienceDaily,* January 7, 2008, http://www.sciencedaily.com/ releases/2008/01/080105140107.htm.

13. "Pharmaceutical Industry," *Wikipedia,* last modified October 30, 2012, http:// en.wikipedia.org/wiki/Pharmaceutical_Industry.

14. "List of countries by GDP (nominal)," *Wikipedia,* accessed December 2, 2012, http://

en.wikipedia.org/wiki/List_of_countries_by_GDP_(nominal).

15. S. Yusuf, "Two Decades of Progress in Preventing Vascular Disease," *Lancet* 360, no. 9326 (2002): 2-3; N. J. Wald and M. R. Law, "A Strategy to Reduce Cardiovascular Disease by More Than 80%," *BMJ* 326, no. 7404 (2003): 1419-24; E. Lonn, J. Bosch, K. K. Teo, D. Xavier, and S. Yusuf, "The Polypill in the Prevention of Cardiovascular Diseases: Key Concepts, Current Status, Challenges, and Future Directions," *Circulation* 122, no. 20 (2010): 2078-88.

16. Wald and Law, "A Strategy to Reduce."

17. Lonn et al., "The Polypill."

18. Wald and Law, "A Strategy to Reduce."

19. Combination Pharmacology and Public Health Research Working Group, "Combination Pharmacotherapy for Cardiovascular Disease," *Annals of Internal Medicine* 143, no. 8 (2005): 593-99; J. Wise, "Polypill Holds Promise for People with Chronic Disease," *Bulletin of the World Health Organization* 83, no. 12 (2005): 885-87.

20. Lonn et al., "The Polypill."

21. S. Ebrahim, A. Beswick, M. Burke, and S. G. Davey, "Multiple Risk Factor Interventions for Primary Prevention of Coronary Heart Disease," *Cochrane Database of Systemic Reviews* (October 18, 2006): CD001561.

22. Ebrahim et al., "Multiple risk factor interventions."

23. "Frequently Asked Questions August 2010: CODEX and Dietary Supplements," CodexFund.com, accessed November 11, 2012, http://www.codexfund.com/faq.htm.

24. Committee on Diet, Nutrition, and Cancer, *Diet, Nutrition, and Cancer* (Washington, DC: National Academies Press, 1982).

25. Thurston, "Dietary Supplements."

26. 同上。根据所考虑的产品类型，对膳食补充剂行业规模的估计各有不同。营养补充剂只是这个市场的一部分。

第 15 章　研究与利润

1. 然而，近年来，希望进行相关研究的教授面临越来越大的压力，他们需要获得足够的资金扶持来保证自己的薪水。

2. B. C. Martinson, M. S. Anderson, and R. de Vries, "Scientists Behaving Badly," *Nature* 435 (June 9, 2005): 737-38.

3. 实验室绝大多数研究资金都是由 NIH 下属的美国国家癌症研究所提供的，另有少量资金由美国癌症研究院、美国癌症协会和其他公共机构提供。

4. Farbstein et al., "Antioxidant Vitamins."

5. Bjelakovic et al., "Mortality in Randomized Trials"; Miller et al., "Meta-analysis"; Lonn et al., "Effects of Long-Term Vitamin E."

6. Augustyniak et al.,"Natural and Synthetic Antioxidants"; Farbstein et al., "Antioxidant Vitamins"; Aggarwal et al., "Tocotrienols."

第 16 章　媒体问题

1. Richard Smith, "Medical Journals: A Gaggle of Golden Geese," *BMJ Group* (blog), July 3, 2012, http://blogs.bmj.com/bmj/2012/07/03/richard- smith-medical-journals-a-gaggle-of-golden-geese/.

2. A. Lundh, M. Barbateskovic, A. Hrobjartsson, and P. C. Gotzsche, "Conflicts of Interest at Medical Journals: The Influence of Industry-Supported Randomised Trials on Journal Impact Factors and Revenue—Cohort Study," *PLoS Medicine* 7 (2010): 1-7.

3. A. E. Handel, S. V. Patel, J. Pakpoor, G. G. Ebers, B. Goldacre, and S. V. Ramago-palan, "High Reprint Orders in Medical Journals and Pharmaceutical Industry Funding: Case-control Study," *British Medical Journal* 344 (June 28, 2012): e4214, doi:10.1136/bmj.e4212.

4. Jacob Goldstein, "Whole Foods CEO: 'We sell a bunch of junk,'" *Wall Street Journal Health Blog,* August 6, 2009, http://blogs.wsj.com/health/2009/08/05/whole-foods-ceo-we-sell-a-bunch-of- junk/.

5. A. Goldhamer, D. L. Lisle, B. Parpia, S. V. Anderson, and T. C. Campbell, "Medically Supervised Water-Only Fasting in the Treatment of Hypertension," *Journal of Manipulative and Physiological Therapeutics* 24, no. 5 (2001): 335-39; A. Goldhamer, D. L. Lisle, B. Parpia, S. V. Anderson, and T. C. Campbell, "Medically Supervised Water-Only Fasting in the Treatment of Borderline Hypertension," *Journal of Alternative and Complementary Medicine* 8, no. 5, (October 2002): 643-50.

6. C. D. Gardner, A. Kiazand, S. Alhassan, S. Kim, R. S. Stafford, R. R. Balise, H. C. Kraemer, and A. C. King, "Comparison of the Atkins, Zone, Ornish, and LEARN diets for Change in Weight and Related Risk Factors among Overweight Premenopausal Women. The A to Z Weight Loss Study: A Randomized Trial," *Journal of the American Medical Association* 297, no. 9 (2007): 969-77.

7. "Grants," The Dr. Robert C. and Veronica Atkins Foundation, accessed November 1, 2012, http://www.atkinsfoundation.org/grants.asp.

8. J. Lehrer. *The News Hour with Jim Lehrer,* January 20, 2007.

9. C. Emery and J. Rock off, "Cancer Death Rate Falls," *News & Observer* (Raleigh, NC), January 18, 2007: 1A, 14A.

10. Associated Press, "Cancer Deaths Drop for 2nd Straight Year," MSNBC.com, January 17, 2007, http://www.msnbc.msn.com/id/16668688/ns/health-cancer/t/cancer-deaths-decline-nd-straight-year/.

11. 同上。

12. National Cancer Institute, "NCI Budget Requests," last modified November 1, 2011, http://www.cancer.gov/aboutnci/servingpeople/nci-budget-information/requests.

13. "Obituary: Sidney Harman, 1918-2011," *BloombergBusinessweek,* April 14, 2011, http://www.businessweek.com/magazine/content/11_17/b4225024048922.htm

14. "Alberto Ibargüen, President and CEO," John S. and James L. Knight Foundation, 2012, http://www.knightfoundation.org/staff/alberto-ibarguen/.

15. "Anna Spangler Nelson, Trustee," John S. and James L. Knight Foundation, 2012, http://www.knightfoundation.org/staff/anna-spangler-nelson/.

16. Lee Weisbecker, "Wakefield Group Joins VCs Going Invisible," *Triangle Business Journal,* July 6, 2009, http://www.bizjournals.com/triangle/stories/2009/07/06/story6.html.

17. "Services," Aurora Diagnostics, 2011, http://www.auroradx.com/services/.

18. "Management," Powell Investment Advisors, 2011, http://www.powellinvestmentadvisors.com/index.php/management/.

19. ADM 更有名的可能是它生产的高果糖玉米糖浆，这款产品曾被人指责导致肥胖率上升，经历过漫长的法律纠纷，还缴纳过罚款。其中一些情节被影视化，出现在马特·达蒙主演的电影《告密者》中。

第 17 章　政府误报

1. "Top Interest Groups Giving to Members of Congress, 2012 Cycle," OpenSecrets. org, accessed November 9, 2012, http://www.opensecrets.org/industries/mems.php.

2. "Influence & Lobbying: Health Professionals," OpenSecrets.org, accessed November 1, 2012, http://www.opensecrets.org/industries/indus.php? Ind=H01.

3. "Elias Zerhouni," *Wikipedia,* last modified November 19, 2012, http://en.wikipedia. org/wiki/Elias_Zerhouni.

4. "Former NIH Director Elias Zerhouni Rejoins Johns Hopkins Medicine as Senior Advisor," Johns Hopkins Medicine, accessed December 2, 2012, http://www. hopkinsmedicine.org/news/media/releases/Former_Nih_Director_Elias_Zerhouni_ Rejoins_Johns_Hopkins_Medicine_as_Senior_Advisor.

5. "Dr. Julie Gerberding Named President of Merck Vaccines," Business Wire, December 21, 2009, http://www.businesswire.com/news/home/20091221005649/en/ Dr.-Julie-Gerberding-Named-President-Merck-Vaccines.

6. John Stone, "Mr. Gates, Dr. Julie Gerberding Told Dr. Sanjay Gupta Vaccines Cause Autism, Did You Forget?" *Age of Autism,* February 7, 2011, http://www.ageofautism. com/2011/02/mr-gates-dr-julie-gerberding-told-dr-gupta-vaccines-cause-autism-did-you-forget.html.

7. U.S. Census Bureau, Statistical Abstract of the United States, "Table 134. National Health Expenditures—Summary: 1960 to 2009," accessed November 1, 2009, http:// www.census.gov/compendia/statab/2012/tables/12s0134.pdf.

8. Ali Frick, "GM CEO: Serious Health Care Reform 'Undoubtedly Would Help Level the Playing Field,'" *Think Progress,* December 5, 2008, http://thinkprogress.org/ politics/2008/12/05/33286/gm-health-care-reform/? mobile=nc.

9. 如前文所述，RDI 是对 RDA 的新提法。就本节的讨论而言，这两者是互通的。

10. D. M. Hegsted, "Calciumand Osteoporosis," *Journal of Nutrition* 116 (1986): 2316-2319.

11. 参见《救命饮食》，pp.311-314。

12. T. C. Campell, T. Brun, J. Chen, Z. Feng & B. Parpia, "Questioning Riboflavin Recommendations on the Basis of a Survey in China," *American Journal of Clinical Nutrition* 51 (1990): 436-445.

13. The National Academies, "Report Offers New Eating and Physical Activity Targets to Reduce Chronic Disease Risk," September 5, 2002, http://www8.nationalacademies. org/onpinews/newsitem.aspx? RecordID=10490.

14. 欲知更多信息，请观看杰夫·诺维克精彩的系列演讲，http://www.jeffnovick.com/ RD/Should_I_Eat_That.html.

15. B. Starfield, "Is US Health Really the Best in the World?"

16. 同上。

17. 同上。

18. 不过，这种态度倒是表明布罗德可能会做出一些事。1989 年，他离开美国国家癌症研究所后，一度在安维世基因制药公司任职研究员。后来，他在生物技术巨头塞雷拉基因组公司担任首席医疗官，直到现在。"Ivax and Teva on the Heels of Taxol and Zovirax," *The Pharma Letter,* April 7, 1997, http://www.thepharmaletter. com/file/41937/ivax-and-teva-on-the-heels-of-taxol-and-zovirax.html; "Samuel Broder," LinkedIn, accessed November 1, 2012, http://www.linkedin.com/pub/ samuel-broder/25/649/b31.

19. "Aflatoxin & Liver Cancer,"The National Institute of Environmental Health Sciences, last modified November 9, 2007, http://www.niehs.nih.gov/about/congress/impacts/ aflatoxin/index.cfm.

20. 同上。

21. 同上。

22. T. C. Campbell, J. Chen, C. Liu, J. Li, and B. Parpia, "Nonassociation of Aflatoxin with Primary Liver Cancer in a Cross-Sectional Ecological Survey in the People's Republic of China," *Cancer Research* 50 (1990): 6882-93.

第 18 章　光明使者的蒙蔽

1. "Aboutthe Society," National Multiple Sclerosis Society, accessed November 1, 2012, http://www.nationalmssociety.org/about-the-society/index.aspx.

2. "About the Academy of Nutrition and Dietetics," Academy of Nutrition and Dietetics, 2012, http://www.eatright.org/Media/content.aspx? id=6442467510.

3. Samuel S. Epstein, *National Cancer Institute and American Cancer Society: Criminal Indifference to Cancer Prevention and Conflicts of Interest* (Bloomington, NY:

Xlibris, 2011).

4. Cancer Prevention Coalition, "The American Cancer Society (ACS) 'More Interested in Accumulating Wealth Than Saving Lives,' Warns Samuel S. Epstein, M.D.," PR Newswire, accessed December 3, 2012, http://www.prnewswire.com/news-releases/ the-american-cancer-society-acs-more-interested-in-accumulating-wealth-than-saving-lives-warns-samuel-s-epstein-md-117942029.html.

5. "Screening for Breast Cancer," U.S. Preventive Services Task Force, July 2010, http://www.uspreventiveservicestaskforce.org/uspstf/uspsbrca.htm.

6. "Diet and Physical Activity: What's the Cancer Connection?" American Cancer Society, last modified January 13, 2012, http://www.cancer.org/cancer/cancercauses/ dietandphysicalactivity/diet-and-physical-activity.

7. "Dairy Foods & Cancer Prevention," *Dairy Council Digest* 79, no. 1 (January/ February 2008): 6, http://www.nationaldairycouncil.org/SiteCollectionDocuments/ health_wellness/dairy_nutrients/dcd791.pdf.

8. William T. Jarvis, "Cancer Quackery," National Council Against Health Fraud, December 17, 2000, http://www.ncahf.org/articles/c-d/caquackery.html.

9. "Sources of Support," National Multiple Sclerosis Society, accessed December 2, 2012, http://www.nationalmssociety.org/about-the-society/sources-of-support/index. aspx.

10. "Women against MSL uncheon: Sponsorship Opportunities," Triangle WAMS Luncheon website, accessed November 1, 2012, http://www.trianglewams.org/event-details/sponsorship-opportunities.

11. 可从《救命饮食》一书中，回顾罗伊·斯旺克博士对多发性硬化症患者长达34年的杰出研究。See also R. L. Swank and B. B. Dugan, "Effect of Low Saturated Fat Diet in Early and Late Cases of Multiple Sclerosis," *Lancet* 336, no. 8706 (1990): 37-39.

12. "Nutrition and Diet," National Multiple Sclerosis Society, accessed November 1, 2012, http://www.nationalmssociety.org/living-with-multiple-sclerosis/healthy-living/ nutrition-and-diet/index.aspx.

13. "The Academy's Annual Reports," Academy of Nutrition and Dietetics, 2012, http:// www.eatright.org/annualreport/.

14. Pamela Popper, *Solving America's Healthcare Crisis* (Worthington, OH: Bristol Woods Publishing, 2011).

15. Pamela Popper, email communication to author, October 15, 2012.

16. 你可以在此查看完整的幻灯片文件：http://thechinastudy.com/and-slides.pdf. 更多背景信息和一些确凿证据的邮件，以及 AND 内部的文件，参见 Michael Ellberg's hard-hitting expose on Forbes.com, "Is the ADA Intentionally Using State Legislatures to Block Alternative Nutrition Providers?" http://www.forbes.com/sites/michaelellsberg/2012/07/10/american_dietetic_association_2/.

17. Pamela Popper, email communication to author, October 16, 2012.

18. "Commission on Dietetic Registration Continuing Professional Education Accredited Providers," Commission on Dietetic Registration, Academy of Nutrition and Dietetics, accessed November 1, 2012, http://www.cdrnet.org/whatsnew/accredited_providers.cfm.

19. "Benefits of Becoming a CPE Accredited Provider," Commission on Dietetic Registration, Academy of Nutrition and Dietetics, accessed November 1, 2012, http://www.cdrnet.org/pdrcenter/pabenefits.cfm.

20. J. Leonard Lichtenfeld, "During Breast Cancer Awareness Month We Must Not Only Celebrate Our Success But Also Understand Our Limitations," *Dr. Lens Blog,* American Cancer Society, October 3, 2012, http://www.cancer.org/aboutus/drlensblog/post/2012/10/03/during-breast-cancer-awareness-month-we-must-not-only-celebrate.aspx.